科学图书馆

机敏问答

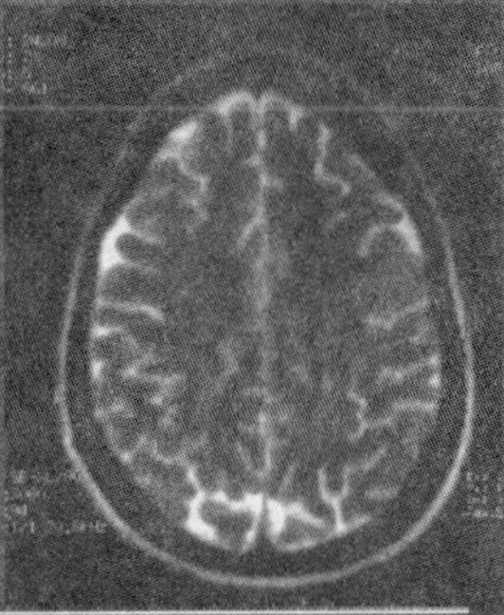

THE HANDY ANATOMY ANSWER BOOK

机敏问答

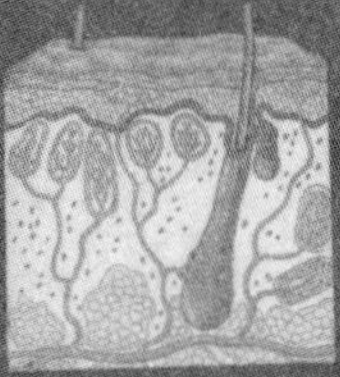

解 剖

看看自己的身体里面的结构

[美] 内奥米 · E. 巴拉班　詹姆斯 · E. 博比克　著
王 瑶　译

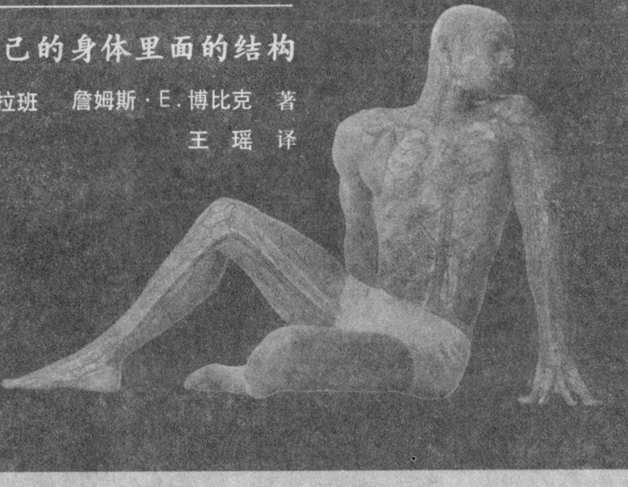

上海科学技术文献出版社

图书在版编目(CIP)数据

解剖/(美)内奥米·E. 巴拉班等著;王瑶译. —上海:上海科学技术文献出版社,2011.1
(机敏问答)
ISBN 978-7-5439-4602-6

Ⅰ.①解… Ⅱ.①内…②王… Ⅲ.①解剖学—普及读物 Ⅳ.①R322-49

中国版本图书馆 CIP 数据核字(2010)第 235585 号

The Handy Anatomy Answer Book

图字:09-2008-716

责任编辑:谭 燕
封面设计:许 菲

机敏问答
解 剖
[美]内奥米·E. 巴拉班 詹姆斯·E. 博比克 著

王 瑶 译

*
上海科学技术文献出版社出版发行
(上海市长乐路746号 邮政编码200040)
全国新华书店经销
江苏昆山市亭林彩印厂印刷
*
开本 740×970 1/16 印张 22.25 字数 461 000
2011年1月第1版 2011年1月第1次印刷
ISBN 978-7-5439-4602-6
定 价:45.00元
http://www.sstlp.com

内容简介

我们是怎样从母亲身体里出来的？大脑的大小会影响智力吗？同卵双胞胎的指纹一样吗？身体里哪种组织可以再生？为什么男性有喉结而女性没有？服用过多的维生素会对人体产生伤害吗？……

我们从很小的时候就开始思索着这些有关我们身体的问题。大自然创造了如此神奇的人类，这就吸引着人们不断地去探索身体的奥秘。大到器官系统，小到组织细胞，本书都有所涉及。

机敏问答系列丛书《解剖》一书内含1 200个问题以及100多幅精美的插图和表格，将我们身体各个部分的结构清晰地展现在了我们眼前。书中以通俗易懂的语言为我们解开了众多人体之谜。

本书的另一大特点就是贴近生活。繁琐复杂的解剖学术语应用到日常生活中，令人读起来妙趣横生，而且可以起到学以致用的作用，记忆也颇为深刻。

相信每一位读者都能从中找到自己心中有关人体结构疑问的答案。

作者简介

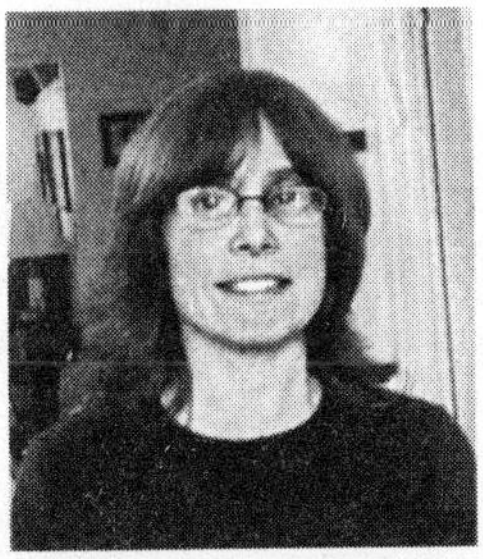

作者照片

内奥米·E.巴拉班，图书馆学硕士，匹兹堡卡内基图书馆资深馆员。她与詹姆斯·E.博比克一起编辑出版了机敏问答系列丛书《解剖》和“机敏问答”丛书《生物》两本书。

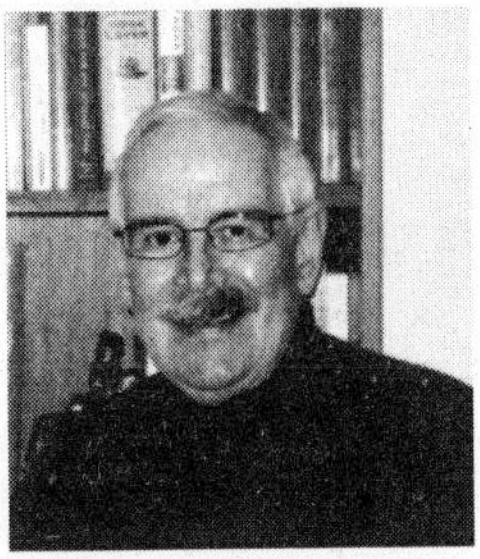

作者照片

詹姆斯·E.博比克，生物和图书馆学双硕士，匹兹堡卡内基图书馆的科学与技术部门主任，匹兹堡大学信息科学学院科学资源管理学教授。

除了人体解剖学知识之外，机敏问答系列丛书《解剖》一书还包含了病理的知识和医疗机构进行的某些专业的治疗方法。出版商和作者并不赞同或者推荐读者在遇到健康问题的时候就使用书中的方法。如果遇到健康问题，读者需要到专门的医疗机构进行咨询治疗。

目 录

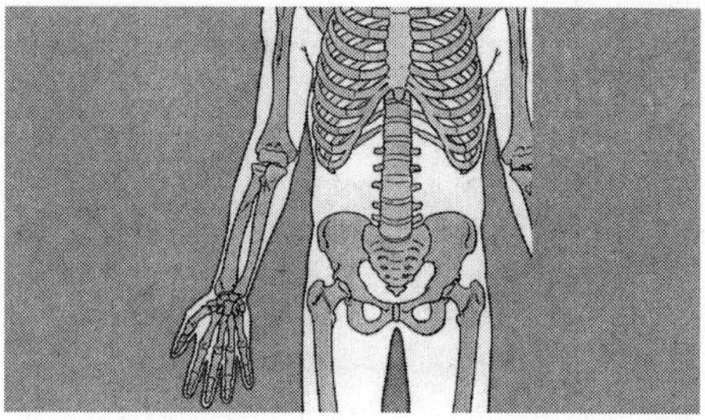

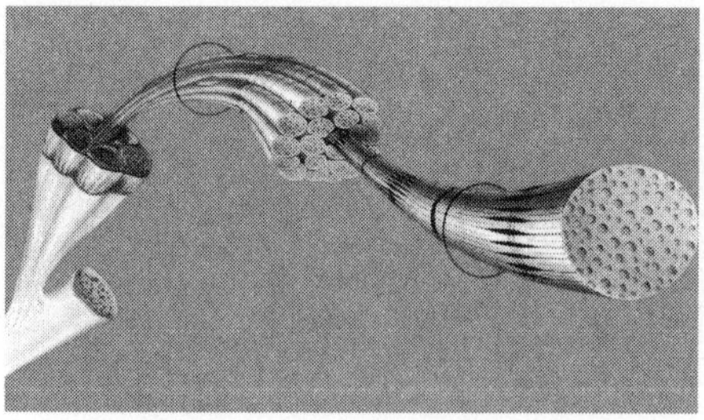

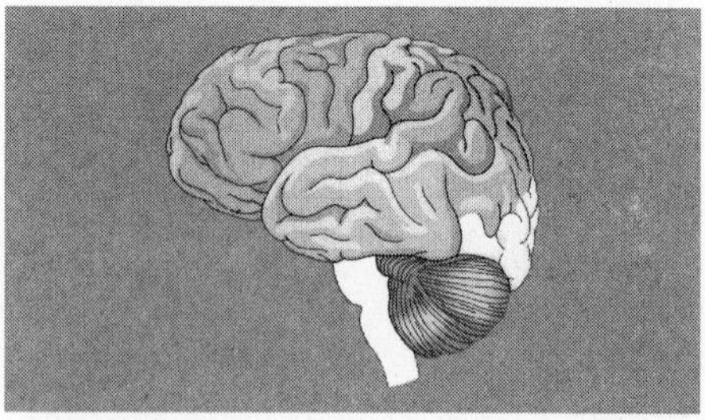

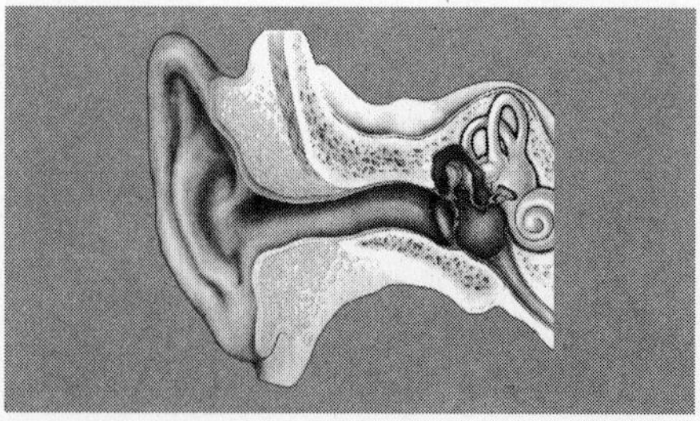

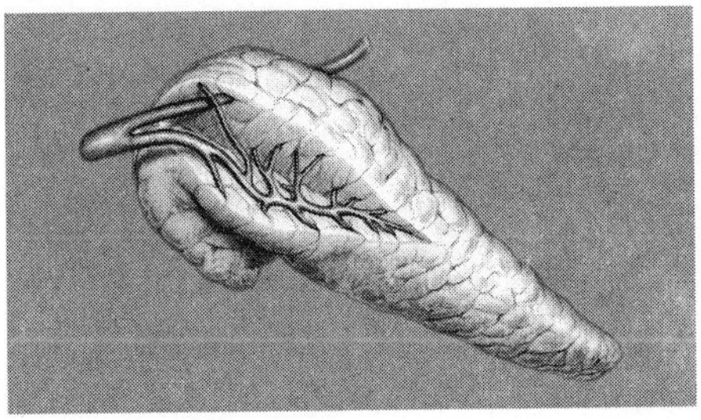

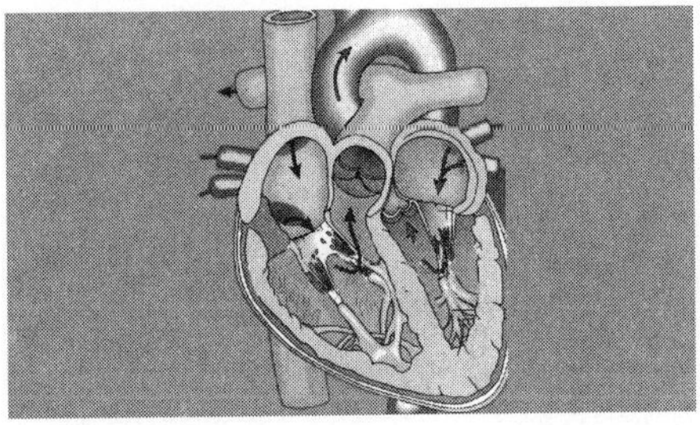

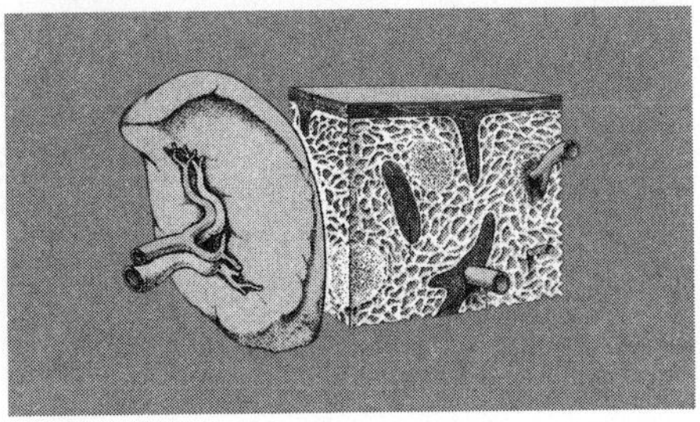

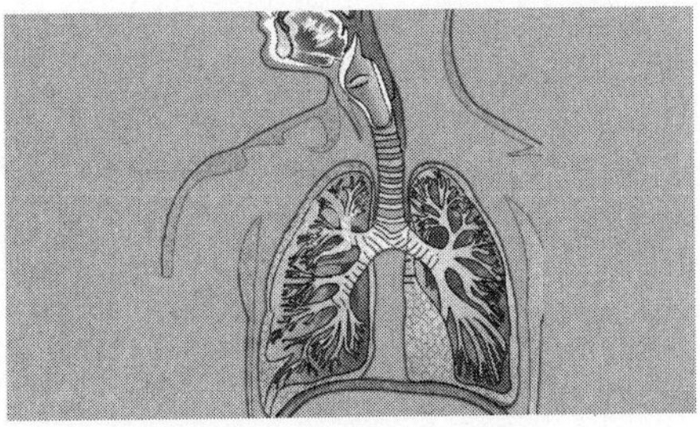

前　言

随手拿起一本杂志或者一张报纸，打开广播或电视，或者在网上搜索医疗和健康信息，你就会发现，新闻中有各种与人体相关的信息，人工心脏、饮食补给、干细胞研究、基因工程、关节镜手术以及很多其他的有关人体生物学的有趣的问题都成为人们每天茶余饭后谈论的焦点话题。我们一直都在关心着我们自己的身体。“机敏问答”丛书《解剖》这本书可以帮您解答关于我们身体如何工作的复杂问题，揭开人体的各种秘密。

我们对人体的兴趣和理解的探索已经有很长的一段历史了，可以追溯到古希腊亚里士多德和盖仑时期，他们率先开始研究人体各组织器官的结构和功能。但是从那以后，对人体研究的发展就变得很缓慢了。直到16世纪安德里亚斯·维萨里奠定了现代解剖学的基础，威廉·哈维发现人体内血液循环后，人体研究才有了新的进展。最终，到了19世纪，解剖学和生理学才成为独立的科学。

随着观察手段越来越高级，实验技术越来越精细，人们对人体的了解也越来越深入。随着人们对人体了解的迅速发展，对医疗人员的新发现也有了更多的词汇去描述。沿用希腊语和拉丁语的词根，很快就出现了大量复杂的专业词汇，专门用来描述人体各部分的结构、各部分的精确位置以及各部位的功能。

“机敏问答”丛书《解剖》这本内容丰富的书中共有1 200个问题，不仅解释了解剖学、生理学、病理学术语，使这些术语更加浅显易懂，让普通读者更能接受理解，还为读者解答了很多有趣的关于身体各系统的问题。比如：谁最先发现了肌肉运动的秘密？身体内最长的神经是什么？人体的肺最多能容纳多少气体？基本的味觉有哪些？生理学之父是谁？人体骨骼是由多少块骨头构成的？“机敏问答”丛书《解剖》一书还涵盖了很多有趣的细节，比如：双胞胎的指纹相同吗？体内哪种组织可以再生？大脑的体积会影响智力吗？

我们很激动地推出这本书，很高兴它能够为这套“机敏问答”丛书增光添彩。

——内奥米·E.巴拉班

詹姆斯·E.博比克

鸣 谢

两位作者感谢他们的家人长期以来对这一领域的兴趣，对他们的鼓励和支持,尤其要感谢他们在这本书由一个构想到最终完成期间的理解。内奥米特别要感谢卡里的耐心和他在专业知识上提供的帮助。詹姆斯特别要感谢桑迪,感谢她提供的出色的帮助。

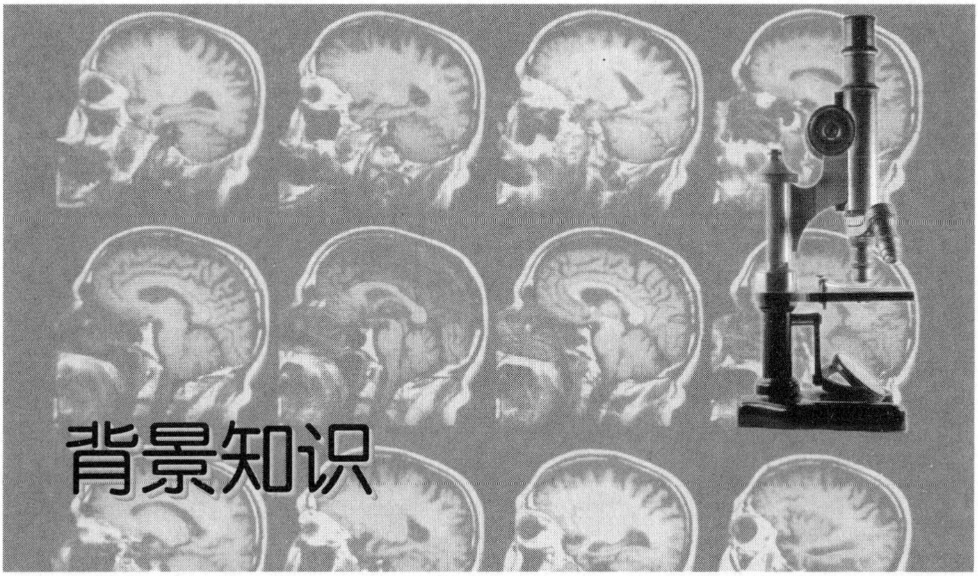

历　史

哪种科学是专门研究人体的?

解剖学和生理学是专门研究人体的科学。解剖学(由希腊语 ana 和 temnein 演变而来,意思是“切割”)是研究人体各部位结构的学科,它还研究人体各系统的组成。生理学(源于拉丁文,意思是“研究自然性质的科学”)是一门研究人体各部位器官功能的学科。解剖学和生理学通常联合在一起,这样可以更好地研究人体。

解剖学可以分为哪些小的学科?

解剖学通常可以分为大体解剖学(不需要使用显微镜观察)和微观解剖学。

大体解剖学包括了局部解剖学、系统解剖学、发育解剖学以及临床解剖学。局部解剖学是研究人体每个部位的学科,比如研究头部、颈部或者上下肢的结构功能。系统解剖学研究的是身体的各个系统,比如消化系统和生殖系统的结构功能。发育解剖学研究的是从受孕到胎儿发育成熟这个过程中的变化。临床解剖学包括医学解剖学(疾病时发生的解剖学变化)和放射解剖学(利用各种成像技术观察到的解剖结构)。

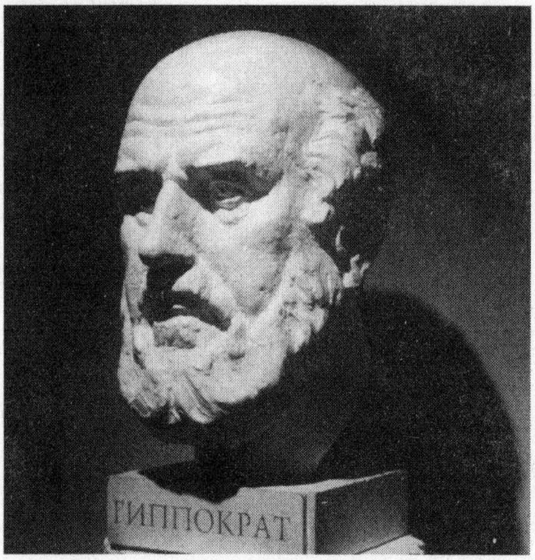

大多数人认为希波克拉底是现代医学之父，以他的名字命名的《希波克拉底誓言》是所有医务人员都要遵守的规范。(iStockphoto.com/Phil Sigin)

微观解剖学又可以分为细胞学和组织学两大部分。细胞学(源于希腊语 cyto,意思是“细胞”)是研究人体细胞内部结构的学科。组织学(源于希腊语 histos,意思是“网”)是研究组织结构的学科。

生理学包括哪些专业?

生理学的小分类包括细胞生理学、器官生理学、系统生理学和病理生理学。细胞生理学是研究细胞功能的一门学科，包括细胞内的化学反应过程以及细胞之间的化学反应。器官生理学是研究特殊器官的一门学科，比如心脏生理学就是研究心脏功能的学科。因为系统生理学是研究身体各个不同系统功能的学科,所以可以与系统解剖学相平行,比如肾脏生理学和神经生理学。病理生理学(源于希腊语 pathos,意思是“遭受痛苦”或者“疾病”)是研究疾病对人体器官或系统的影响以及患病时细胞和组织的一门学问。

解剖学和生理学从何时起开始成为一门科学被人们所接受?

在古希腊时期,解剖学和生理学首次作为一门科学被人们所接受。被誉为现代医学之父的希波克拉底(大约公元前 460—公元前 377)建立了现代医学,使其脱离宗教和哲学正式成为一门科学,他将逻辑和推理思想引入了科学,成为观察医学的起点。

亚里士多德对解剖学作出了哪些贡献?

亚里士多德(公元前 384—公元前 322)著有多部作品,为比较解剖学、分类学和胚胎学奠定了基础。他对每种动物,包括人都做了非常深入的研究。他还著有关于生命科学的作品《论感觉和感觉对象》、《论记忆和回忆》、《论睡眠和清醒》、《梦》、《梦的预测》、《生命的长短》、《年轻和衰老》以及《呼吸》,被统称为《自然诸短语》(Parva Naturalia)。

谁被称为生理学之父?

希腊医学家及解剖学家艾拉西斯特拉图斯(Erasistratus 公元前 304—公元前

250)被誉为生理学之父。他对大量的尸体进行了解剖研究。精确地描绘了大脑的结构,包括脑内的腔隙和膜结构,描绘了胃的肌性结构以及感觉神经和运动神经的区别。通过研究,他指出心脏是维持血液循环的泵。到了 13 世纪,解剖学研究受到了阻碍，很大一部分原因是因为民众对尸体解剖的反对和不理解。

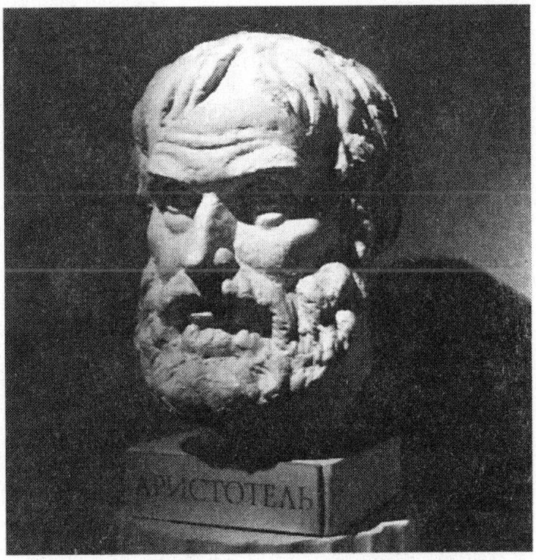

希腊哲学家亚里士多德奠定了很多科学领域的基础，其中就包括了解剖学。(iStockphoto.com/Phil Sigin)

罗马时期谁的作品在解剖学领域内最具有权威性?

罗马帝国时代希腊著名的医学家、解剖学家及生理学家盖仑(130—200)是医学界中最有影响力且最具权威性的作者之一。他的著作包括《论解剖学过程》、《论身体各部分的功能》、《论自然的力量》以及上百部其他著作。因为人体解剖被禁止,盖仑只得在不同动物身上进行观察。他精确地描绘了骨骼和肌肉的结构，以及肌肉收缩时的运动。同时他还描绘了心脏瓣膜的结构以及动静脉结构上的差异性。虽然历史的局限使他的研究工作存在很多错误,但他还是为人们展示了很多解剖学的细节，被医学界奉为经典。盖仑的著作一直是人们信守的准则,统治了解剖学研究长达 1 400 年。

谁被称为文艺复兴时期解剖学的"改革者"?

安德里亚斯·维萨里(1514—1564)被人们称为文艺复兴时期的"改革者"。他的著作也是他最举世闻名的作品——出版于 1543 年的《人体结构论》描绘了机体不同系统和各个器官的结构。同时,书中还有很多精美的解剖学图谱。维萨里对很多盖仑的理论进行了挑战,虽然盖仑的这些理论是不正确的,但当时是人们一直信守的准则。

是谁改进了显微镜技术,从而对解剖学和生理学产生了重大影响?

安东·冯·列文虎克(1632—1723)是荷兰的一名显微学家和科学家。尽管他并没有发明显微镜，但是他极大地提高了显微镜的观察能力。他在镜片光度上的专业技术使得物体能被放大 270 倍,比历史上任何一台显微镜都要清晰。他可以通过显微镜清楚地观察到细菌、肌肉横纹、血细胞和精子。

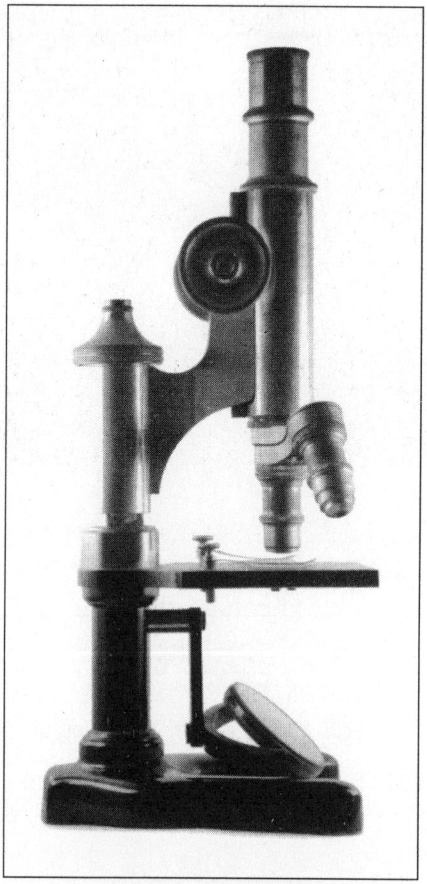
现代显微镜的发展极大地扩展了科学家们对细菌、病毒、细胞和精细解剖学结构的了解。(iStockphoto . com / Christopher Pattberg Fotodesign)

17世纪哪种发明辅助建立了生理学?

英国医学家威廉·哈维(1578—1657)于1628年出版了《动物体内心脏的跳动和血液流动》一书。这部著名的作品指出血液在血管内是连续循环流动的。

哈维的这一发现纠正了盖仑时代的很多关于血液循环的理论。哈维因为将科学研究的实验方法引入医学而被尊为现代生理学之父。

谁被称为实验医学和生理学的奠基者?

法国生理学家克劳德·伯纳德(1813—1878)首次将实验方法引入医学,并且开创了普通生理学这一独立的学科。他的经典之作《实验医学研究入门》一书于1865年出版。1869年,由于他对生理学作出的伟大贡献,他被选入法国科学院。

第一个生理学家组成的专业机构是什么?

第一个由生理学家组成的专业机构是于1876年在英国成立的生理协会。1878年,《生理学杂志》开始首次刊登有关生理学实验研究结果的文章。美国机构(美国生理协会)成立于1887年。美国生理协会于1898年首次出版了《美国生理学杂志》。

人体组织解剖

脊椎动物(包括人类)体内的结构组织在解剖学上可分为哪些部分?

每种脊椎动物在组织结构上都分为四个主要的部分:细胞、组织、器官和系统。

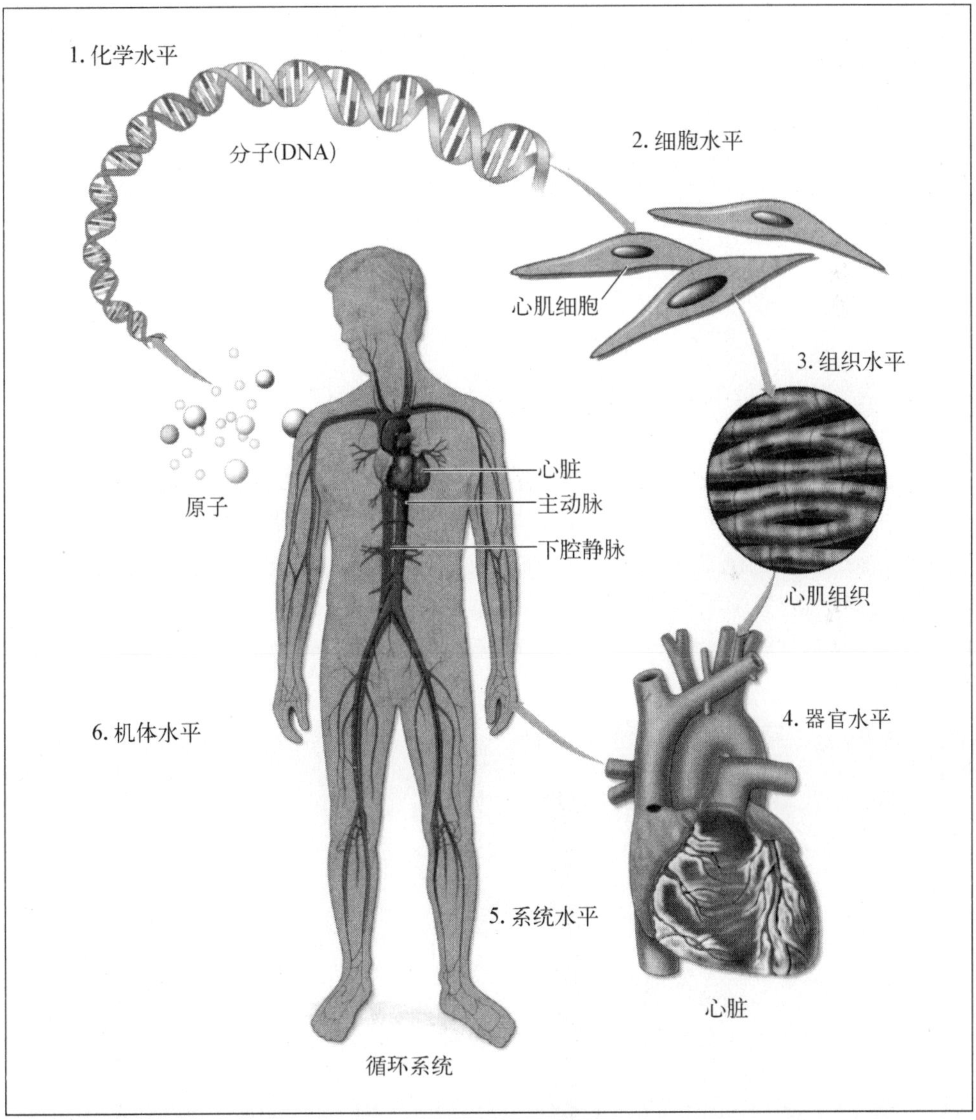

人体中的细胞结合起来组成复杂的结构和系统。(插图来自于 Premkumar K. 编写的《解剖学和生理学联系图谱》。Baltimore; Lippincott, Williams&Wilkins, 2004)

每一个部分都比前一个部分的复杂性要高。所有器官系统联合在一起共同维持正常的生命活动。

细胞是什么?

细胞是由细胞膜包裹的一个小单元,内含遗传物质(DNA)以及细胞浆,细胞是生命的基本结构和功能单位。

组织的主要的类型是什么?

组织(源于拉丁文 texere,意思是“编织”)是对结构相似实行特定功能的一类细胞的统称。4 种主要的组织类型包括上皮组织、结缔组织、肌肉和神经。每种类型的组织都有不同的功能。

细胞学说是什么?

细胞学说指出,细胞是所有生物的基本成分,所有生物都是由细胞组成的。细胞学说有三条基本定律。首先,细胞是最小的、有生命的物质。有很多只由一个细胞组成的生物。更多复杂的生物,包括植物和动物都是由多种不同类型的细胞组成的,单一的细胞不能长期生存。其次,所有的细胞均来自原先存在的细胞,与以前的细胞息息相关,在漫长的进化过程中以不同的方式进行进化改变。最终,生物的所有生命进程都是在细胞水平上进行的。

不同类型组织的共同特点是什么?

4 种组织类型都有着不同的功能,它们分布于身体的不同部位,都有着各自的特点。下面的表格介绍了不同类型组织的特点。

组织的特点

组织名称	功　能	部　位	特　点
上皮组织	保护、分泌、吸收、排泄	覆盖于机体表面，覆盖于内部器官表面,组成腺体	缺少血管
结缔组织	连接、支持、保护、填充间隙、储存脂肪、产生血细胞	广泛分布于身体的各个部位	细胞之间的基质，良好的血液供应
肌肉组织	运动	附着在骨骼上，位于内部器官空腔的壁上，组成心脏的肌性结构	可收缩性
神经组织	传递神经冲动，进行配合、调节、整合和感觉接收	大脑、脊髓、神经	细胞之间相互连接并且与身体其他部位相连接

器官是什么?

器官是指在一起行使某种特定的功能或某些特定功能的几种不同的组

织。每种器官行使的功能都是组成器官的组织单独无法完成的。不同组织之间的相互配合是动物和人类机体的基本特征。心脏就是一个器官。心脏是由心肌包裹在结缔组织中组成的。心室外附着有上皮细胞。神经组织控制心肌有节律的收缩。

系统是什么?

系统是指集合在一起行使体内的某项功能的一组器官。在人体内有 12 个重要的系统。

系统及其功能

系统名称	组成	功能
心血管和循环系统	心脏、血液和血管	传输血液到全身各处,输送氧气和营养物质到肺,将废物输送到肾脏
消化系统	口、食管、胃、小肠、肝脏和胰腺	摄取食物,将食物粉碎成更小的化学物质
内分泌系统	垂体、肾上腺、甲状腺和其他没有导管的腺体	协调机体的各项生命活动
排泄系统	肾脏、膀胱和尿道	通过血液将废物排出体外
免疫系统	淋巴细胞、巨噬细胞和抗体	将外来物质排出体外
表皮系统	皮肤、毛发、指甲和汗腺	保护机体
淋巴系统	淋巴结、毛细淋巴管、淋巴管、脾脏和胸腺	将体液回输到心血管系统
肌　肉	骨骼肌、心肌和平滑肌	协助身体运动
神经系统	神经、感觉器官、大脑和脊髓	接受外界刺激，传递信息并指导运动
生殖系统	睾丸、卵巢和其他相关的器官	生殖
呼吸系统	肺、气管和其他气体通路	进行气体交换——吸入氧气(O_2)呼出二氧化碳(CO_2)
骨　骼	骨、软骨和韧带	保护机体,为运动提供支持

解剖学术语

解剖学姿势都有哪些呢?

解剖学家将解剖学姿势定义为：身体直立,两眼向前平视,双脚并拢,双腿平行,双臂下垂于身体两侧且掌心向前。所有描述人体各部分之间位置关系的术语都是按解剖学姿势描述。

为什么机体的平面对于确定解剖学结构很重要呢?

为了观察和研究机体内部器官的结构排列,机体被划分为三个面。这三个面分别是矢状面(正中面)、冠状面(额状面)和水平面(横切面)。矢状面从身体正中将身体分为左右对称的两部分。冠状面将身体分为前后两部分。水平面将身体分为上下两部分,它是从矢状面和冠状面的右侧角度观察的。

人们平时是如何利用解剖学方位术语去描述机体不同位置之间的关系的?

标准的解剖学方位术语可以用来描述机体不同位置之间的位置关系。绝大多数方位术语是成对出现的,这一对术语分别表示了两个相反的位置关系。

人体的方位术语

方位术语	定义	举例
上方(近头端)	靠近头部的方向	头部位于颈部的上方
下方(近尾端)	远离头部靠近脚部的方向	颈部位于头部的下方
前方(腹侧)	前方	脚趾位于足跟的前方
后方(背侧)	后方	足跟位于脚趾的后方
中央	穿过身体的正中	鼻子位于两眼的中央
外侧	远离正中线,朝向两侧	双眼位于鼻子的两侧
近端	朝向躯干侧,接近躯干与四肢的结合部位	肩膀位于肘部的近端
远端	远离躯干侧,远离躯干与四肢的结合部位	腕部位于肩膀的远端
表面(外部)	靠近机体的表面	皮肤位于肌肉的表面
深处(内部)	远离机体表面	心脏位于肋骨的深处

身体的两个基本部位是什么?

身体的两个基本部位是中轴位和附着位。身体的中轴部分包括头部、颈部和躯干,包括胸部、腹部和骨盆。附着部分包括上下肢。

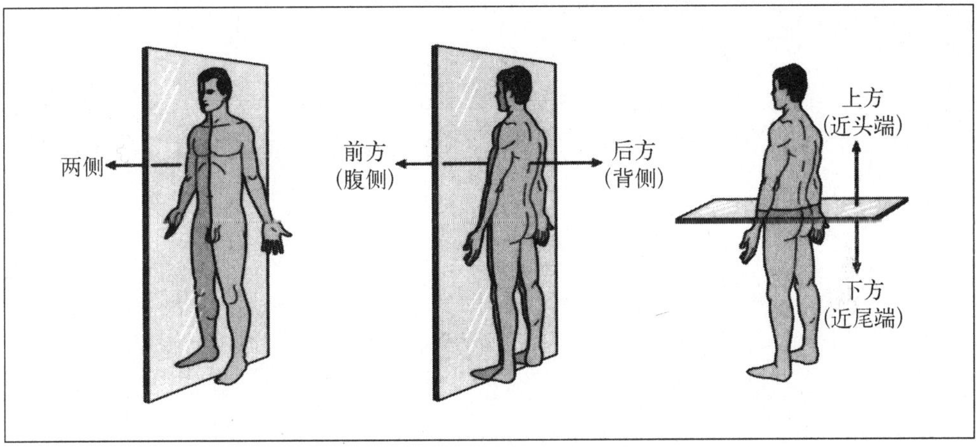

解剖学家将人体划分为几个不同的方向平面，以便精确地描述身体各部位的位置关系。（插图来源于《Willis M.C. 医学术语：医学术语学习进程》一书 Baltimore: Lippincott, Williams&Wilkins, 2002）

头部和颈部的分区是如何划分的?

头部可以分为面部和颅。面部包括眼、鼻和口。颅是头部覆盖大脑的部分。颈部也包括在头部范围内。

躯干的主要分区是什么?

躯干分为：躯干前方、躯干后方、躯干两侧、躯干下方。

躯干主要分区

分区	部位	分区	部位
躯干前方		尾部	尾骨区域和臀部之间的区域
胸部	胸部	臀部	臀部
腹部	肋骨下方和骨盆之间的区域	**躯干两侧**	
盆部	骨盆部位	腋部	腋窝部位
腹股沟区	腹股沟，大腿和躯干前方的结合处	臀部	臀部
躯干后方		**躯干下方**	
背部	胸部后方	生殖器部位	外生殖器
脊柱部位	脊柱区域	会阴部	肛门和外生殖器之间的小区域
腰部	身体后部肋骨最下方和骨盆之间的区域		

腹部是如何划分为9个区域的?

腹部被两条垂直线和两条水平线划分为9个区域。两条垂直线由锁骨正中部位垂直划下;一条水平线位于肋骨最下缘,另一条水平线位于盆骨上缘。脐区包括肚脐,位于腹部正中。

上下肢分区是如何划分的?

上下肢组成了身体的附着部位。上肢分区包括肩部、上臂、前臂、腕部和手部。下肢包括股部、小腿、踝部和足。

上下肢的主要分区

解剖学术语	常用名称	解剖学术语	常用名称
上 肢		**下 肢**	
前 臂	前 臂	股 部	大 腿
上 臂	上 臂	髌	膝关节前方
肘 前	肘部前方	腘 窝	膝关节后方
肘 部	肘部后方	踝 部	脚 踝
指	手 指	足	脚
掌 部	手 掌	脚 趾	脚 趾
		跖	脚心,足底

身体内体腔的功能是什么?

身体的体腔是用来保护内部脏器的。身体内有两个主要的体腔:背腔和腹腔。

背腔也称为后腔,包括了颅腔和脊髓腔。颅腔包裹着大脑并且起到保护大脑的作用,脊髓腔包裹着脊髓,起到保护脊髓的作用。

腹腔,也称为前腔,被分为胸腔和腹盆腔。胸腔内含有心脏和肺,它们被肋骨包裹保护着。腹盆腔又被分为腹腔和盆腔。胃、小肠、肝脏、胆囊、胰腺、脾脏和肾脏位于腹腔内。膀胱、内生殖器、乙状结肠和直肠位于盆腔内。

什么结构将胸腔和腹盆腔分隔开?

横膈将胸腔和腹盆腔分隔开。横膈是由一层很薄的、穹隆状的肌肉组织构成的。

成像技术

医生是如何观察到身体内部结构的？

19世纪末以前，还没有任何的无创技术可以观察到身体内部的结构。医生只能根据患者描述的症状进行诊断。19世纪末X射线的发明，使其成为最早观测人体内部器官和组织的技术。到了20世纪，医学成像技术飞速发展，可使医生更好地观察到人体内部的结构。

X射线是什么？

X射线是短波长（10^{-3}纳米）的电磁放射线，它具有很大的能量。X射线是由威廉·科纳德·罗琴（1845—1923）于1898年发明的。X射线被广泛地运用于医学的各个领域，因为它可以穿过不透明的、坚实的结构，比如骨骼等，并且在成像底片上显影。它们在对评价骨骼损伤、确定某些肿瘤以及检查胸部（心肺）和腹部方面有着重要的价值。

CAT（或CT）扫描是什么？

计算机体层成像技术（CAT或称CT扫描）是由特殊的X射线形成的身体的断层影像。做此项检查时，一台发射X射线的设备围绕着身体周围旋转，同时，另一台X射线接收设备在身体的另一侧旋转。随着这两台设备的运动，X射线束就可以从上百个不同的角度穿过身体。因为组织和器官对X射线的吸收程度不同，到达接收设备的X射线的密度就不一样。计算机记录下X射线接收设备上的数值，并且运用数学方法进行分析转换。这样在屏幕上显示出来的就是身体横断面的成像结果。

CT扫描是如何运用于人体的研究过程中的？

CT扫描被应用于研究人体的很多部位，包括胸部、腹部和骨盆、四肢（胳膊和腿）以及内部器官，比如胰腺、肝脏、胆囊和肾脏。头部和大脑的CT扫描可以观察到身体内部的异常包块或者异物，中风的损伤，出血的范围，或者血管的异常。有疼痛症状的患者需要接收CT扫描来确定疼痛的原因。有时，CT扫描可以在常规X射线结果上进行进一步检查。

是谁最先发明了CT扫描技术，并将其运用于医学检查的？

阿兰·M.克兰克医生（1924—1998）和高德福·N.豪斯菲尔德（1919—2004）各自分

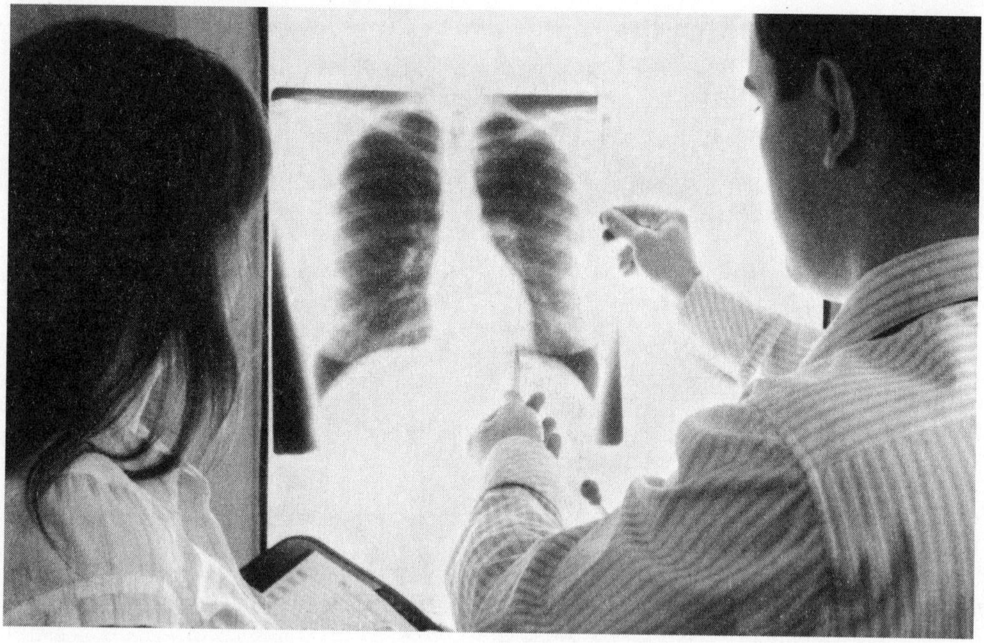

利用电磁放射技术，即 X 射线成像技术，医生可以观察到人体内部的情况，辅助诊断。(iStockphoto.com/Christopher Pattberg Fotodesign)

别在 20 世纪 70 年代初发明并发展了计算机体层成像技术。因为这个突出贡献，他们共同获得了 1979 年诺贝尔生理或医学奖。最早的计算机体层成像技术被用于对头颅的检查以及诊断脑部的疾病。

正电子发射体层成像技术(PET 成像技术)比 CT 扫描技术和 X 射线成像技术高级在哪里?

与传统的 X 射线成像技术和 CT 扫描技术不同，正电子发射体层成像技术(PET 成像技术)是一项观察代谢过程的先进技术，而 X 射线成像与 CT 扫描技术是反映身体内部器官结构的技术。20 世纪 70 年代发明的 PET 成像技术，是利用放射性同位素手段观察身体内特定器官的生化反应过程。

X 射线作为一项诊断技术，它的缺点是什么？

作为一项诊断技术，X 射线技术的一个主要缺点是它不能显示出软组织的情况。因为 X 射线只能显示平面的二维图像，所以它不能区分出器官中不同层次之间的差别，有些组织是正常的，有些是异常的，但从 X 射线上没有区别。

PET 扫描的过程是怎样的?

先给患者注射放射性同位素,放射性同位素可以分布到身体各处,并被运输到接受检查的器官和组织。随着放射性同位素被细胞吸收,它会产生高能量的 γ 射线。计算机接收到射线后,可以对其进行分析,同时形成器官活性的图像。

PET 扫描是如何运用于观测治疗癌症的?

全身的 PET 扫描可以检测出癌症。虽然 PET 扫描并不能够治疗癌症,但是它可以检测癌症治疗的效果,评价肿瘤治疗方法的好坏。通过 PET 扫描可以观察到细胞和肿瘤的生化活性,可以检测到治疗后肿瘤的生化反应。

人们可以观测到心脏或者大脑的血液流动情况吗?

PET 扫描可以提供流向心肌和大脑的血液流动情况的信息。它们可以辅助评价冠心病的指征以及心脏某些部位功能减低的原因。脑部的 PET 扫描可以检测出肿瘤或者其他神经源性疾病,包括特定的行为障碍。利用 PET 扫描研究大脑,可以确定癫痫发作时、阿兹海默氏病、帕金森氏病以及中风时受到影响的大脑组织部位。另外,PET 扫描还可以用来确定健康大脑进行某些活动时的部位的情况。

核磁共振是什么?

核磁共振(NMR)是指特定原子的原子核从外磁场吸收能量的过程。科学家们利用核磁共振观察镜可以确定未知的复合物,检测不纯物质,研究分子的形态。这项技术利用了不同原子吸收电磁能量的频率不同的原理。

磁共振成像技术是什么?

磁共振成像技术(MRI)有时也被称为核磁共振成像技术(NMR),是一种无创性、非电子性的诊断技术。在检测小肿瘤、阻塞血管或者椎间盘损伤中有着重要的作用。因为它没有利用放射性物质,所以经常被用于不能承受 X 射线的放射性的患者的检测中。

强大的电磁束的能量穿过体内,使得体内的氢原子发生共振。这个过程可以以小的电信号产生出能量。计算机可以检测到这些信号,来自身体不同部位的信号不同,可以根据信号确定器官是否正常。信号的改变可以形成图像通过屏幕显示出来,影像学医生可以从图像中了解到机体的情况。

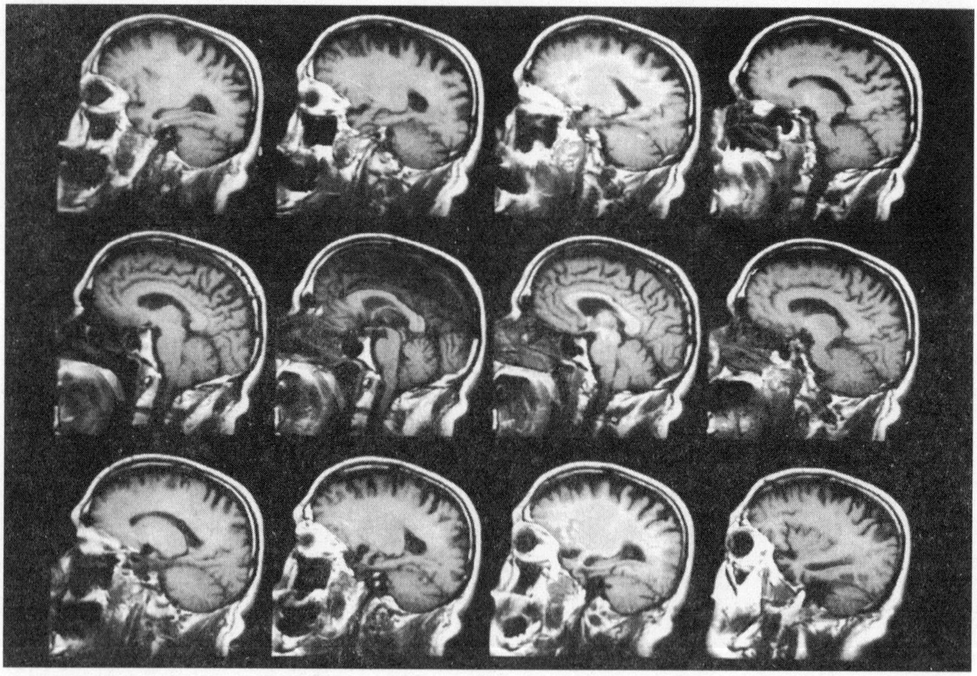

磁共振成像技术是一种对组织伤害很小的成像技术，但是它可以显示出 X 射线技术不能显示的组织结构的变化。（iStockphoto.com/Christopher Pattberg Fotodesign）

MRI 与计算机 X 射线扫描仪的区别在于，大部分 X 射线研究不能够区分有生命的个体和无生命的个体，而 MRI 可以显示出有生命个体和无生命个体之间的具体差异。另外，MRI 还可以区分健康组织和有疾病的组织，它比传统的成像技术，比如 X 射线成像或者 CAT 扫描技术都要更加敏感。

是谁最先利用磁共振成像技术进行诊断的？

利用 MRI 对患者体内肿瘤进行检测的想法首先是 1972 年由雷蒙·达马蒂安（1936—　）首次提出并申请专利的。当今被广泛应用的 MRI 成像技术的理论基础是 1973 年由保罗·劳特伯（1929—　）在《自然》杂志中发表文章首次提出的。劳特伯和彼得·曼斯菲尔德（1933—　）因为在磁共振成像技术上的突出贡献，于 2003 年共同获得了诺贝尔生理学或医学奖。MRI 的主要优点在于它不仅可以显示出软组织（比如器官）的清晰图像，而且还可以以一种无创性（不会对身体造成伤害）的方法检测到动态的生理变化。MRI 的缺点在于，它不能应用于所有的患者。比如，进行过植入手术的患者、安装了起搏器的患者或者装有脑部动脉瘤夹的患者，使用 MRI 进行检测时，植入的金属物质会因为机器的磁性而受到吸引，从而对机体造成损伤。

超声是什么?

超声,又被称为超声成像,是另一种 3-D 计算机成像技术。利用超高频声波(持续 0.01 秒)的脉冲,超声可以形成物体的声呐图像。这项技术的原理类似于蝙蝠、鲸鱼以及海豚的定位方法。通过对回声波的测量,可以检测出物质的大小、形状、位置和性质(是固体、液体还是二者的混合物)。

为什么超声技术被广泛应用于产科?

超声技术是一项很安全、无创性的成像技术。与 X 射线成像不同,超声技术成像不使用电子射线发射。它可以显示出软组织的清晰图像,而 X 射线技术不能做到。超声技术不会对健康造成任何损伤(对母亲和未出生的胎儿都很安全),并且可以在必要时重复进行。

哪种影像学技术可以用来检查乳房组织诊断乳房疾病?

乳房成像技术是影像学中专门的一种技术，用于检查乳房组织、诊断乳房疾病。小剂量的放射性物质穿过乳房。乳房成像技术在乳腺癌的早期诊断方面有着重要的意义。在妇女或者医生检查出肿瘤之前很久,利用乳房成像技术就可以检测出小肿瘤。

基础生物学

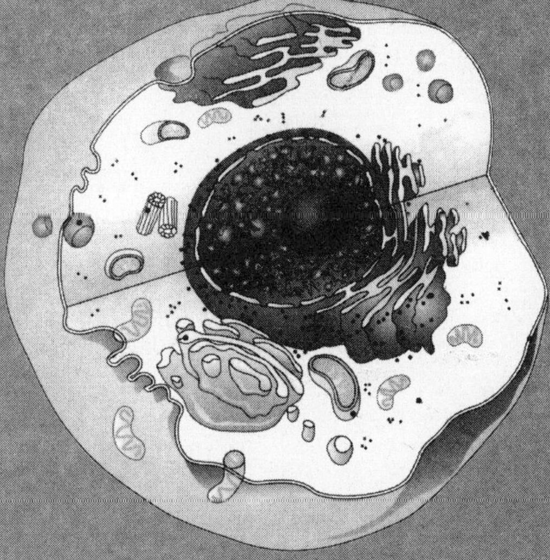

生物学中的化学

为什么化学对于研究人体结构那么重要呢?

宇宙万物都是由物质构成的。物质是有体积有质量的物体。自然界中的92种化学元素是形成各种物质的基础。人体内含有26种不同的元素。人体内连续不断的化学反应是身体中所有生理反应的基础,运动、消化、心脏的搏动、呼吸以及感觉和神经系统的反应都是依靠于体内的化学反应。

生命系统中有哪些重要的元素?

生命系统中的重要元素包括氧、碳、氢、氮、钙、磷、硫、钠、氯、镁和铁。这些元素在细胞内发挥着重要功能,所以是构成生命的基础。

人体内的重要化学元素

元　素	在人体内的含量(%)	在人体内的功能
氧	65	构成水和大部分有机分子的基本元素，是生理反应的基础
碳	18	构成有机分子的基础
氢	10	构成有机分子和水的基础
氮	3	构成蛋白质和核酸的基础
钙	2	骨骼的基本组成成分，神经和肌肉的基本组成成分，在凝血中起到重要作用
磷	1	构成细胞膜和能量储备分子的基础元素，构成骨骼、牙齿和神经组织的基础
钾	0.3	对神经功能、肌肉收缩以及体液中离子的平衡起重要作用
硫	0.2	某些蛋白质的组成成分
钠	0.1	体液中的重要离子，对神经功能起到重要作用
氯	0.1	体液中的重要离子
镁	微量	酶的辅助因子，对肌肉收缩和神经传导起重要作用
铁	微量	血红蛋白的基本组成成分

人体内磷的含量是多少？

人体内平均的磷含量大约是680克，其中85%储存在骨骼内。

为什么我们没有氧气就不能生存?

大部分生命物质都是需氧型的生物，也就是说，它们需要氧气将葡萄糖分解，产生三磷酸腺苷(ATP)——体内的能量物质。很多人都认为，人们需要氧气进行呼吸，实际上，人们需要氧气来回收有氧呼吸产生的副产物——电子和氢离子。

为什么水对于生物非常重要?

水在人体内发挥着很多重要的功能。比如，在消化过程中，水作为溶剂将大分子混合物分解成小分子。水还可以作为营养物质、废物、血液和细胞内物质的运输手段。水通过排汗和蒸发在温度调节过程中起到重要的作用。另外，水也是滑膜液的主要组成成分，润滑液可以辅助关节平稳滑动。

人体内不同组织中水的含量是多少?

身体中 62%的重量是水,每种组织中都含有水。

组 织	在体内所占的重量(%)	水的含量(%)	所含水的体积-夸克(升)
肌肉	41.7	75.6	23.32(22.1)
皮肤	18	72	9.58(9.07)
血液	8	83	4.91(4.65)
骨骼	15.9	22	2.59(2.45)
大脑	2	74.8	1.12(1.05)
肝脏	2.3	68.3	1.16(1.1)
小肠	1.8	74.5	0.99(0.94)
脂肪组织	8.5	10	0.74(0.7)
肺	0.7	79	0.41(0.39)
心脏	0.5	79.2	0.3(0.28)
肾脏	0.4	82.7	0.24(0.23)
脾脏	0.2	75.8	0.12(0.11)

pH 值是什么?

pH 值是指在液体中氢离子浓度的值,它是用来衡量溶液的酸度或者碱度的。pH 值范围是从 0—14。中性的溶液 pH 值是 7,pH 值大于 7 的溶液是碱性的,pH 值小于 7 的溶液是酸性的。pH 值越小,溶液的酸性越强。因为 pH 值是一个对数值,所以 pH 值增加 1,代表溶液的酸度增加 10 倍(溶液中氢离子的浓度增加 10 倍)。

pH值举例

溶 液 名 称	pH 值大小	溶 液 名 称	pH 值大小
盐酸,氯化氢	0.0	阴道液体	3.5—4.5
胃液(胃内的消化液)	1.2—3.0	番茄汁	4.2
柠檬汁	2.3	咖啡	5.0
葡萄汁,醋,葡萄酒	3.0	尿液	4.6—8.0
碳酸饮料	3.0—3.5	唾液	6.35—6.85
橘汁	3.5	牛奶	6.8

续 表

溶液名称	pH 值大小	溶液名称	pH 值大小
蒸馏水(纯净水)	7.0	胰液(胰腺分泌的液体)	7.1—8.2
血液	7.35—7.45	胆汁(肝脏分泌的辅助脂肪消化的液体)	7.6—8.6
精液(含有精子的液体)	7.2—7.6	镁乳	10.5
脑脊液(与神经系统密切相关的液体)	7.4	碱液	14.0

生物复合物

人体内的主要生物有机分子是什么?

人体内主要的生物有机分子包括碳水化合物、脂肪、蛋白质和核酸。这些分子都是代表生命的特征性分子,在能量的产生和储存、提供结构性物质以及储存遗传信息方面具有重要的意义。

碳水化合物是什么?

碳水化合物是指由碳、氢和氧元素构成的化合物。碳水化合物的通用化学表达式是 CH_2O,代表着氢的含量是氧含量的 2 倍。碳水化合物是细胞和细胞生命活动的主要能量来源。

碳水化合物如何分类?

碳水化合物被分为以下几类。单糖(由一个单位构成的糖)是按照分子中含有的碳原子的个数进行分类的:丙糖含有 3 个碳原子,戊糖含有 5 个碳原子,己糖含有 6 个碳原子。碳水化合物也可以按照分子的长度(单糖、二糖、多糖)或者功能划分。按照功能分类的话,碳水化合物可以分为储存能量的多糖(葡萄糖和淀粉)以及结构多糖(纤维素和几丁质)。

机体是如何利用碳水化合物的?

碳水化合物主要被用作能源物质。不同的碳水化合物有不同的功能。下面的表格列出了一些常用的碳水化合物以及它们的功能。

碳水化合物名称	类型	在体内的作用
脱氧核糖	单糖	DNA;组成遗传物质的基本成分
果糖	单糖	参与碳水化合物在细胞内的代谢
半乳糖	单糖	位于大脑和神经组织
葡萄糖	单糖	机体的主要能源物质
核糖	单糖	RNA 的组成成分
乳糖	二糖	奶糖,辅助钙的吸收
蔗糖	二糖	水解产生葡萄糖和果糖
纤维素	多糖	不能被身体吸收,但是它是体内重要的纤维,对于小肠内食物的正常运动起到重要作用
糖原	多糖	储存在肝脏内,如果身体需要能量的时候,糖原就会转化成为葡萄糖
肝素	多糖	防止血液凝固
淀粉	多糖	人体内主要的营养物质

什么是脂类?

脂类是由碳、氢和氧元素构成的有机化合物,脂类中还含有其他元素,比如磷和氮元素。脂类含有的氢原子数通常是氧原子数的两倍。脂类不溶于水,但是可以被有机溶剂比如乙醚、酒精和氯仿溶解。脂类包括脂肪、油脂、磷脂、固醇和前列腺素。

脂肪和脂类的区别是什么?

脂肪是脂类的一种。每种脂肪分子是由甘油(酒精)分子和至少一个脂肪酸(含有酸基附着的碳氢链)构成。脂肪是储存能量的分子,在为机体提供能量来源方面起到重要作用。脂肪以三酰基甘油,也被称为甘油三酯的形式储存在机体内。脂肪也在保温、保护机体和缓冲方面起到重要作用。

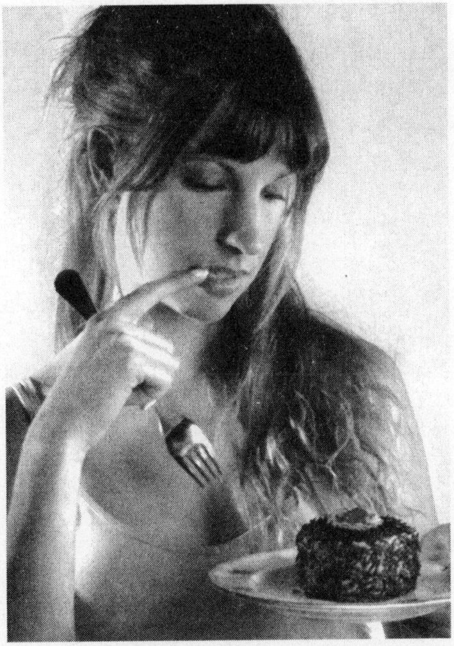

人们谈到碳水化合物时总会把它们和使我们发福的脂类饮食联系起来，但是适量摄入碳水化合物是维持我们生命的基础。(iStockphoto.com/Christopher Pattberg Fotodesign)

胆固醇是什么?

胆固醇也是脂类的一种,属于固醇类。固醇有着自己特别的结构。它们是由4个碳原子构成的环形结构融合在一起形成的。人体利用固醇来维持细胞膜结构和可塑性。胆固醇也是形成固醇类激素和胆酸的结构单位。

什么是酶?

酶是作为生物反应催化剂的一种蛋白质。它可以降低代谢反应所需的能量(活化能)。不同的酶在不同的温度和酸性条件下发挥着不同的功能。比如,口中的淀粉酶在胃里的酸性环境中就不能发挥催化作用;在胃里将蛋白质分解成小分子的胃蛋白酶,在口腔的环境里不能发挥作用。没有酶,胃就不能通过消化食物获得能量。

最常见的酶缺失的情况是什么?

乳糖耐受,是由于不能吸收乳糖(奶中的糖分)造成的,是最常见的酶缺失的情况。6-磷酸葡萄糖脱氢酶缺失引起的机体紊乱更加严重,它会使红细胞破裂(溶血)。这种酶缺失的患者在全球有2亿多人,大部分位于地中海、西非、中东和亚洲东南部地区。

人体内共有多少种酶?

科学家们为人体内大约5 000种酶进行了命名,但是人体内的酶总共大约有2万多种,甚至更多。代谢途径需要多种酶相互配合完成上百种复杂的反应。

蛋白质是什么? 蛋白质的作用是什么?

蛋白质是由很多被称作氨基酸的小分子亚单位构成的复杂的大分子。所有的蛋白质都包含有碳、氢、氧和氮元素,有时候还会含有硫、磷和铁元素。人体如果没有蛋白质就不能存活。所有代谢反应所需要的酶都是蛋白质。蛋白质对于肌肉组织的结构也相当重要,它们担当着转运和信号接受的任务。

蛋白质种类	功能举例
防御蛋白	对外界侵入机体的物质产生的抗体
酶	增加反应的速度,构建分子或者将分子裂解
激素蛋白	胰岛素和胰高血糖素,控制血糖
受体蛋白	细胞表面的分子,使细胞对外界信号发出反应
储存蛋白	为代谢过程储存必要的氨基酸
结构蛋白	肌肉、皮肤、毛发的主要成分
转运蛋白	血红蛋白将氧气从肺转运到各个细胞

细　胞

典型的哺乳动物细胞的化学成分是什么?

分子成分	占细胞总重量的百分比(%)
水	70
蛋白质	18
磷脂和其他脂类	5
各种小的代谢产物	3
多糖	2
无机离子(钠、钾、镁、钙、氯等等)	1
RNA	1.1
DNA	0.25

什么是细胞器?

细胞器(通常被称为“小器官”)存在于所有真核细胞中。它们是由独特的、膜包裹的细胞结构构成的,具有特殊的功能。真核细胞内含有几种细胞器,包括细胞核、线粒体、叶绿体、内质网和高尔基复合体。

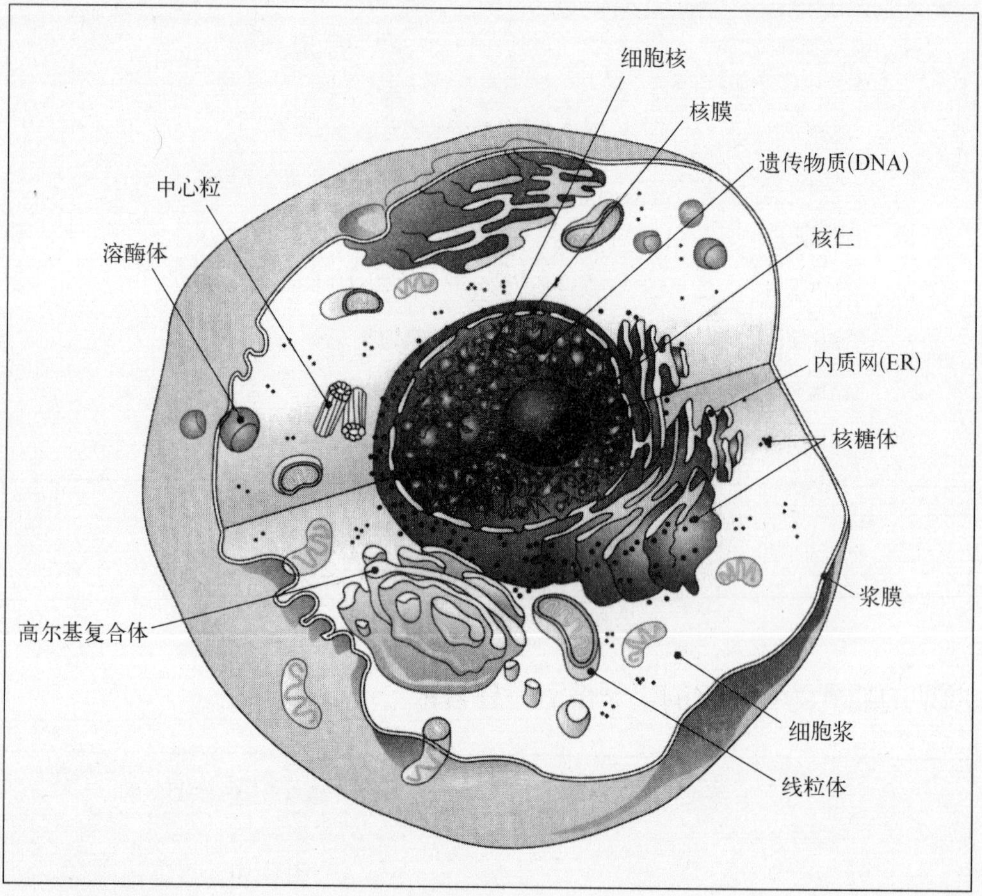

细胞器是细胞内行使一定功能的结构。(Cohen, B.J., Wood, D.L.《穆勒氏人体健康与疾病》第九版,费城:Lippincott, Williams&Wilkins, 2000)

真核细胞的主要组成成分是什么?

结　构	描　　述
细胞核	
细胞核	由双层膜包裹的大型结构
核　仁	细胞核内的特殊物质,是由 RNA 和蛋白质构成的
染色体	由 DNA 和蛋白质的复合体构成,这个复合物被称为染色质,在细胞分裂后形成杆状结构
胞质细胞器	
细胞膜	细胞外的膜结构

续 表

结 构	描 述
内质网(ER)	内膜的网状结构,穿行于细胞浆内
滑面内质网	外表面缺乏核糖体
粗面内质网	外表面附着有核糖体
核糖体	由 RNA 和蛋白质构成的小颗粒, 有一些附着在内质网上,有些散落分布在细胞浆内
高尔基复合体	一组扁平的膜状囊构成
溶酶体	膜性囊(存在于动物体内)
液 泡	膜性囊(大部分位于植物、真菌和藻类)
微粒体(比如过氧化物酶体)	膜性囊,内含有多种酶
线粒体	由两层膜构成的囊,内膜折叠形成嵴,包裹着线粒体基质
色素体(比如叶绿体)	双层膜结构构成,包裹着内部的内囊体膜,叶绿体的内囊体膜里含有叶绿素
细胞支架	
微 管	由微管蛋白构成的亚单位组成的空心管状结构
微 丝	实心、杆状结构,由肌动蛋白构成
中心体	位于细胞中心的一对空心的圆柱状结构,每个中心体都是由 9 个微管三联体构成的(9×3 的结构)
纤 毛	细胞表面伸出的相对短小的物体,外表面由浆膜包裹,是由中央的二联体和外周的 9 个微管构成的(9+2 的结构)
鞭 毛	是由中央的二联体和外周的九个微管构成的细长的结构,突出于细胞表面,由浆膜覆盖

所有的人体细胞都只有一个细胞核吗?

大多数真核细胞都只有一个成形的细胞核。红细胞是人体内唯一没有细胞核的细胞。

细胞核的主要组成成分是什么?

细胞核是真核细胞内最大的细胞器,是细胞遗传信息的储藏室,也是遗传信息表达的控制中心。细胞核的核膜是由两层膜构成的(内膜和外膜),核膜包裹着细胞核。核孔是细胞核核膜上小的开口,可以进行细胞核与细胞浆之间的分子交换。核仁是细胞核内的重要结构。核质是细胞核内黏稠的液态物质。另外,细胞内含有 DNA 的染色体也位于细胞核内。

人体内细胞中含有的DNA量是多少?

如果将一个人体细胞内的DNA（脱氧核糖核酸）展开并首尾相接，它们的长度会达到大约6.5英尺(2米)长。平均每个人体内数亿的细胞总共含有1 000亿—2 000亿英里(160亿—320亿千米)长的DNA。如果一个人体内所有细胞内的DNA都展开的话，长度可以达到在地球与太阳之间往返500多次。

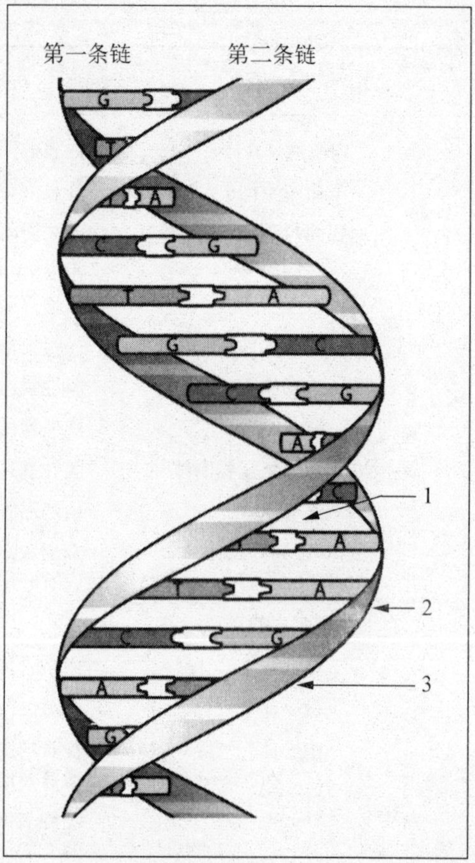

DNA分子是由4种分子的序列构成的，图中，C代表胞嘧啶，G代表鸟嘌呤，A代表腺嘌呤，T代表胸腺嘧啶，1代表氢键，2代表磷酸基团，3代表脱氧核糖。(插图来自Premkumar K.的《解剖学和生理学联系图谱》Baltimore; Lippincott, Williams&Wilkins, 2004)

细胞核内的DNA是如何分布的?

DNA(脱氧核糖核酸)是细胞核内由蛋白质包裹着形成一种纤维结构，被称为染色质。随着细胞准备分裂生殖，细长的染色质纤维就会浓缩，形成短粗的独立结构，被称为染色体。

什么是染色体?

染色体是细胞内的一种杆状结构，内含DNA和细胞的遗传物质。在原核细胞中，染色体全部由DNA组成，并且外层没有核膜包裹。在真核细胞中，染色体位于细胞核内，包含有DNA和RNA(核糖核酸)。

溶酶体是什么?

溶酶体是由比利时生化学家克里斯蒂安·德迪夫(de Duve 1917—　)于20世纪50年代初首先发现的，它是一种膜包裹的囊状结构，内含有多种分解酶。分解酶可以将所有主要的大分子类型进行裂解，这些大分子包括蛋白质、碳水化合物和核酸。在细胞的一生中，溶酶体酶会将陈旧的细胞器分解，为新形成的细胞器提供更多的空间。溶酶体可以使细胞不断地更新自己，防止细胞毒素的过多积累。

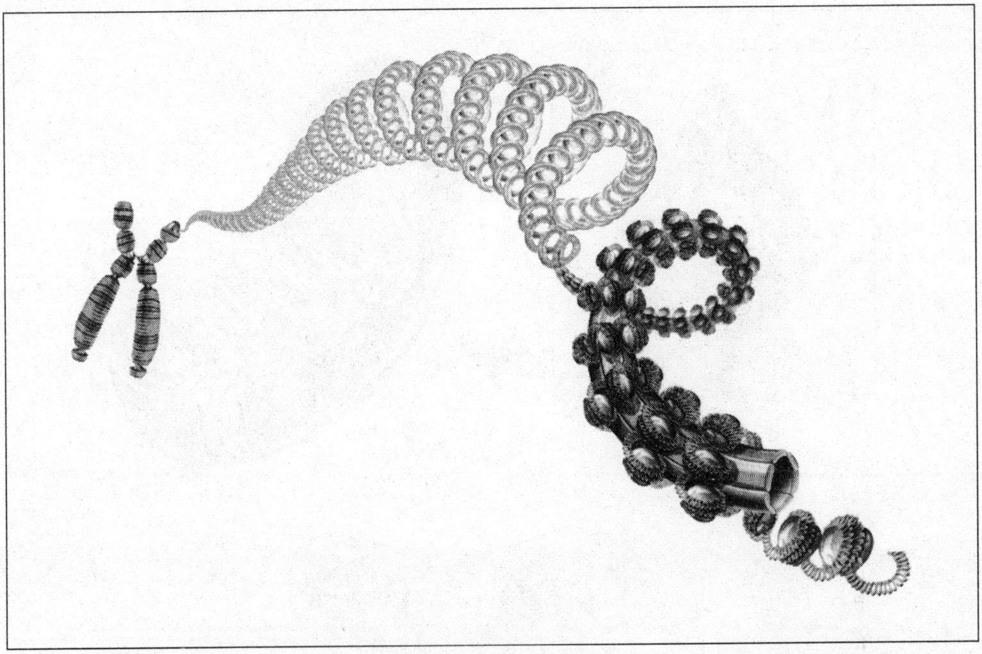

多个 DNA 分子相互交联盘旋，形成染色体，真核细胞内还含有 RNA。（摘自《解剖学图谱》）

线粒体是什么？

线粒体是一种可以自我复制的，由双层膜包裹的，位于所有真核细胞细胞浆中的细胞器。线粒体的外膜平滑，而内膜折叠形成很多层次，被称为嵴。线粒体对于蛋白质合成以及 ATP 和脂类的生成等代谢过程有着极其重要的作用。

细胞内有多少线粒体？

不同的细胞内含有线粒体的数目是不同的，大约在 1—10 000 之间变化。但是平均一个细胞内大约含有 200 个线粒体。人体肝脏内的每个细胞都有 1 000 多个线粒体。如果细胞需要高能量的话，比如肌肉细胞，那么它其中就会含有更多的线粒体。

什么是 ATP？

ATP（三磷酸腺苷）是细胞所需要的能源物质。ATP 能够提供能量的秘密源于它的结构。ATP 含有 3 个带负电的磷酸基团。当外层的两个磷酸基团之间的化学键断裂时，ATP 就会变为 ADP（二磷酸腺苷）。这个反应可以释放 7.3 千卡/摩尔的 ATP，这对于一个细胞来说，已经是相当大的能量了。

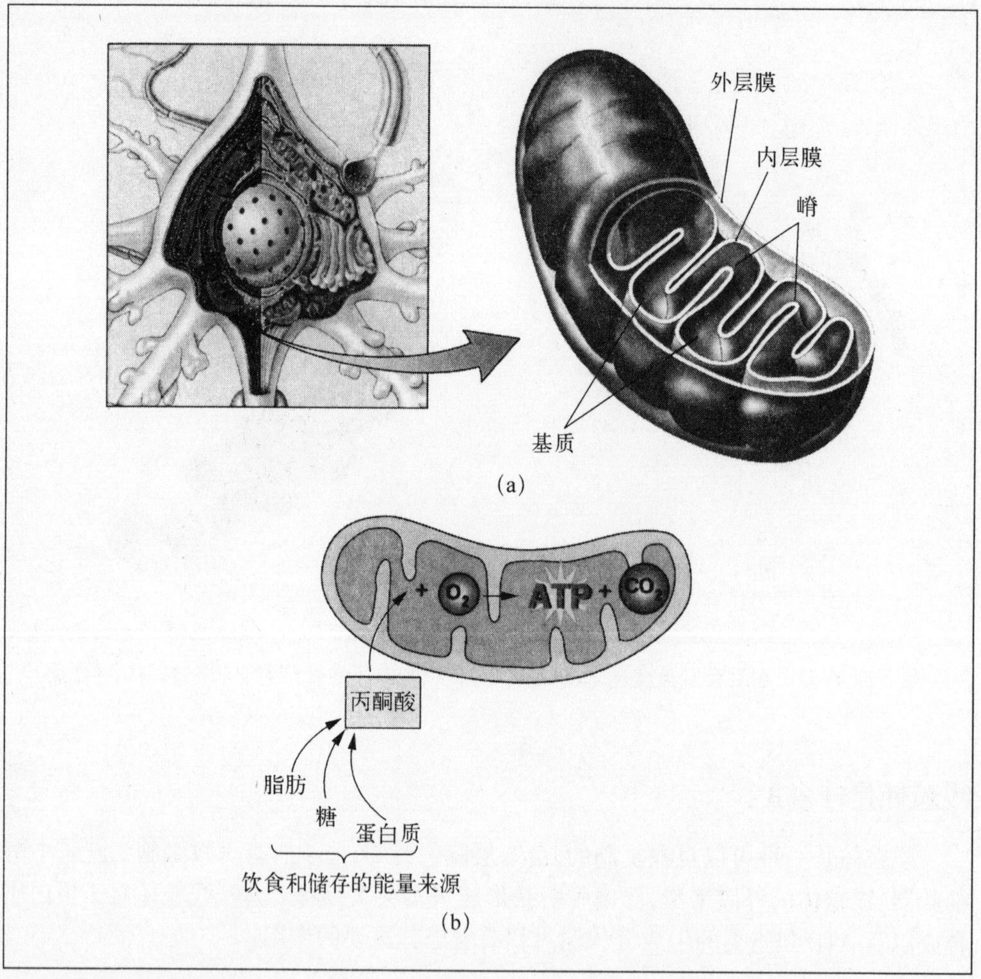

这幅图显示了 ATP 的产生过程，ATP 是细胞的能源物质。（摘自 Bear, Mark F., Connors, Barry W., Paradiso, Michael A.《神经科学：探索大脑》第二版，费城：Lippincott, Williams&Wilkins, 2001）

人体需要多少 ATP 呢?

人体内每个细胞每分钟估计需要 10 亿—20 亿的 ATP，粗略计算大约是 1×10^{23} 。在 24 小时内，人体细胞会产生大约 441 磅(200 千克)的 ATP。

人体内有多少个细胞?

科学家们估计，人体内大约有 50 万亿—100 万亿个细胞。

人体内不同细胞的平均寿命是多少?

人体是一个自我更新的机体。粗略估计一下,每个小时大约有 2 000 亿个细胞死亡。在一个健康的机体内,凋亡的细胞会立即被新生的细胞所代替。

高尔基复合体的功能是什么?

高尔基复合体(也称为高尔基体),是1898年由意大利组织学家卡米罗·高尔基(1843—1926)首次发现的,它是一个由多层扁平的膜结构折叠构成的结构。在细胞中起到组装细胞产物的作用。在细胞里,它收集原料,然后将它们组装成一个个小泡,输送到细胞的另一些部位或者细胞外被人体利用。

细胞类型	平均寿命	细胞类型	平均寿命
血细胞:红细胞	120 天	克隆细胞	3—4 天
血细胞:淋巴细胞	大于 1 年	肝细胞	500 天
血细胞:其他白细胞	10 个小时	皮肤细胞	19—34 天
血细胞:血小板	10 天	精子细胞	2—3 天
骨细胞	25—30 年	胃细胞	2 天
脑细胞 *	终生		

* 脑细胞是人体内唯一的一种在人的一生中不会分裂的细胞。脑细胞或者终生存在,或者因为某些原因凋亡,但不会被新的细胞代替。

组　织

上皮组织位于身体的哪些部位?

上皮组织,又称为上皮(来自希腊语 epi,意思是"……之上"及希腊语 thele,意思是"乳头"),覆盖于身体内表面和外表面的每一个部位。皮肤的外层(即表皮)是典型的上皮组织。上皮组织的其他例子包括肺上皮、肾小管上皮和消化系统内表面的上皮,包括食管、胃和小肠的上皮。上皮组织还包括呼吸系统的上皮。

上皮组织的不同形态和功能是什么?

上皮组织是由多层扁平细胞构成的。这些细胞要么是单层排列,要么是多层排列,可以根据细胞层数确定。单层上皮只有一层细胞,而复层上皮是由多层细胞构成的。上皮组织的形态有多种,可以是鳞状的,可以是立方体的,或者是柱形的。鳞状细胞是扁平的四方形的细胞。立方体形细胞是四方形或者立方体形。柱形细胞是紧密排列的圆柱形的细胞,它们的长度要大于宽度。上皮组织有两个面:一面紧紧地附着在被附着的结构上,而另一面则是游离的。上皮组织形成了一道屏障,可以允许一定的物质进出,但也会阻止其他物质进出。

人体内不同类型的上皮组织都位于哪些部位?

不同类型的上皮组织依据它们的特点,分布于身体的不同部位。

上皮组织的类型	主要部位	主要功能
单层鳞状上皮	位于淋巴管、血管、心脏、肾脏的肾小球囊、肺泡(肺中的小气囊)、腹膜的黏液膜、胸膜、心包和阴囊内	可以允许物质通过特殊的渗透表面进入或滤过细胞
单层立方上皮	位于很多腺体以及腺体的导管内、卵巢表面、晶状体内表面、视网膜色素上皮	分泌和吸收
单层柱状上皮	胃、小肠、消化腺和胆囊内	分泌、吸收、保护、润滑;纤毛和黏膜相结合可以清除外界的异物
复层鳞状上皮	表皮、阴道、口和食管、肛门、尿道远端	保护
复层立方上皮	汗腺导管、皮脂腺以及卵巢和睾丸内的上皮	分泌
复层柱状上皮	位于潮湿的表面,比如咽部、软腭的鼻表面、喉部的一部分、输尿管和唾液腺的外分泌管以及乳腺	分泌和运动

什么是基底膜?

基底膜是由很多小纤维和上皮细胞产生的非活性多糖物质构成的一层薄膜。它将上皮组织紧紧贴附于结缔组织之上。基底膜可以为组织提供有弹性的支持力,并且是物质滤过和扩散的重要屏障的组成成分之一。

上皮组织内含有血管吗?

上皮组织内没有血管分布。氧气和其他营养物质都是通过基底膜由结缔组织中的毛细血管内渗透到上皮组织中的，而废物也可以由上皮组织渗透到结缔组织内的毛细血管中。

上皮组织多久更新一次?

上皮细胞在人的一生中不断的更新增殖。表皮(皮肤的表层)每两周就要被更新一次，而胃内的上皮细胞每2—3天就要被更新。呼吸道的上皮每5—6周被更新一次。肝脏是由上皮细胞构成的腺体，被手术切除一部分后可以很快增殖恢复至原来的大小。

哪种类型的上皮组织不能被划分到典型的上皮组织类型中?

假复层柱状上皮、移行上皮和腺上皮很难被划分进典型的上皮组织类型中。假复层柱状上皮位于气管、支气管和细支气管以及部分男性生殖道内,它的所有细胞都与基底膜紧密相连,但是并非所有的细胞都会伸展到游离面。它被称为假复层,是由于它给人以复层的假象,因为细胞核位于不同的水平线上,而实际上是单层结构。

移行上皮位于泌尿道,包括输尿管、膀胱、尿道、肾脏的肾盂内。细胞的形态因器官所含的液体量不同而不同。比如,当膀胱内储存了大量的尿液时,细胞就会伸展成为扁平的鳞状形态。当膀胱尿液排空时，细胞就会形成立方形或者柱状。

腺上皮细胞是专门合成、储存和分泌化学物质的,比如分泌唾液或者消化液。这些腺体都被称为外分泌腺。

什么是腺体?

腺体是由分泌细胞或者由上皮组织分化形成的多细胞结构构成的,通常与上皮组织相连。它们是专门进行合成、储存以及分泌化学物质的结构。腺体可以被分为内分泌腺和外分泌腺。内分泌腺没有导管,但是可以将分泌物直接释放进细胞外液。分泌物进入毛细血管内,之后被血液运输到靶细胞和身体的其他地方。

外分泌腺有导管,它们可以将分泌物运输到身体表面。黏液、唾液、汗液、耳垢、油脂、乳汁和消化酶就是典型的外分泌腺的分泌物。

人体内唯一的单细胞外分泌腺是什么？

杯状细胞或者称为黏液细胞，是人体内唯一的单细胞外分泌腺。它位于小肠的黏膜上及消化系统、呼吸道的其他器官黏膜上和眼结膜上。杯状细胞可以分泌富含碳水化合物的糖蛋白，即黏蛋白，黏蛋白会以厚重的起润滑作用的黏液的形式被分泌到器官外。

外分泌腺是如何分类的?

外分泌腺是单细胞或多细胞的结构。多细胞外分泌腺可以是单腺体或者复合腺体。单腺体是指那些只含有一个不成束状分布的导管的腺体，而复合腺体是指那些含有多只束状分布的导管的腺体。

结缔组织的独有特点是什么?

结缔组织的细胞广泛地分布于各个部位，细胞间被一种称为基质的无生命细胞外物质充填。基质在不同类型的结缔组织中有着不同的形态，有的是液体，有的是胶样物质，有的是固体。

结缔组织的主要类型是什么? 它们的功能是什么?

结缔组织的主要类型包括：1. 疏松结缔组织；2. 脂肪组织；3. 血液；4. 胶原，有时也被称为纤维或致密结缔组织；5. 软骨；6. 骨。

疏松结缔组织，也被称为间隙组织（来源于拉丁语 areola，意思是“开放的空间”），是一种由分散的细胞构成的结构，这些细胞位于由疏松的网状纤维构成的基质中。很多纤维是由很强韧的蛋白质构成的，被称为胶原。疏松结缔组织位于皮肤下以及器官之间。它起到了连接和组装物质成分的功能，主要作用是为固定其他组织和器官提供有力的支持。

脂肪组织是由疏松结缔组织中的大量脂肪细胞构成的。每个脂肪细胞都储存了大量的脂滴，当有脂肪储存时，脂滴就会膨胀起来，而当脂肪被人体消耗用来提供能量时，脂滴就会皱缩。脂肪组织的作用是缓冲、吸收冲击以及隔热减少身体的热损失。

血液是一种疏松结缔组织，它的基质是一种被称为血浆的液体。血液是由红细胞、白细胞和血小板构成的，其中血小板是由骨髓细胞脱落的小碎片形成的。血浆内也含有水、无机盐、糖、脂肪和氨基酸。血液大约含有 55%的血浆和 45%的其他组成元素。血液将物质由身体的一个部位运输到另一个部位，并在免疫系统中起到非常重要的作用。

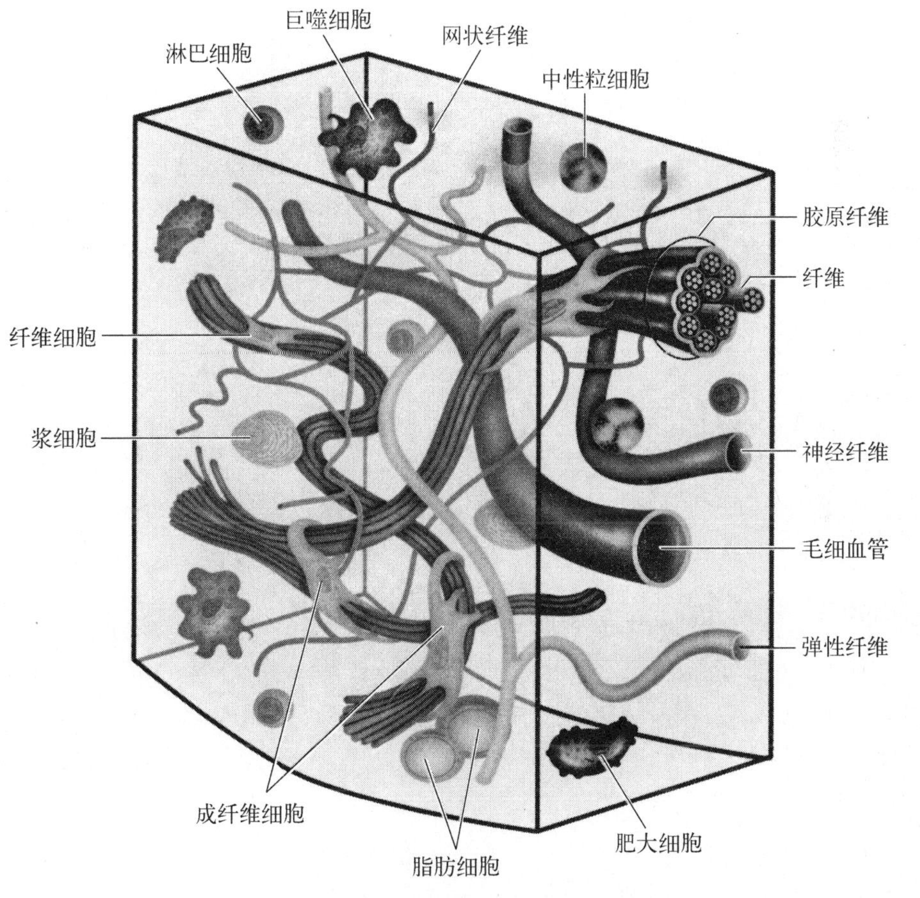

人体含有很多类型的结缔组织，它们以纤维和细胞的形式存在于人体的各个部位。（插图来源于 Eroschenko, V.P.,Ph D.《di Fiore's 组织学图谱》;《功能学关联》第九版；Baltimore: Lippincott, Williams&Wilkins, 2000）

胶原（来源于希腊语 kola，意思是“胶水”及希腊语 genos，意思是“下降”），是一种致密的结缔组织，也被称为纤维结缔组织。胶原的基质是由致密的胶原纤维构成的。人体内有两种胶原：普通胶原和特殊胶原。普通致密结缔组织的胶原纤维是平行排列的。联合肌肉和骨骼的肌腱和连接骨骼的韧带就是典型的普通致密结缔组织。不同器官的外膜，比如肾脏和肌肉的外膜，属于特殊致密结缔组织。

软骨（来源于拉丁文，意思是“软骨”）是胶样基质内富含胶原纤维的结缔组织。软骨不仅强壮，而且富有弹性。软骨的作用是支持和缓冲。它位于脊椎骨之间、环绕着关节(比如膝盖的末端)以及位于鼻和耳内。

骨是一种坚硬的结缔组织,是由深埋于钙盐中的胶原纤维构成的基质组成。骨是人体内最坚硬的组织,尽管骨并不脆。骨骼系统中的大部分是由骨组成的,为肌肉的附着提供支持,并保护内部的器官。

吸脂术可以减少体内脂肪组织的含量吗?

吸脂术是将体内部分脂肪组织移除的一种成型外科手术,可以塑造更纤细的身材。但是,它并不是解决肥胖的一种方法,因为体内还会有新的脂肪组织形成。

脂肪组织位于体内的哪些部位?

脂肪组织存在于身体的很多部位,并且在人体内占据18%的重量。脂肪组织位于腹股沟皮肤下方、两侧,臀部和乳房。在眼球后方、肾脏周围和腹部、臀部也有分布。

褐色脂肪与白色脂肪的区别是什么?

白色脂肪(或称为脂肪组织)是储存营养物质的。褐色脂肪也称为褐色脂肪组织,消耗其中的营养物质为人体产生热量,保持人体体温。人们称它为褐色脂肪是因为它的颜色是深的,这是由于每个脂肪细胞内含有大量的线粒体造成的。婴幼儿体内的褐色脂肪组织分布于肩膀侧缘、颈部周围和腹壁前。

哪种类型的癌症会发生在哪种类型的组织中?

不同类型的癌症会发生在不同类型的组织中。癌也许是最常见的恶性肿瘤的类型,是上皮组织的恶性肿瘤。肉瘤是产生于肌肉和结缔组织内的恶性肿瘤。白血病是血液的恶性肿瘤。淋巴瘤是网状结缔组织的恶性肿瘤。

体内所有软骨都是一样的吗?

人体内有3种类型的软骨:1. 透明软骨;2. 弹性软骨;3. 纤维软骨。透明软骨(来源于希腊语hyalos,意思是"玻璃")是人体内最常见的软骨。它是透明的、梨形的、蓝白色的形态,很像玻璃。透明软骨很坚硬,但是很有弹性,可以减少骨表面之间的摩擦。透明软骨位于肋骨和胸骨的末端、长骨的末端、鼻的顶端以及呼吸道的整个通路上。

弹性软骨与透明软骨相似，但是弹性软骨更有弹性和可塑性。它是需要反复弯曲折叠的组织最好的选择。弹性软骨形成外耳的耳郭结构，并且还位于听道和会厌处。

纤维软骨通常位于透明软骨和韧带或者肌腱的相交处。它位于膝盖的接合处、盆骨的耻骨之间及脊椎骨之间。它可以有效地防止骨与骨之间的直接接触。

为什么软骨移植可以成功?

软骨内不含血管。氧气、营养物质和细胞废物均由特殊的可渗透性基质渗透进出。软骨移植可以取得成功就是因为移植细胞内的异体蛋白不能进入受体的血液循环系统中，从而引起免疫反应。但是，因为软骨内没有血液供应，软骨的愈合过程要比一般愈合过程漫长得多。

疏松结缔组织内液体的积聚可以造成什么影响?

疏松结缔组织内液体的积聚可以造成水肿，也就是受影响部位的肿胀。

肌肉组织的三种类型是什么?

人体内有 3 种类型的肌肉组织：1. 平滑肌；2. 骨骼肌；3. 心肌。肌肉组织是由很多细长的被称为肌肉纤维的细胞构成的束状结构组成的，主要功能是进行收缩。肌肉组织可以使机体进行运动，就像是体内的物质运动一样。

锻炼可以增加肌肉细胞的数目吗?

成人骨骼肌细胞的数目是一定的，所以锻炼并不能增加肌肉细胞的数目。但是，锻炼可以使已有的骨骼肌细胞伸长。

神经组织中的细胞类型是什么?

神经元是一种特化的细胞，它可以产生并传导冲动或者神经信号。神经元是由胞体、树突和轴突构成的，胞体内含有细胞核，并与树突、轴突这两种胞浆延伸结构相连接。树突是细长的、树状分支的延伸结构，用来接收信号。轴突是管状的延伸结构，从胞体向外传递神经冲动至另一个神经元。神经组织也需要有支持细胞，被称为神经胶质细胞或胶质细胞，这些支持细胞为神经元提供营养，隔绝树突和轴突，使信号传递的速度更快。

神经组织中有多少种不同类型的神经元?

人体内有 3 种不同类型的神经元：1. 感觉神经元；2. 运动神经元；3. 中间神经元(也称为连接神经元)。感觉神经元将感觉器官(眼睛、耳和皮肤表面)的冲动传导到中

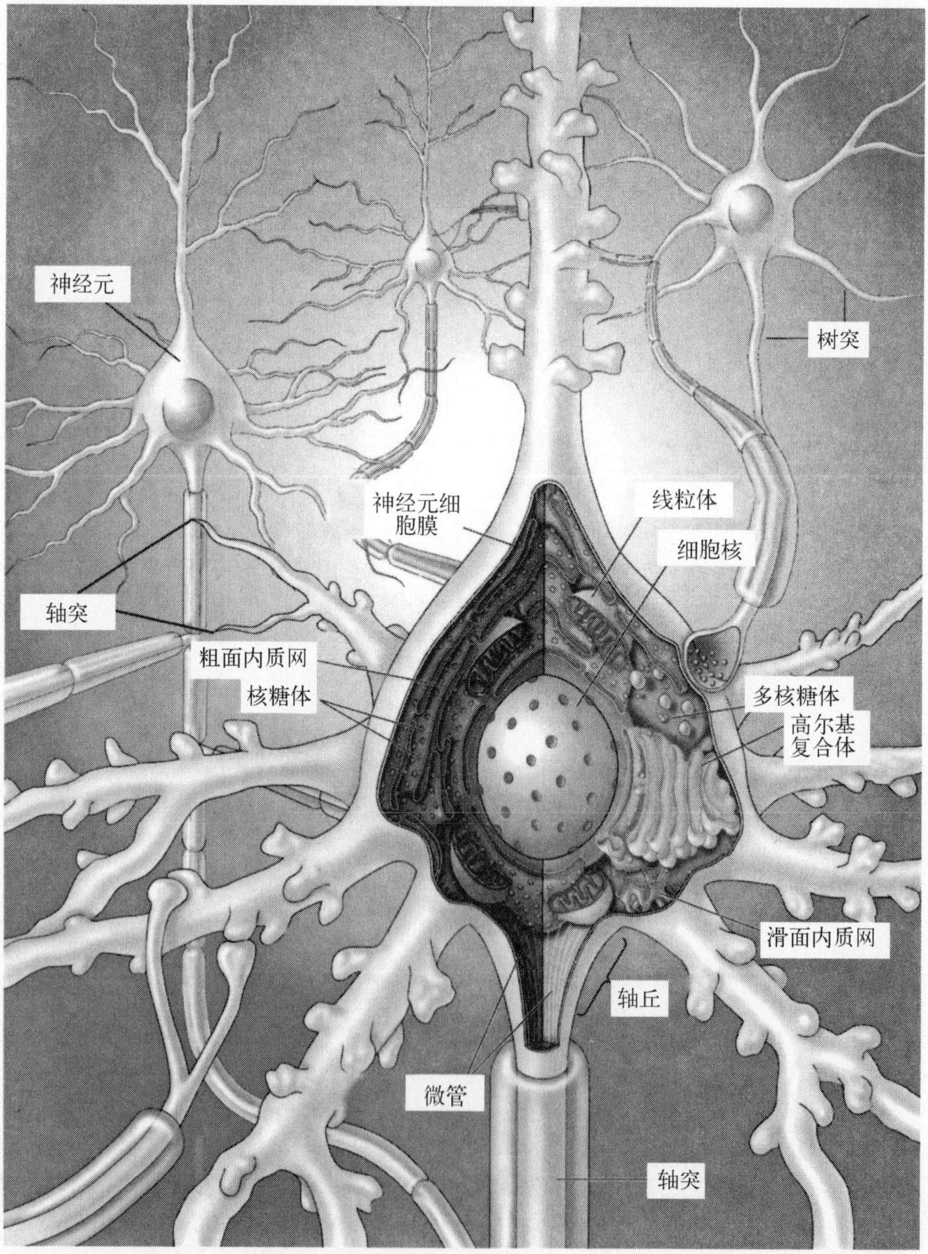

神经细胞的基本结构。(摘自 Bear, Mark F., Connors, Barry W., and Paradiso, Michael A.《神经科学:探索大脑》第二版。费城:Lippincott, Williams&Wilkins, 2001)

枢神经系统。运动神经元将中枢神经系统的冲动传导到肌肉或者腺体。中间神经元既不是感觉神经元也不是运动神经元。它们可以整合信息,使机体进行复杂的行为。中间神经元包含中枢神经系统内的大多数神经元。

哪种组织的再生能力最强?

上皮组织和结缔组织都有着非常强的再生能力。当受到小的损伤时,上皮组织和结缔组织通常会利用正常组织使伤口愈合。肌肉组织的再生能力非常有限。纤维结缔组织通常会取代受损的肌肉组织。这样造成的结果是,受损的器官会损失全部或者部分功能。神经组织的再生能力更弱。尽管脑外和脊髓外的神经元有时候可以以非常慢的速度增殖,但是大部分脑内和脊髓内的损伤都会引起永久性损伤而不能够修复。

什么是髓磷脂?

髓磷脂是一种白色的脂肪组织,它可以形成神经轴突外面包裹的绝缘层。在外周神经系统中,髓磷脂是由少突胶质细胞(支持细胞的一种特殊的类型)重复的折叠形成的。每个细胞的突起都会形成髓磷脂鞘的一部分。每个施万细胞之间或者少突胶质细胞之间的间隙是轴突形成的一个被称为朗飞节的结构。神经传导在有髓神经纤维上传导更快,因为神经传导会在朗飞节的部位跨越到下一个神经元细胞。因为这个原因,这种传导被称为飞跃式传导。

人体内最长的细胞是什么?

神经元是身体内最长的细胞。有的神经元可以达到 39 英寸(99 厘米)长。

人体内最长的神经是什么?

坐骨神经,从脊髓延伸到两条腿的后方,是人体内最长的神经。坐骨神经的直径大约有 0.78 英寸(1.98 厘米),与一根铅笔芯差不多粗。

人体内最重的组织是什么?

肌肉组织占据了人体大约 50%的重量,结缔组织占据了 45%的重量。其余 5%的

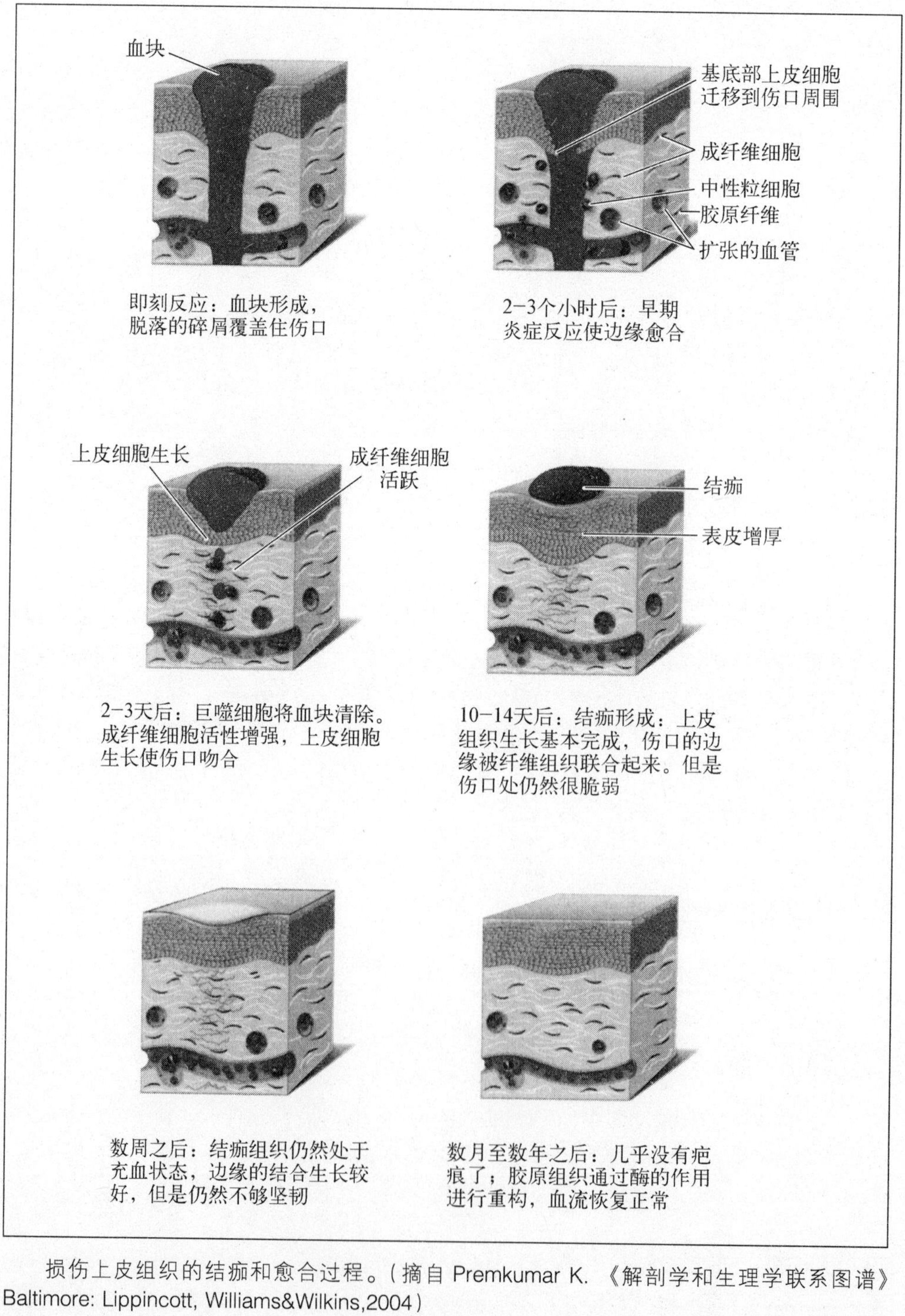

损伤上皮组织的结痂和愈合过程。（摘自 Premkumar K.《解剖学和生理学联系图谱》Baltimore: Lippincott, Williams&Wilkins,2004）

重量被分配于上皮组织和腺体(3%)以及神经组织(2%)中。各种组织结合在一起形成人体内的各种器官和系统。

损伤的组织可以被修补吗?

组织对损伤或其他伤害的反应可以分为两个步骤:1. 炎症反应;2. 再生,重新恢复内稳态。炎症也称炎症反应,是在受损伤部位产生红肿热痛的反应。受损伤的部位会被隔离开,受损的细胞和危险的微生物会被清除掉。在第二个阶段——再生中,受损组织会被替代,或者被修复,使其恢复正常的功能。再生是在炎症反应的清除过程还没有结束时就开始了。

脓是什么?

溶酶体可以释放酶,分解受损伤的细胞,并且对周围的组织有损伤。脓是脱落碎屑、液体、死亡和即将凋亡的细胞以及坏死组织的积聚物。脓肿是脓液在一个密闭的组织空间内的积聚。

结痂是如何形成的?

当伤口较深或较大时,大量的纤维结缔组织填塞住伤口的裂隙,结痂就形成了。当细胞损伤扩展时结痂也会形成,大量的纤维物质一直存在,不会被正常组织所替代。

细胞的膜结构

细胞的膜结构有哪几种不同的类型?

细胞膜结构是由上皮组织构成的薄层结构,通常与下方的结缔组织紧密相连。在机体内,膜结构可以覆盖、保护或者分隔其他的结构或者组织。膜结构有 4 种类型:1. 表皮膜结构;2. 浆液膜结构;3. 黏液膜结构;4. 滑液膜结构。

表皮膜结构是指皮肤。皮肤是由复层鳞状上皮(表皮)构成的,它紧紧地贴附于下方的致密结缔组织(真皮)之上。与其他的膜结构不同,因为它需要暴露在空气之中,所以表面很干燥。

浆液膜结构(浆膜)是由单层鳞状上皮(间皮)构成的,在下方支持浆液膜结构的是一层结缔组织(晕)。这种湿润的膜结构位于腹腔内密闭的内部分隔处。浆液膜结构可以分为三种类型:1. 胸膜,位于胸膜腔内,覆盖于肺的上方;2. 腹膜,位于腹膜腔内,覆盖于腹部脏器上方;3. 心包膜,位于心包腔内,覆盖于心脏上方。

黏液膜(黏膜)是由上皮组织(通常是复层鳞状上皮或者单层柱状上皮)构成,位于下方的疏松结缔组织之上,疏松结缔组织被称为固有层(来源于拉丁文,意思是"某物自身的一层")。黏膜位于身体的腔隙内,这些腔隙与外界相通,比如消化系统、呼吸系统、生殖系统和泌尿道。机体自身的分泌物可以保持黏膜的湿润。

滑液膜结构是由结缔组织构成的。这些膜结构包绕着关节腔,分泌滑液填充关节腔隙。滑液可以润滑骨骼末端,使骨骼可以更好地运动。

当腹腔内的液体积聚时会发生什么情况?

腹腔内异常的液体积聚往往是因为感染或者慢性刺激引起的。每种浆膜都会受到感染或者炎症的影响。胸膜炎是由胸膜腔的炎症引起的;心包炎是心包的炎症;腹膜炎是腹膜的炎症。

内 稳 态

什么是内稳态?

内稳态(来源于希腊语 homois,意思是"一样的"以及希腊语 stasis,意思是"保持不变")是指处在不断变化的外环境中的人体保持内部的平衡和稳定的一种状态。几乎人体内发生的一切反应,无论是肾脏对血液的滤过,将大量的水分和废物移除,还是肺与心脏、血管和血液共同工作,将氧气运送至全身各处并且将废物从体内排出,都是为了维持内稳态。

是谁定义了"内稳态"这个名词?

沃尔特·布莱德福特·加能(1871—1945)进一步加强了克劳德·伯纳特(1813—1878)提出的"内环境"的概念,首次使用"内稳态"这个名词来形容人体保持内环境相对稳定的能力。

维持内稳态的必要的三元素是什么?

内稳态的三元素是指感觉器、整合器和效应器。这 3 种元素相互作用维持内稳态的稳定。感觉器是一种可以检测到环境中信号刺激变化的细胞。大脑是整合信息、收集反应的中枢。肌肉和腺体是效应器,可以产生反应。

"负反馈"是如何作用于内稳态的维持的?

负反馈是一种细胞反应过程,它类似于空调机的原理:空调机设定在一定的温度上,当环境空气温度到达这个设定温度时,空调机就会停止做功。负反馈是内稳态过程的一部分,通过负反馈,细胞可以利用合成产物的方式为机体最迫切的需求保存能量。

利用负反馈的方式维持内稳态的最好例子是什么?

维持血糖水平的正常是负反馈维持内稳态最好的例子。当血糖水平下降时,机体会产生反应使其上升。如果血糖水平升高了,机体就会产生反应使其下降。每种反应都是一种负反馈形式,因为这些反应都是对起初的刺激产生相反的效应。

"正反馈"系统是什么?

正反馈系统是一种刺激系统,因为起初的刺激产生的反应会被加强而不会被减弱。刺激会不断迅速增强,直到整个过程停止。

在人体的系统内,正反馈的现象常见吗?

在人体内,正反馈的现象并不常见,因为它会打乱内稳态。比如,如果体内出现了对于血糖降低的正反馈,那么血糖水平就会持续降低,不会停下来,结果人的生命就会受到威胁。

在人体内,正反馈的控制环路的典型例子是什么?

孕妇分娩时,子宫会不断地收缩。正反馈的反应就会增加子宫的收缩频率。婴儿出生后,这种正反馈反应就会停止。

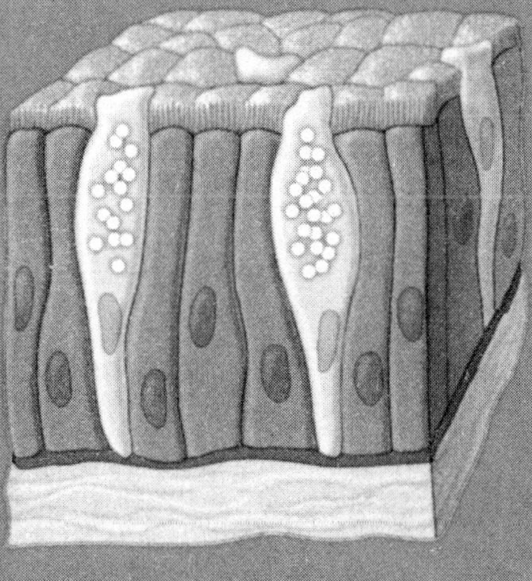

表皮系统

简　　介

表皮系统都包含哪些器官?

表皮系统(来源于拉丁文 integere,意思是“覆盖”)包括皮肤、毛发、腺体和指甲。表皮系统的主要功能是为机体提供保护屏障,可以使体内的脏器与外界不断变化的环境相隔离。

平均每个人的皮肤面积有多大?

平均每个人的皮肤面积大约是 20 平方英尺(1.9 平方米),大约重 5.6 磅(2.7 千克)。皮肤是人体内最大、最重的器官,占据了人体大约 4%的重量。

一年内有多少的皮肤会被更新?

平均每个人,无论男女,每小时会有大约 60 万单位的皮肤被更新,每年重约是 1.5 磅(680 克)。根据这个数字计算,70 岁的人,大约要更新 105 磅(47.6 千克)的皮肤,这相当于一个人体重的 2/3。

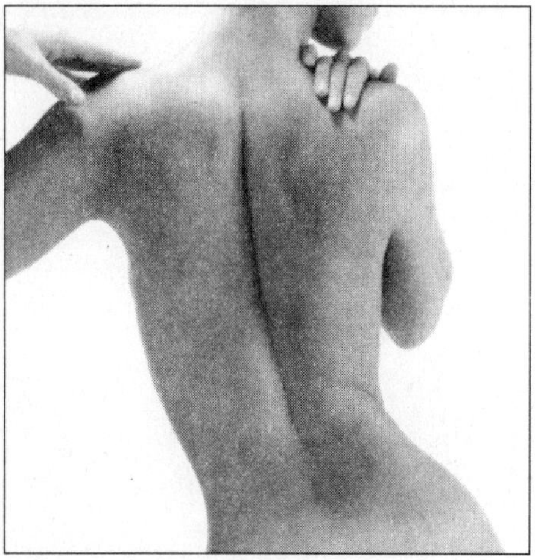

皮肤是人体最大的器官，大多数人的皮肤有大约 20 平方英尺。

平均每平方英寸(6.4 平方厘米)的皮肤内的结构是怎样的?

平均每平方英寸(6.4 平方厘米)的皮肤内含有 20 英尺(6.1 米)长的血管、77 英尺(23.5 米)长的神经，以及 1 000 多个神经末梢。除了血管和神经外，每平方英尺的皮肤内还有 645 个汗腺、65 个毛囊以及 97 个皮脂腺。

皮肤上有多少个细菌?

每平方英寸(6.4 平方厘米)的皮肤内含有大约 3 200 万个细菌。总体来说，平均每个机体表皮上含有超过 1 000 亿个细菌，而这些细菌大部分都是无害的。

皮 肤 结 构

皮肤可以分为哪些不同的层次?

皮肤是一种组织膜结构，是由上皮层和结缔组织层构成的。皮肤的上皮组织外层是表皮，结缔组织内层是真皮。真皮上的基底膜将这两层有机地分隔开。表皮和真皮都位于结缔组织支持层和脂肪细胞构成的皮下组织上。支持层具有弹性，可以使皮肤移动、伸屈，而脂肪细胞起到了缓冲的作用，可以抵抗外界的伤害和过多的热量损失。

疣是如何产生的?

疣是一种非癌性的肿物，是因为上皮细胞不受控制的生长造成的，通常是由于人类乳头瘤病毒引起的。疣可以通过切除基底细胞内的病毒进行治疗，也可以切除部分的皮肤、冷冻皮肤或者用化学物质杀死病毒的方法治疗。

在表皮中有哪些特化的细胞?

含量最大的特化细胞是角质细胞，它可以产生一种粗糙的、纤维样的、防水的蛋白质，被称为角质蛋白。角质化是一种生理过程，细胞可以形成角质纤维，变硬。在大部分的身体内，角质化过程都很少，但是手掌和脚掌外层通常会有一层很厚的、无生命的角化细胞。黑色素细胞也是一种特化细胞，在表皮内数量比角质细胞少，它可以产生黑色素。黑色素在颜色上可以从黄色到棕色甚至黑色，它可以决定人体皮肤的颜色。

皮肤中黑色素细胞的数目有多少?

平均每平方英寸(6.4 平方厘米)的皮肤内含有 6 万个黑色素细胞。

皮肤的颜色是由什么决定的?

皮肤的颜色是由 3 种因素决定的：1. 表皮内的黑色素的含量、种类(黄色、红棕色或者黑色)；2. 表皮和皮下组织内的胡萝卜素(黄色)的含量；3. 真皮内血细胞中与血红蛋白(红细胞色素)结合的氧气的量。皮肤颜色大部分是由遗传基因决定的。皮肤颜色的不同不是因为每个人含有的黑色素细胞的数目不同，而是因为黑色素细胞产生的黑色素量不同，以及色素颗粒的大小和分布不同。尽管深色皮肤的人比肤色浅的人黑色素细胞含量多，但是表皮中黑色素的分布水平高才是最终决定人们肤色的原因。

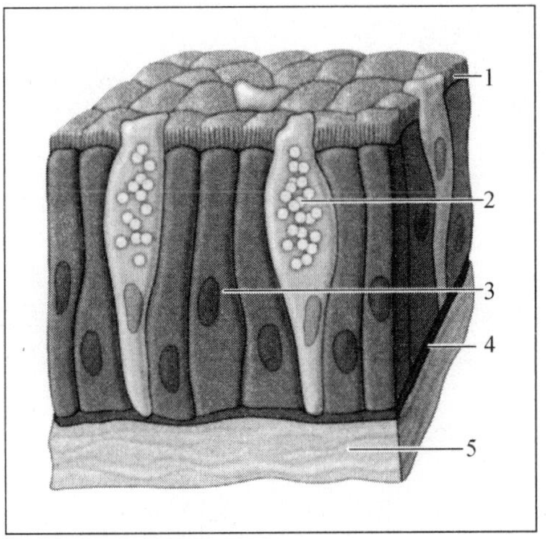

单层纤毛柱状上皮。1. 微绒毛；2. 杯状细胞；3. 吸收细胞；4. 基底膜；5. 结缔组织

血氧水平是如何影响皮肤颜色的?

当血液中的氧气是饱和的状态时，血色素就会使皮肤显现出浅粉色。当血液中缺少氧气时，血色素就会显现出深红色，使皮肤的颜色变成青色。

白化病是什么?

白化病是因为缺乏产生黑色素的能力而造成的一种遗传性疾病。患有白化病的人不仅皮肤中缺少色素，而且在毛发和眼睛内也缺少色素。

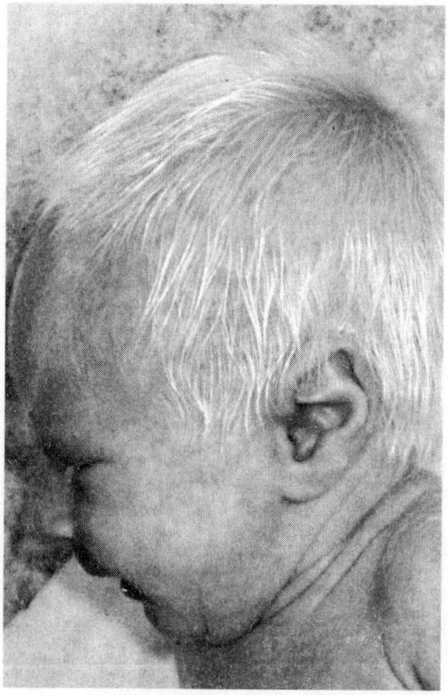

这个婴儿患有先天性白化病,皮肤色素缺乏。(插图摘自《Stedman's 医学辞典》第 27 版。Baltimore: Lippincott. Williams& Wilkins, 2000)

雀斑对人有危险吗?

雀斑是长在皮肤上的棕褐色的小点,是由于局部皮肤内黑色素增加造成的。雀斑的生长有一定的遗传倾向,父母长有雀斑的通常会遗传给孩子。雀斑通常长在脸上、胳膊上以及身体的其他暴露在阳光照射的部位。雀斑本身没有危险,但是易长雀斑的人患皮肤癌的几率会略高。

老年斑是什么?

老年斑(也被称为太阳斑、肝斑或者着色斑)是由于长时间暴露在阳光照射下造成的。老年斑是皮肤上扁平的、不规则的棕色斑点,通常位于 40 岁以上成人的手、颈部和面部。老年斑并没有什么危险性,不是癌性的。

表皮细胞的更新速度是多少?

表皮内不含血管,也就是说表皮没有血液供应。这就解释了为什么一个人可以每天都有很多皮肤碎屑脱落,但除非划破了皮肤否则不会出血。新生的表皮细胞是从表皮的最深处生长出来的,也就是生发层细胞,然后它们向上生长,最终成为最外层的一部分,会按照一定的时间脱落更新。平均每 25—30 天整个表皮就会更新一次。

真皮可以分为哪两个部分?

真皮是由致密结缔组织构成的,内含血管、神经和表皮附属物。真皮可以分为两个部分:乳头层和网状层。乳头层有突起,形成指纹。

指纹是何时形成的?

在妊娠 13 周的时候,胎儿就可以发育形成表皮外的突起,这些突起最终就会形成指纹。指纹越长越精细,在妊娠 21—24 周的时候,指纹就会生长成与成年时相同的样式。

双胞胎的指纹相同吗?

不相同。即使同卵双胞胎指纹也是不同的,尽管他们看起来很相似,但专家们还是可以区分出来。研究表明,即使在克隆个体中,指纹也是不同的。

是谁首先利用指纹来确定人们的身份的?

首先利用指纹来确定人们身份的要归功于弗朗西斯·加尔顿(1822—1911)。但是,爱德华·亨利爵士(1850—1931)进一步发展了弗朗西斯·加尔顿的这个想法,从而根据指纹的不同形式于1901年在英国建立了一个系统。亨利首先在苏格兰建立了指纹识别系统,将其命名为指纹识别部门。今天,FBI档案中的指纹数量已经高达2.52亿个,而1924年时只有81万个。

约翰·迪令格和罗斯科·皮兹是如何设法改变他们的指纹的?

约翰·迪令格(1903—1934)用酸烧毁了他的指纹,想通过移除手指上的突起来永久地改变他的指纹。他失败了,重新生长出来的指纹与原来的指纹一模一样。还有另外一个人利用更加疯狂的方法想改变他的指纹,这就是美国的一个罪犯,名叫罗斯科·皮兹,他做了一个整形手术,将手指第一指节处的皮肤移除,并将其胸部的皮肤移植到他的手上。但是调查者还是可以从其指纹和掌纹中区分出他是否是罪犯。

什么是皮肤纹理学?

皮肤纹理学是研究指纹的科学,可以识别出3种基本的指纹模式。这3种指纹模式分别是弓形、环形和斗形纹。弓形纹的突起部分由手指的一侧伸展到另一侧,中间是突起向上的曲线。环形纹中突起在一侧,在中央围成一个环,然后又回到起始的那一侧。斗形纹是一个圆圈的形式。皮肤纹理学在医学、人类学和犯罪学中有着广泛的应用。

指纹可以被永久改变或者消除吗?

一个人的指纹在一生中都始终是一样的,不会发生变化。小的切口或者磨损,或者一些皮肤疾病，比如湿疹或者牛皮癣，可以造成一时指纹的紊乱，但是随着伤口的愈合，指纹会恢复到原来的样式。皮肤上更严重的损伤如果伤及真皮，则会留下伤疤，这就会改变指纹的分布形式，但是检查损伤周围的皮肤可以发现，指纹还是一样的。

指纹是如何应用于计算机保险的?

近来随着科学技术的发展，人们利用视频扫描和固态读卡器等软件设备去分析指纹的样式，从而与计算机注册用户的指纹进行对比，使网络系统的用户合法化。价格低一些的设备错误认可率小于百万分之二十五，错误拒绝率少于3%。这项技术可以替代密码应用于计算机用户及个人账户的连接和自动柜员机，还可以应用于信用卡和网络交易。

皮肤的哪一层可以用来估量人体的脂肪?

就如同建造房屋要有地基，皮肤也需要皮下组织的支持。皮下组织是指真皮下的一层在脂肪细胞内的结缔组织层，它紧紧地附着在下方的肌肉和骨骼上。皮下组织是皮肤中可以用来估量人体脂肪含量的一层。皮肤和皮下组织都位于特定的部位，皮肤皱褶和皮下脂肪的厚度可以测量。皱褶厚度越厚，体内脂肪总量越多。

真皮中含量最多的细胞是什么?

真皮中含量最多的细胞是成纤维细胞，它可以产生各种纤维，包括坚实的胶原纤维和弹性纤维，维持皮肤的强韧和弹性。

体内含量最丰富的蛋白，即连接我们的皮肤的蛋白叫什么名字?

连接我们皮肤的蛋白叫做胶原蛋白。

真皮中还有什么其他的结构?

真皮中其他的一些结构包括：

毛发——发根位于真皮层内，发干位于皮肤表面。

油脂腺——也叫做皮脂腺，这些腺体可以分泌油性物质，湿润皮肤和毛发，并且可以使皮肤和毛发变软。

汗腺——汗腺可以辅助调节人体的体温。

血管——它们可以为表皮和真皮提供营养物质,并且将废物移除。

神经末梢——神经末梢可以提供有关外界环境的信息。

皮肤有多厚?

皮肤的厚度是有所变化的，机体的不同部位厚度不同。皮肤的平均厚度是 0.05 英寸(1.3 毫米)。身体的皮肤最薄的部位是眼睑,还不到 0.002 英寸厚(0.05 毫米)。而体内皮肤最厚的部位是背部上方(0.2 英寸即 5 毫米)。

厚的皮肤和薄的皮肤有什么区别?

定义皮肤的厚薄是根据表皮的厚度决定的。身体的大部分区域是被很薄的皮肤覆盖的,大约有 0.003 英寸(0.08 毫米)厚。其中含有毛囊、皮脂腺和立毛肌。厚的皮肤中的表皮大约是普通覆盖身体表面的皮肤厚度的 6 倍。厚的皮肤内不含毛发、平滑肌或者皮脂腺。手掌、指尖和脚心处薄层皮肤会被很多角化的角质层细胞所覆盖。

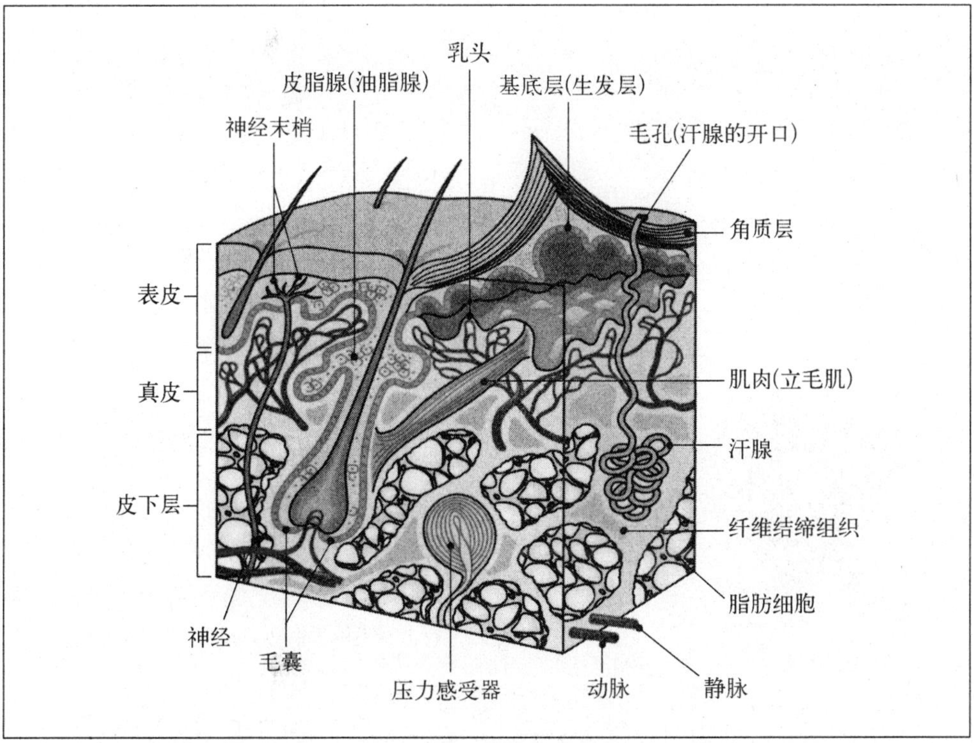

人体皮肤的基本层次和结构。(摘自 Cohen, B.J., Wood, D.L.《米勒氏健康与疾病状态中的人体》第九版。Philadelphia: Lippincott. Williams&Wilkins,2000)

皮肤上的水泡是如何形成的?

表皮和真皮通常通过基底膜相互紧密地连接在一起。但是,如果遇到烧伤或者磨伤,比如穿着不合脚的鞋子就会造成表皮和真皮相分离,引起水泡的形成。

结痂是如何形成的?

结痂是由伤口渗出的血块和干燥的组织液构成的。结痂可以在皮肤细胞快速分裂使伤口愈合的时候有效地抑制受伤处细菌进入皮肤。最终,结痂会脱落(通常在一周或两周内),新的上皮组织会覆盖住伤口。

烧伤时皮肤哪一层会受到损伤?

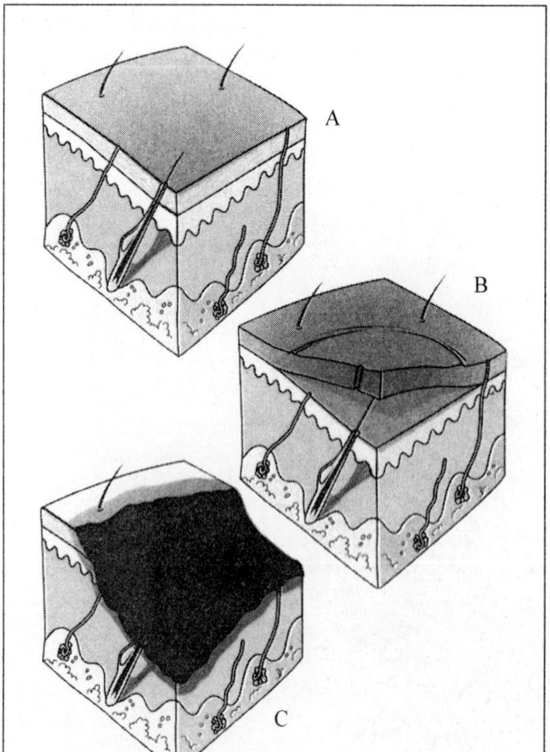

A 一度烧伤:皮肤表面呈现粉色或者红色;B 二度烧伤:皮肤出现水泡;C 三度烧伤:皮肤表面严重烧伤,甚至一部分被烧毁。

烧伤可以是放射性物质、化学物质或者电子物质产生的热量造成的。有两种因素决定烧伤的严重性:烧伤的深度和烧伤的面积。烧伤可以分为3度:

一度烧伤——皮肤发红,疼痛,但是不会出现水肿或者水泡,比如太阳晒伤,仅仅损伤到表皮。

二度烧伤——皮肤发红,疼痛,还会产生水泡。2度烧伤不仅伤及表皮还会损伤到真皮的上层。

三度烧伤——烧伤造成的疼痛非常严重,皮肤发白或者呈现坏死的景象。3度烧伤不仅仅伤及皮肤全层,还包括血管和神经末梢。3度烧伤后皮肤不会再生。皮肤受损会影响机体储存体液的能力。

表皮细胞癌和表皮黑色素瘤有什么区别?

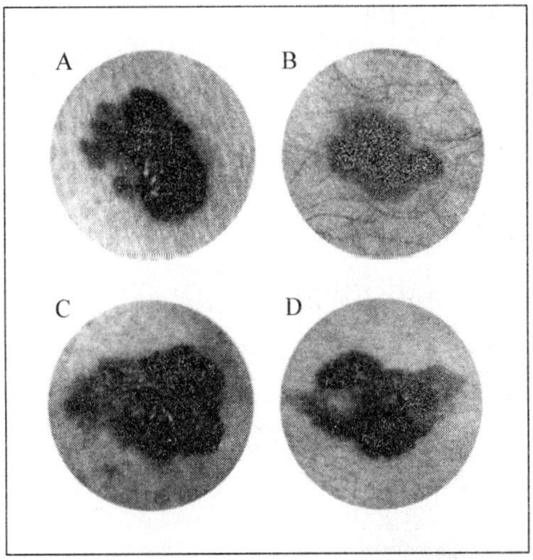

检查是否是黑色素瘤时，医生们通常会注意以下几点：A. 对称性；B. 边缘；C. 颜色；D. 直径。

表皮细胞癌（基底细胞和鳞状细胞）是皮肤癌中最常见的类型。它是起源于表皮深层内的非色素上皮细胞。皮肤癌常发生于肤色较浅的长时间暴露于日照下的人群。表皮细胞癌可以是不突起的，也可以是突出皮肤的，一般都较硬、较干燥，而且下方是红颜色的。这种类型的癌症生长速度缓慢，可以通过外科手术切除或者放射性治疗彻底治愈。

黑色素瘤是由黑色素细胞发展形成的，颜色从棕色到黑色或者从灰色到蓝色均有可能。恶性黑色素瘤的外周是不规则、不平滑的，通常是起伏不平的。与表皮细胞癌不同，黑色素瘤通常与日照无关。表皮黑色素瘤通常会起源于正常的皮肤或者皮肤上的痣。皮肤上的损伤部位会水平生长，但也会加厚，垂直的生长进入皮肤，侵入更深层的组织。如果黑色素瘤在它侵入深层组织之前就切除的话，它的生长也许会停止。一旦它垂直生长进入深层组织层时，就很难治愈了，而且生存率很低。

人皮肤上长痣的可能性有多大?

每个人都会长痣，它是皮肤上的色素斑。平均每个人皮肤上会有 10—40 颗痣。

在检查皮肤上是痣还是表皮黑色素瘤时的“ABCD”原则是什么?

ABCD 指的是：

A 是指对称性——斑点或痣的两侧生长不对称。

B 是指边缘不规则——斑点的边缘不光滑，有缺口。

C 是指颜色——色素斑生长的区域颜色不同，有的是黑色的，有的是棕色、蓝色或者红色的。

D 是指直径——斑点的直径超过 0.25 英寸(6.35 毫米)，或者比一支铅笔后面的橡皮直径大。

皮肤功能

皮肤的功能是什么?

皮肤有不同的重要功能。皮肤可以提供保护功能,使机体免受伤害(比如擦伤)以及脱水。因为外层皮肤细胞是没有生命的角化的细胞,所以皮肤是防水的,这样也可以防止液体(水分)的丧失。当人浸入水中时,皮肤的防水功能还可以防止水分进入机体。皮肤是细菌和病毒的屏障,对于身体温度的调节起到重要的作用。皮肤还是合成非活性维生素 D 的部位。另外,皮肤内还包括接受触觉、震动觉、疼痛和温度的受体。

皮肤细胞是如何合成维生素 D 的?

维生素 D 对于骨骼的生长和发育有着极其关键的作用。当紫外线(UV)照射在皮肤细胞内的脂质物质时,复合物就会形成维生素 D。位于赤道和低纬度地区的人们皮肤颜色较深,可以抵抗长期直接暴露于紫外线照射下的伤害。住在高纬度的人们,因为高纬度地区紫外线照射较弱,而且持续时间不长,所以皮肤颜色较浅,使得他们的维生素 D 合成最大。在冬天时,位于高纬度的人们体内的维生素 D 的合成通常会只局限于暴露于日照的皮肤处。

黑色素沉积的增加,常见于居住在低纬度地区的人们,产生的维生素 D 的量较少。在这些人群中,很容易患有维生素 D 缺乏,因为低纬度地区很多部落的传统服装都是覆盖于全身的,这使得皮肤不能暴露于紫外线照射下。大部分布料都是可以有效地吸收由紫外线β射线产生的辐射。

细胞是如何角化的?

皮肤的表皮层不断被更新。随着替代的细胞不断地接近表皮的表面,会产生角质蛋白(来源于希腊语 keras,意思是“角”),即一种坚韧的蛋白质。细胞转变为角质蛋白,这个过程使得细胞核和细胞器裂解,直到它们完全消失。当细胞核裂解时,细胞就不能行使新陈代谢的功能。当细胞到达皮肤的表层时,它们就会失去活性,成为主要由角质蛋白构成的细胞。

所有的复层鳞状上皮都会被角质化吗?

复层鳞状上皮的细胞核和细胞器在潮湿的环境中(比如口腔、食管、阴道和角膜内)

不会裂解,即使细胞到达表层也不会裂解。这种组织被称为未角质化的复层鳞状上皮。

在组织培养中上皮细胞以多快的速度生长?

一块 1.2 平方英寸(7.7 平方厘米)的表皮可以在 3—4 个星期内生长到以前的 5 000 倍,几乎可以完整地覆盖一个成人的表面。

皮肤在调节人体温度上是如何起作用的?

皮肤是参与维持机体核心温度的众多器官之一,机体的核心温度就是指靠近机体中央的温度。皮肤和内部器官中的温度感受器会监测核心温度,并将信号传递至大脑中下丘脑处的调控中心。

当核心温度下降至调定点以下时,下丘脑会产生以下的反应:

1. 发射出更多的神经冲动到皮肤内的血管,使血管收缩,这样可以限制皮肤的血流,减少热量的损失。

2. 刺激骨骼肌,引起肌肉的收缩(即引起寒战)产生热量。

当核心温度升高超过调定点时,下丘脑会产生以下的反应:

1. 传递更少的神经冲动到皮肤内的血管,使其扩张,增加流向皮肤的血流,增加热量的散失。

2. 激活汗腺,当汗液从皮肤表面蒸发时,可以带走身体的大量热量。

谁最先培养了表皮细胞?

1974年,哈佛大学医学院的哈佛·格林教授发现了在实验室培育上皮细胞的合适条件。表皮适合生长于实验室的玻璃容器内,因为它是由一种细胞构成的——即上皮细胞。

鸡皮疙瘩的作用是什么?

当产生鸡皮疙瘩时,皮肤就会产生小的皱褶,这是皮肤内肌肉纤维收缩的结果。这种肌肉的活动会产生更多的热量,增加人体的温度。

哪种皮肤细胞参与免疫系统的功能?

表皮中的角质细胞可以辅助免疫系统,它可以产生一种类似激素的物质,刺激某些白细胞(比如T淋巴细胞)的生长发育。T淋巴细胞可以抵御致病的细菌和病毒的侵犯。

指　甲

为什么把指甲归为表皮系统?

指甲是表皮的附属物,是位于手指和脚趾末端的保护性覆盖物。每个指甲都是由甲板覆盖在甲床的皮肤表面构成的。指甲底端白色的、很厚的、半月形的区域是指甲生长最旺盛的区域。指甲和毛发一样,是没有生命的角质化的细胞。

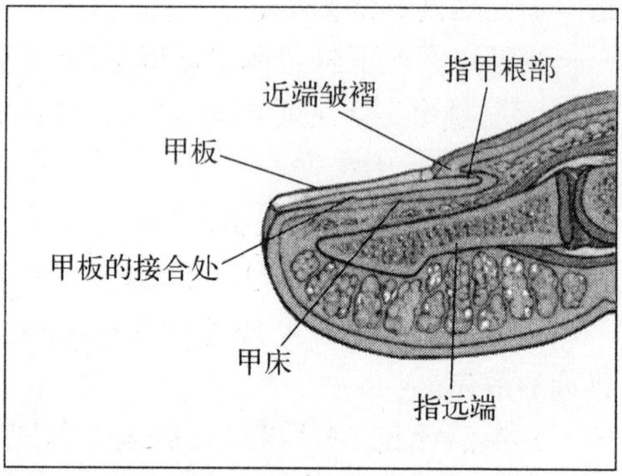

脚趾的解剖学结构。

手指甲以多快的生长速度生长?

健康的指甲生长速度大约是每月0.12英寸(3毫米)或者每年1.4英寸(3.5厘米)。大约需要3个月,整个手指甲才可以被全部更新。

所有的手指甲的生长速度都一样吗?

大拇指的指甲生长速度最慢,中指指甲的生长速度最快,因为手指越长,指甲的生长速度越快。

手指甲和脚指甲的生长速度一样吗?

手指甲的生长速度要比脚指甲的生长速度快一些。

手指甲和脚指甲的厚度一样吗?

不一样。脚指甲的厚度大约是手指甲厚度的两倍。

毛　　发

毛发的主要的类型是什么?

与表皮系统相关的毛发有 3 种主要的类型:

毫毛——身体上有很多毫毛覆盖。

终毛——厚重、颜色更深、有时会卷起的毛发,包括头上的头发、眼睫毛、眉毛和阴毛。

间毛——毛发的分布会发生改变,包括手臂和腿上的毛发。

人类的毛发与其他的灵长类动物的毛发相比有什么特点?

总体来说,人类和大猩猩有着相同数量的毛囊,但是毛发的类型不同。大猩猩的毛发都是终毛,而人类大部分是毫毛。

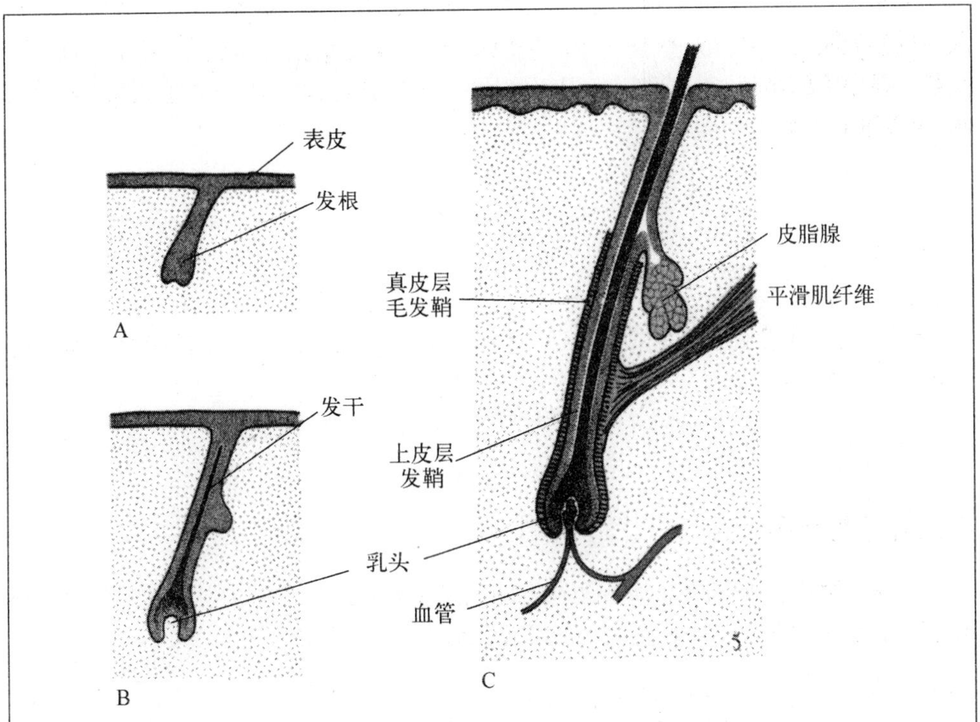

新生毛发的发育过程: A. 4 个月的胎儿;B. 6 个月的胎儿;C. 新生儿。(Sadler, T., Ph. D.《朗文氏医学胚胎学》第九版。)

人体有多少根毛发?

平均每个人有大约50亿根毛发。

平均每个人头上有多少根头发?

每个人头上头发的数量都不同。平均每个人头上大约有10万根头发(金发的人大约有14万根,深棕色头发的人大约有15.5万根,红头发的人大约只有8.5万根)。大部分人每天都会脱落50—100根头发。

一年里头发会长多长?

每根头发的生长速度大约是每年9英寸(23厘米)。

夏天或者冬天头发会长得快一些吗?

在夏天,人们的头发会比在冬天时生长速度快,大约是冬天时的10—15倍。这是因为气候温暖可以增加皮肤和头顶的血液循环,使毛发细胞得到更多的营养,刺激其生长。在寒冷的冬天,当血流用来温暖其他内部脏器时,人体表面的血液循环就会减慢,毛发细胞的生长就会变慢。

在人死后,头发和指甲还会继续生长吗?

不会的。在人死后的12—18个小时内,人体就开始发干。这使得手指尖部和面部的皮肤皱缩,因而造成了指甲和毛发生长的假象。

人体哪个部位的毛发生长速度最快?

胡须的生长速度要比身体其他地方的毛发生长速度快,大约是每年5.5英寸(14厘米),或者一生中可以生长到大约30英尺(9米)。

头发有没有生命呢?

头发是由发根部产生的角质化蛋白细胞形成的,是没有生命的。随着细胞向远离发根的方向生长，发干也角质化，失去了生命活性。发根包含于一个鞘内，被称为发囊。

头发的颜色是由什么决定的?

基因通过指挥表皮黑色素细胞分泌的色素的量和类型来决定头发的颜色。如果这些细胞产生的黑色素量很大，头发的颜色就会加深。如果产生的色素量中等，头发就是棕色的。如果不产生色素，头发就会变白。有色素和没有色素的细胞混合在一起，头发的颜色就是灰色。另一种色素（毛发铁色素）只在红色头发中才存在。

为什么头发会变灰?

头发中的色素和皮肤中的一样也被称为黑色素。头发中有两种类型的黑色素：真黑素，呈深棕色或者黑色；棕黑色素，呈红黄色。它们都是由一种位于发根囊内的和皮肤外层底部或表皮内的黑色素细胞分泌的。黑色素细胞将色素与角质化细胞结合，合成角质化蛋白——头发的主要成分。当角质化细胞最终死亡时，内部还保留有黑色素。这样，头发和皮肤内存留的色素就会位于这些死亡的角质化细胞内。灰色头发内仅仅是黑色素含量较少，白色头发内不含有黑色素。

但现在还不太清楚为什么头发的色素会丢失。在头发变灰的前段时间里，黑色素细胞仍然存在，但是没有活性。之后，黑色素细胞的数量就会减少。基因控制着黑色素的沉积缺失。在一些家族中，很多人的头发在20多岁的时候就会变灰。通常来讲，在高加索人中50%的人头发会在50岁左右时变灰。但是，变异还是普遍存在的。未成熟的灰头发是遗传的，但是还与吸烟和维生素缺乏有关。头发变灰的最初阶段（从出生到青春期）通常是与不同的综合征有关，其中包括阅读困难。

刮胡子等摩擦会使毛发变得粗糙吗?

不会。人体的毛发在没有刮断时是弯曲的，末端很软。刮断的毛发在断端会感觉很坚硬。

毛发的大小和形状是由什么因素决定的?

眼睫毛又短又硬，头发又长又有弹性。当发干的形状是卵圆形的时候，头发就会呈波浪状；如果发干是扁平的呈丝带状的，头发就会是卷曲的。如果发干是圆形的，头发就会是直的。人们出生时的毛囊数就是一定的，毛发是身体内生长最快的组织之一。头顶上的每个毛囊在人的一生中平均要生长约30英尺(9米)。

立毛肌是什么?

立毛肌是一种微小的、附着在毛囊上的平滑肌,在受到刺激时可以使毛发直立。

人体内生长毛发的区域受到什么物质的调控?

激素(尤其是雄激素)对于毛发的生长起着调控作用,比如成年人头顶、腋下、胸部和阴部的毛发。

脱发是指什么?

脱发是指头发脱落,有很多原因会造成脱发。男性的秃顶或者雄性激素引起的脱发是遗传现象。斑秃的特点是某些部位斑状毛发脱落。最常见的是在儿童和年轻人中,而且男女都可以出现这种情况。

斑秃遗传吗?

斑秃是一种受性别影响的遗传现象。性别影响基因在男女体内均可以表现出来,但是斑秃在男性中更容易出现。男性斑秃是男性中秃顶最常见的原因。在男性中基因呈显性表达,而在女性中基因呈阴性表达。1/5的男性在20岁之后开始快速脱发。另外1/5的人不会脱发。其他的人会在很长时间内头发慢慢脱落。脱发的水平与男性体内的睾丸酮含量有关。

饮食和脱发之间有必然的联系吗?

有科学迹象表明,健康的饮食也可以引起脱发。减肥可以造成脱发,主要可能是因为营养缺乏。体内维生素A、B和D含量的改变,还有锌、镁、蛋白质和脂肪酸含量的改变都可以引起脱发。脱发也可以由压力、手术、妊娠和年龄相关的激素量改变造成。

法医通过人的头发可获得一个人的哪些信息?

一小撮头发就可以确定人的年龄、性别、使用过的药品和镇静剂(在过去90天内服用的),同时,通过DNA检测和样品比较,可以检测出这是谁的头发。

附属腺体

表皮腺体的两种类型是什么?

两种表皮腺体都位于真皮中,是皮脂腺和汗腺。皮脂腺又称为油脂腺,位于除了手掌和脚心的其余皮肤各处。皮脂腺可以产生皮脂,它是一种油性物质和部分细胞成分的混合物,可以维持皮肤的柔软和湿润,防止毛发过于硬脆。另一种表皮腺体是汗腺,广泛分布于皮肤内,是调节机体热量的重要结构。

粟粒疹和黑头的区别是什么?

皮脂腺的导管通常开口于发囊,但是有时候会直接开口于皮肤表面。如果皮脂腺的导管被皮脂堵塞,就会在皮肤表面形成粟粒疹。如果积存的物质被氧化、变干,颜色就会加深,形成黑头。如果皮脂腺受到感染,就会造成皮肤上的丘疹,也就是常见的粉刺。

汗腺分为哪几种类型?

汗腺可以分为两种类型,外分泌腺和顶分泌腺。外分泌腺位于全身各处,数量相当多,主要是分泌汗液的。汗液是一种透明的分泌物,大部分由水组成,还含有某些无机盐,比如氯化钠、尿素和尿酸(代谢废物)以及维生素 C。顶分泌腺主要位于腋窝和生殖器部位,通常与毛囊相连。这些汗腺在人们激动、害怕或者痛苦时分泌会增加。

汗腺的长度有多长?

汗腺是位于真皮内的卷曲的小管,真皮是皮肤中间的一层。如果一个人的汗腺不是卷曲的,而是伸直的,那么汗腺就大约有50英寸(127厘米)长。总体上,汗腺的总长度是2 000英里(3 218千米)长。

人体内有多少个汗腺?

汗腺位于身体皮肤的各处。在腿上,每平方厘米的区域就有大约 90 个汗腺分布,在手掌和脚心处，每立方厘米就有400个腺体，在指尖处汗腺的数量更多。总体上，人体大约共有200多万个汗腺。

外分泌腺是如何发挥生理作用的？

外分泌腺是机体温度调节机制的重要和有效的组成部分。这些腺体与神经末梢相伴，当外界温度或者体温升高时就会刺激汗腺分泌汗液。当汗液由皮肤表面蒸发，由液体转变为气体时，汗液就会带走机体大部分的热量。

外分泌腺共有多少个？

平均每平方英寸（6.4平方厘米）的皮肤含有650个外分泌腺。

当天气很热时，从皮肤散失的汗液大约有多少？

当天气很热时，人体内大约有7.4夸脱（7升）水分以汗液的形式从皮肤表面蒸发。我们的身体每天都要散失至少1品脱（0.473升）的汗液，即使是在我们不怎么活动的时候也是一样的。

为什么出汗时会有气味？

汗液本身是无味、无菌的，但是细菌会与汗液相互作用产生特殊的气味。

表皮系统中有多少个乳腺开口？

乳腺是特化的汗腺，位于乳房内。每个乳房含有15—25个乳腺小叶，之后继续分化为更小的小叶。每个小叶内含有腺泡，在腺泡中分泌乳汁，并且进入导管，通向乳头。乳汁只会在生育之后才产生。

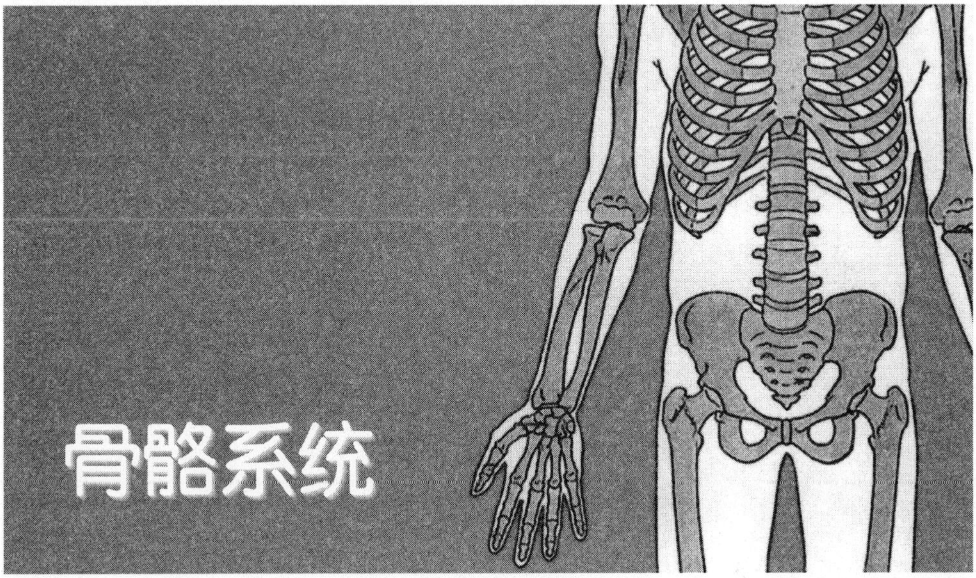

骨骼系统

简　介

谁首先开始研究骨骼的内部结构的?

英国科学家克莱布顿·哈弗斯(1650—1702)首先利用显微镜研究骨骼的内部结构。哈弗斯的研究和观察包括发现了手臂和腿的长骨骨干内并行的通道。这些通道使得血管得以在骨密质内部穿行，这些发现被命名为哈弗氏管。他还详细描述了关节软骨和关节滑液。另外,他还提出,围绕着骨骼的骨膜,对于骨内的生理反应十分敏感。这个发现直到250年后才得以确定。

骨骼系统的功能是什么?

骨骼系统既有结构上的功能又有生理上的功能。结构上的功能包括支持、保护和运动。骨骼系统可以形成刚性的骨架结构支持身体。骨骼还可以保护内部器官,比如大脑、心脏、肺和盆腔内的器官。肌肉附着在骨骼上,在关节部位起到了杠杆的作用,可以使关节能够运动。骨骼系统的生理学功能包括产生血细胞以及提供、储存多种重要的矿物质。

人类骨骼是怎样划分的?

人类骨骼可以分为两个部分：中轴骨和附属骨。中轴骨包括身体正中的骨骼。附属骨包括上下肢骨骼。

人体内多少的钙储存在骨骼里?

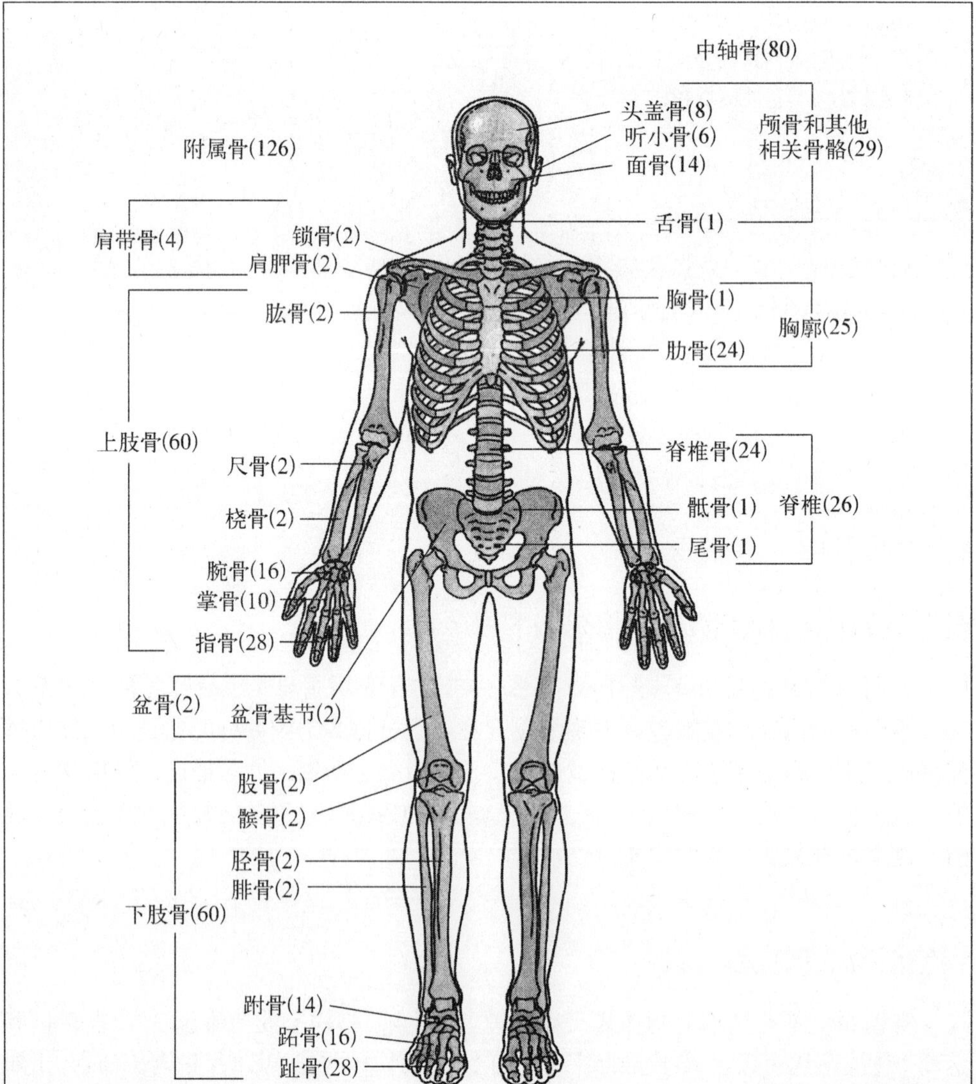

人类骨骼可以分为两个部分：中轴骨和附属骨。中轴骨包括身体正中的骨骼。附属骨包括上下肢骨骼。

人体内大约 99%的钙都储存在骨骼里。

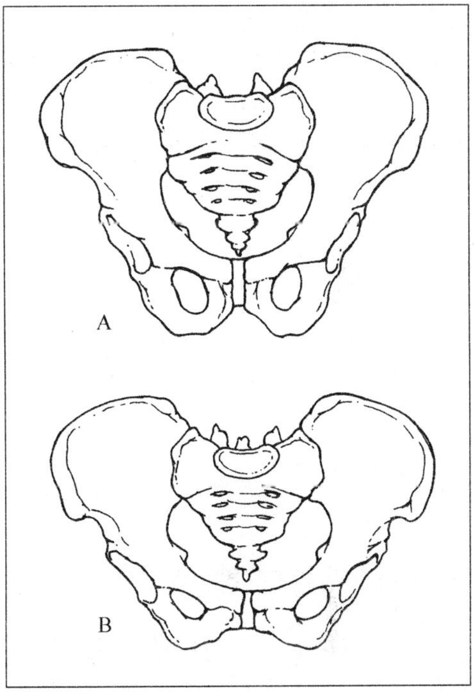

男性(A)和女性(B)的骨盆可以通过外形很容易区分出来。

为什么钙对于人体很重要?

骨骼是由钙组成的。钙在酶的活性、支持细胞膜、肌肉收缩、神经系统功能和凝血中起重要的作用。如果日常饮食中不能提供充足的钙,那么就会由骨骼来释放钙,如果机体内钙过多,则会储存在骨骼中。

骨骼有多坚硬?

骨骼是自然界中最坚硬的物质之一。每立方英尺的骨骼可以支撑起至少 1.9 万磅(8 626 千克)的重量,大约是 5 辆标准装载卡车的重量。这大概是水泥能承受重量的 4 倍。骨骼承受的重量与铝和钢承受的重量一样。但是,骨骼实际上比钢和加固的水泥更坚硬,因为相同大小的钢要比骨骼重 4—5 倍。

男性和女性的骨骼有什么区别?

男性和女性的骨骼有一些区别。男性的骨骼通常比女性的要大、要重。女性的颅骨通常线条更优美、更光滑。女性胸廓通常要更宽更短,手腕要更细。男性和女性的骨盆有着很大的区别,这与怀孕、生育有关。女性的骨盆比男性的骨盆更宽、更浅,骨盆的开口要更大、更宽,内部的开口呈圆形。男性耻骨之间的角度更锐利,使得男性的骨盆呈圆形、狭窄,几乎是一个心形。

骨骼基础知识

人体内有多少块骨头?

婴儿出生时有大约 300—350 块骨头,但是在出生后至成熟期之间,很多骨头都融合了，这样使得成人只有206块骨头。由于使用的计数方法不同，骨骼的数目也就不同，因为有些结构既可以被当作是多块骨头组成的，也可以被当作是由多个部分构成的一块单一的骨头。

骨骼的位置	数　量	骨骼的位置	数　量
颅　骨	22	肩带骨	4
听小骨（成对）	6	上肢（成对）	60
脊椎骨	26	盆　骨	2
胸　骨	1	下肢（成对）	58
肋　骨	24	总　计	206
喉　部	1		

骨骼的主要类型是什么?

骨骼可以分为4种主要类型：长骨、短骨、扁骨和不规则骨。每种骨骼的名字都反映了骨骼的形状。另外，骨骼的形态反映了骨骼的结构功能。不属于这4种类型的骨骼包括籽骨和副骨。

长骨的特点是什么?

长骨的长度比其宽度要大。长骨就像是杠杆一样，可以通过肌肉收缩被拉动。杠杆原理使其可以带动身体运动。长骨的典型例子是股骨（大腿骨）和肱骨（上肢骨）。某些长骨（比如手指和脚趾内的一些骨头）相对较短，但是它们的总长度仍然要比宽度大。

身体内最长的骨是什么?

股骨（即大腿骨）是身体内最长的骨。股骨平均有1.5英尺（45.72厘米）长。记载的最长的股骨达到了2.49英尺（75.95厘米）长。它来自于一名身高8英尺（2.45米）的德国人，这位巨人于1902年在比利时逝世。

短骨与长骨在长度上相比较有什么区别?

名词中的“长”、“短”并非指的是骨头的长度。短骨的长度、宽度和厚度在三维空间上几乎是一样的，但是短骨的形状不规则。短骨基本上都覆盖于关节表面,使得一块骨头相对于另一块运动。身体内的短骨只有手腕处的腕骨和脚腕处的跗骨。

身体中最小的骨是什么?

位于中耳内的镫骨是身体内最小的骨。它只有大约 0.000 4 盎司(0.011 克)重。

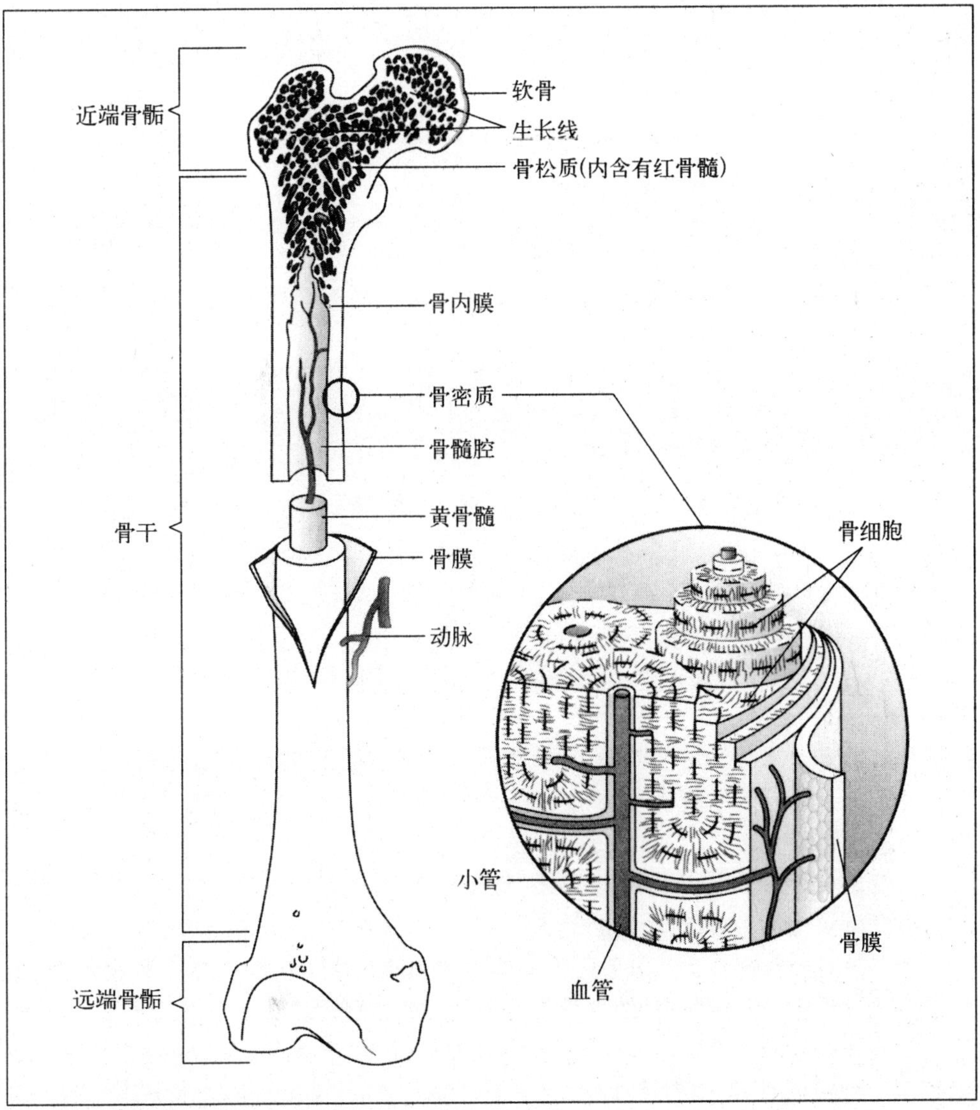

人体骨骼的解剖结构。

扁骨真的很扁平吗?

扁骨一般很薄,或者是卷曲的而不是扁平的。扁骨的典型例子是形成头盖骨的骨骼、胸骨、肋骨和肩胛骨。大多数扁骨的弯曲结构可以保护内部器官。而肩胛骨是一个例外,它是肩带的组成部分。

不规则骨的特点是什么?

不规则骨的形状复杂、不规则,不能划分入其他的骨骼类型内。很多不规则骨都很短、很扁、不光滑或者有突起,有从其他的骨骼突出的部分深入其中。不规则骨的典型例子是脊椎骨、面部和头颅的很多骨头以及髋骨。

籽骨的独有特点是什么?

与芝麻籽的形状类似,籽骨位于韧带内部沿着长骨生长。它们通常位于膝盖骨内(髌骨也属于籽骨)、手掌和脚掌内。籽骨位于身体内的26个不同的部位,但是每个人体内的籽骨数都不同。

典型的长骨的结构是怎样的?

长骨的主要结构包括:骨骺、骨骺板、干骺端、骨干、骨髓腔、关节软骨和骨膜。

骨骺——来源于希腊语,意思是“生长依赖处”,这种松散的骨组织呈圆形,位于长骨的近端和远端。

骨骺板——它是一层透明软骨层,位于骨骺和干骺端之间。这个部位是人出生后骨骼继续生长的部位,所以也常被称为骨骺生长板。

干骺端——来源于希腊语meta,意思是“之间”。这个部位位于骨骺和骨干之间。

骨干——来源于希腊语,意思是“在……之间生长”。骨干是骨骼中长的、圆柱形的、中空的部分。

骨髓腔——来源于拉丁语,意思是“骨髓”。骨髓腔是位于骨干内的腔隙,在成人中含有脂肪黄骨髓(大部分是脂肪)。

关节软骨——覆盖于骨关节部位骨骺表面的薄层透明软骨。它可以辅助减少关节之间相互运动引起的摩擦,使得骨头可以更好的相互滑动。

骨膜——来源于希腊语peri,意思是“……周围”及希腊语osteon,意思是“骨骼”。骨膜是一种白色的、粗糙的纤维膜,覆盖于骨骼的表面,无论骨骼表面是不是有关节软骨覆盖。骨膜内含有神经、淋巴管和血管,为骨骼提供营养物质。

骨骼系统中血细胞是在哪里生成的?

造血(来源于希腊语 hemato,意思是“血”及希腊语 poiein,意思是“产生”)或称为红细胞生成,在成年人体内的红骨髓内。成年人的红骨髓,位于股骨和肱骨的极端骨骺、某些短骨以及脊椎骨、胸骨、肋骨、盆骨和颅骨内,它是所有红细胞、血小板和某些白细胞产生的部位。

什么是特化的骨骼细胞?

骨骼中的 4 种特化的细胞是:骨原细胞、成骨细胞、骨细胞和破骨细胞。

骨原细胞——来源于希腊语 osteo,意思是“骨骼”及希腊语 genes,意思是“生长”。骨原细胞可以演变成成骨细胞或者破骨细胞。

成骨细胞——来源于希腊语 osteo 和 blastos,意思是“出芽或者生长”。成骨细胞可以形成骨骼。成骨细胞分泌构成骨组织的胶原和其他有机化合物。随着基质包绕成骨细胞,这些细胞被它们的分泌物包裹,之后就演变成了骨细胞。

骨细胞——来源于希腊语 osteo 和 cyte,意思是“细胞”。骨细胞是成熟骨组织中的主要组成细胞。

破骨细胞——来源于希腊语 osteo 和 klastes,意思是“分解”。破骨细胞是多核的、巨大的细胞,通常位于骨骼被吸收的部位。

骨密质和骨松质的区别是什么?

骨组织可以根据骨组织内空隙的大小和分布被分为骨密质和骨松质。骨密质是一种坚硬的、致密的组织,内部几乎没有空隙。骨密质可以起到保护和支持作用。大部分长骨是由骨密质构成的。相反,骨松质内含有很多空隙。骨松质是由细小如针样的不规则的框架结构构成的,这些不规则的框架结构被称为骨小梁(来源于拉丁文 trabs,意思是“大梁”)。大部分扁骨、短骨和不规则骨是由骨松质构成的。

骨骼是如何生长的?

骨骼通过成骨过程形成和发育。有两种成骨过程:膜内成骨和软骨内成骨。膜内成骨是直接在纤维结缔组织内形成骨。膜内成骨的典型例子是颅骨、下颌骨和锁骨的形成。

软骨内成骨,来源于希腊语 endo,意思是“在……之内”及希腊语 khondros,意思是“软骨”,是指由软骨转变成骨的过程。骨骺板内的软骨细胞不断生长,进入干骺端,然后被重吸收,由骨组织所替代。软骨内成骨的典型例子是长骨的形成,比如股骨和

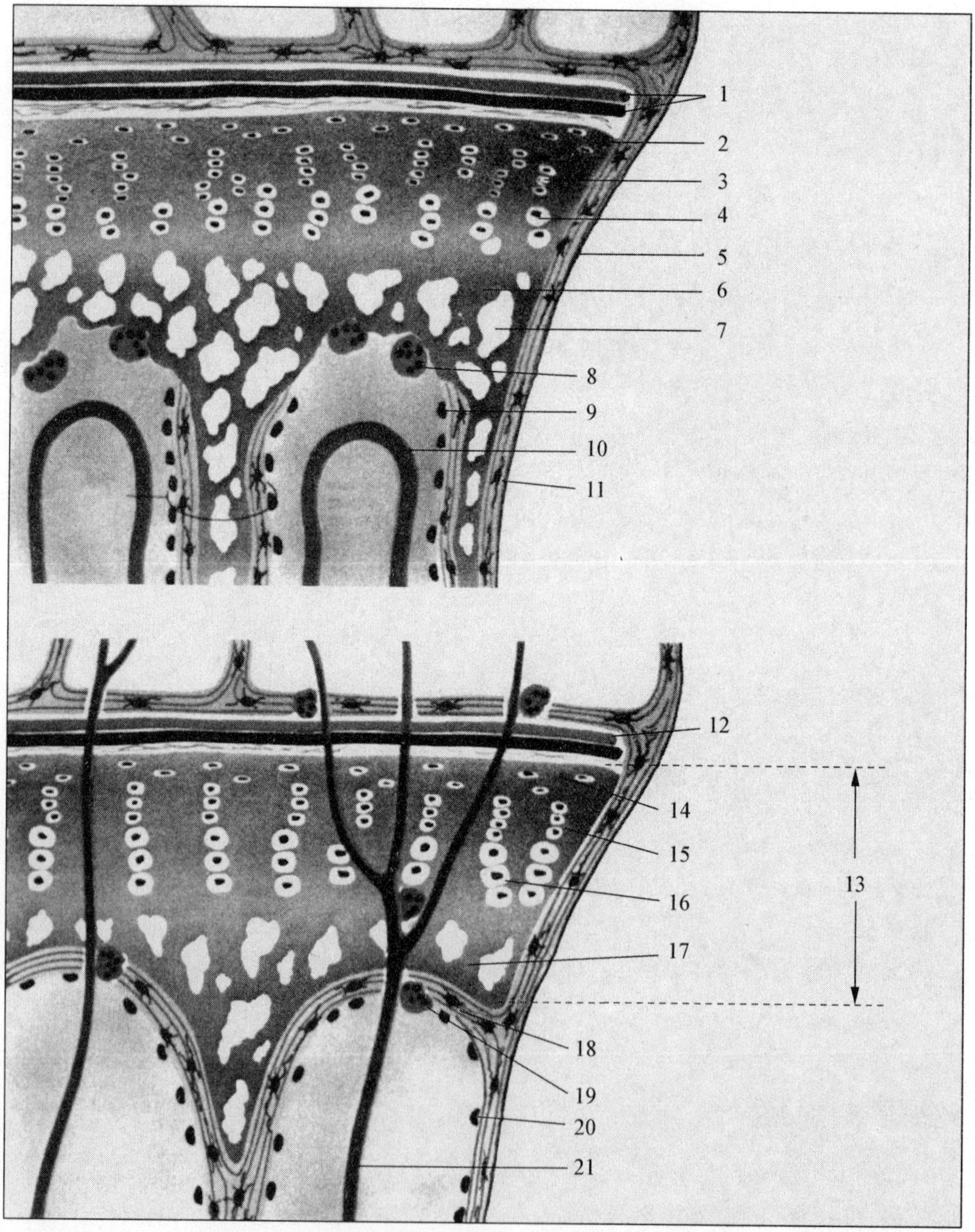

软骨内成骨是使软骨形成坚硬的骨骼的过程。1. 骨骺端的动脉和静脉；2. 储藏的软骨；3. 增生的软骨；4. 肥大的软骨；5. 骨膜；6. 钙化的软骨；7. 中空的软骨细胞间隙；8. 破骨细胞；9. 成骨细胞；10. 血管环；11. 骨细胞；12. 为骨骺板提供营养的营养动脉；13. 生长板；14. 储存的软骨区；15. 增殖软骨区；16. 肥大软骨区；17. 钙化软骨区；18. 骨愈合板的横断物；19. 破骨细胞；20. 成骨细胞；21. 穿过生长板的干骺端动脉。

肱骨的形成。

平均多少岁时骨骼的生长完全成熟了?

不同骨的干骺板的骨化时间和骨骼融合的时间有所不同。下表列出了不同的骨平均的骨化时间。

骨的名称	融合的时间(岁)	骨的名称	融合的时间(岁)
肩胛骨	18—20	脊椎骨	25
锁　骨	23—31	骶　骨	23—25
上肢骨	17—20	胸骨体	23
髋　骨	18—23	胸骨柄和剑突	30岁之后
下肢骨	18—22		

医生是如何确定一个人已经长到了成人的高度?

骨骼的X射线,比如手腕,可以显示出骨骺上的软骨层是否还存在。如果存在,那么这个人还可以继续长高。如果骨骺上的软骨已经转化成了骨,只存在着骨骺线,就说明这个部位的骨骼已经融合在一起了,那么这个人以后就不能再长高了。大部分的人都会在17—21岁之间长到成人的高度。

一旦骨骼的长度停止生长了,骨骼的直径还会发生变化吗?

骨膜内的成骨细胞会增加骨骼外层上的骨组织。同时,骨髓腔内的骨会被破骨细胞所吞噬。新生细胞的增加和衰老细胞的减少结合在一起会使骨变宽,但不会增加骨的厚度。当骨骼需要承受的力量增加时,骨骼会产生生理反应而增粗。

重构是什么?

重构是用新的骨组织代替衰老的骨组织的过程。为了维持内稳态,骨骼必须不断地更新替换,这个过程是通过重吸收衰老的骨骼并且刺激产生新的骨骼细胞来完成的。骨骼内每年大约5%—10%会经历重构的过程。这样,相当于每7年,人体内的所有骨骼都会通过重构全部更新。

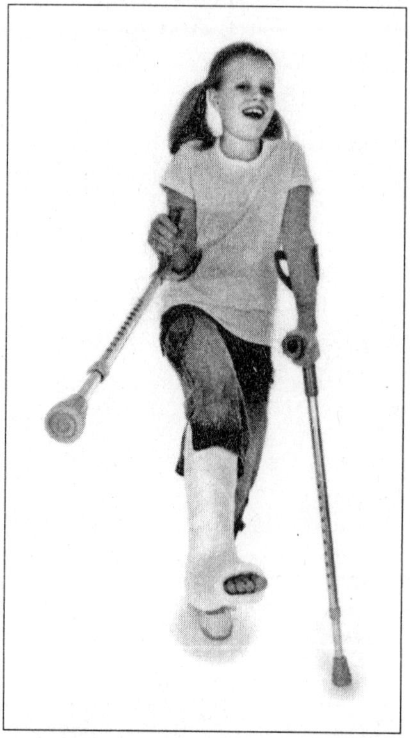

固定使腿活动减少，是促进受伤骨骼愈合的重要措施。

锻炼是如何影响骨组织的?

骨骼要不断地适应压力和冲击。当肌肉进行更有力量的锻炼时，相应的骨骼也需要通过刺激成骨细胞而变得更加强健。日常锻炼（尤其是力量型锻炼）可以维持正常的骨骼结构。不能承受正常压力的骨骼，比如打了石膏的受伤的腿，会很快地萎缩。有统计表明，不受力的骨，在几周之后就会损失以前的1/3。如果迅速恢复常规的、正常的力量性训练，骨骼的适应性会使它们迅速重建自身。

骨质疏松有多严重?

骨质疏松是一种因为骨组织减少而造成的状态。这是因为骨骼的重吸收速度比骨骼沉积的速度要快。骨骼会变得很脆，很疏松，而且容易断裂。骨质疏松常见于老年人，所以老年人更容易骨折，而且主要是因为日常生活中的机械压力造成的，而不是因为事故或者其他创伤造成的。通常骨质疏松在女性中更常见，因为女性的骨骼比男性的骨骼更细。另外，雄激素可以维持骨质的含量，所以女性停经后，体内雄激素的减少会更加容易引起骨质疏松。

骨质疏松和骨质软化的区别是什么?

骨质软化中骨骼会变脆变软，因为损失了大量的钙和磷，但骨基质的含量不会发生改变。骨质疏松时骨基质会减少，骨骼内会产生很多的小孔。

中 轴 骨

中轴骨是由多少块骨头构成的?

成人中轴骨是由80块骨头构成，包括颅骨、听小骨、舌骨、脊椎骨和构成胸廓的骨骼（胸骨和肋骨）。

结构	骨骼数目	结构	骨骼数目
颅骨	22	脊椎骨	26
听小骨	6	构成胸廓的骨骼	25
舌骨	1	总计	80

哪块骨头是不与其他骨头相连接的？

舌骨是身体内唯一不和其他骨头相连接的骨。舌骨位于咽部的上方，舌骨支持着舌头，而且为颈部和喉部的肌肉提供附着处，共同完成说话和吞咽动作。当颈部发生缩窄时要仔细检查舌骨，因为这种创伤会造成舌骨的骨折。

颅骨是由哪两组骨骼构成的？

颅骨是由两组骨骼构成的：脑颅骨和面颅骨。颅腔包绕保护着大脑，它是由 8 块骨头构成的。一共有 14 块面颅骨构成面部的框架结构。面颅骨还可以支持保护消化系统和呼吸系统的入口。

犁骨位于哪个部位？

犁骨(来源于拉丁语，意思是“耕犁”)是鼻中隔的一部分，将鼻腔分为左右两部分。鼻中隔偏移，通常是因为鼻中隔内有小的弯曲造成的，可以造成慢性鼻窦炎，堵塞小的鼻腔。鼻中隔偏移通常可以通过手术方法矫正。

面部和头部的所有骨骼都可以活动吗？

尽管舌骨和听小骨可以运动，但是唯一可以自主运动并且运动幅度最大的骨是下颌骨。下颌骨是一块 U 形的骨，构成人体的下颌，它可以向上、向下、向后、向前运动，还可以向两侧运动。

鼻旁窦的作用是什么？

颅骨内有 4 对鼻旁窦，位于鼻腔附近。它们内部由黏膜覆盖。鼻旁窦的一个重要的功能是形成了回声的小室，从而产生独特的声音。因为鼻旁窦内充满了空气，所以它们可以减轻颅骨的重量。

婴儿头颅上的囟门需要多长时间才能消失？

婴儿头颅上的囟门是因为骨骼骨化不完全造成的。颅骨在出生时是通过纤维性的、柔软的结缔组织连接在一起的。这些具有弹性的连接使得颅骨在婴儿分娩通过产道时可以移动重叠。囟门在婴儿出生后两个月左右闭合。最大的囟门是额部的囟门，位于颅骨的最顶端，直到18—24个月时才会闭合。

脊柱的功能是什么？

脊柱也被称为脊梁骨，包绕保护着内部的脊髓，支持着头部，而且是肋骨和背部肌肉的附着处。脊柱还可以支持着身体的重量，使身体可以运动，辅助身体保持直立的姿势。

脊柱的长度是多少？

脊柱的平均长度在男性中是 28 英寸（70 厘米），在女性中是 24 英寸（60 厘米）。

脊柱的 26 块骨头是如何分布的？

脊柱可以分为 5 个部分：颈部、胸部、腰部、骶部和尾部。

部　分	骨 骼 数 目	位　置
颈部	7	颈部
胸部	12	胸部
腰部	5	背部小部分
骶部	成人体内只有 1 块融合的骨头，在刚出生的婴儿体内有 5 块独立的骨头	位于腰部下方
尾部	成人体内有一块融合的骨骼，在刚出生的婴儿体内有 3—5 块独立的骨骼	位于骶骨下方

每个脊椎骨的基本结构是什么？

每个脊椎骨（来源于拉丁文 vertere，意思是“旋转的某物”）都是由一个椎体、一个椎弓和多个关节突构成的。椎体是一块很厚的、盘状的结构，构成脊椎骨的前部，承受体重。椎弓由椎体向后延伸。每个椎弓的侧壁被称为椎弓根（来源于拉丁文pedicle，意思是"小足"），椎弓的顶部被称为椎弓板（来源于拉丁文laminae，意思是"平板"）。脊髓位于椎体和椎弓之间的腔隙内。从椎体上伸出了7个椎突（骨性突起）。有些突起是为肌肉提供附着部位的。其他的4个突起与上下的其他椎体形成了关节。椎间盘将两个椎体之间有机分隔开。

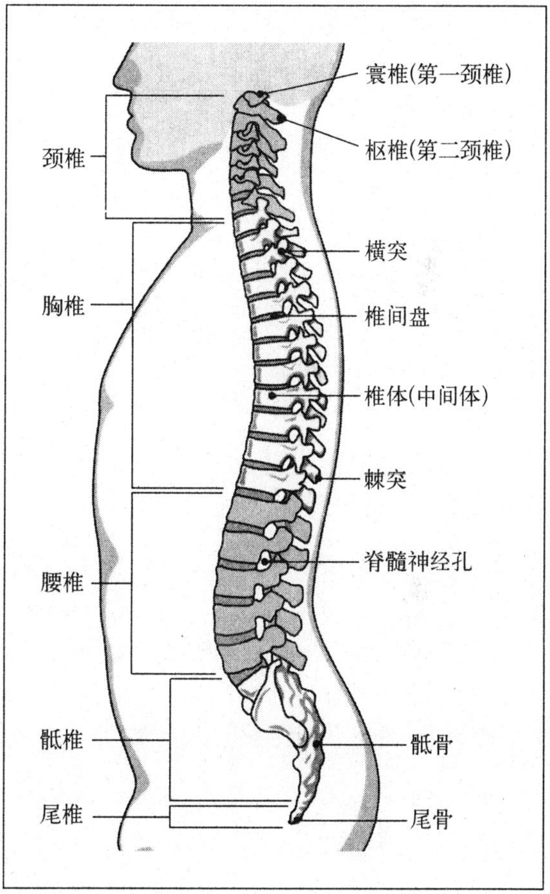

脊柱的解剖结构。

造成椎间盘突出的原因有哪些?

椎间盘突出（来源于拉丁语hernia，意思是"膨出"或者"突出"）是指椎间盘内部的软组织突出外部破损的纤维环，挤压脊神经。突出的椎间盘可以由于外伤或者椎间关节退行性病变造成。尽管椎间盘突出可以发生在脊柱的任何部位，但是最主要是发生于腰部或者骶部。

哪两块脊椎可以控制人体头部的运动?

第一颈椎和第二颈椎即C1和C2可以控制人体头部的运动。第一颈椎C1也叫寰椎，与颅骨下方的枕骨相连，可以使人做出点头的动作。第二颈椎C2也被称为枢椎，形成了一个关节点，使得头部可以向两侧旋转。

由出生到长大成人，人体的脊柱形状有何改变?

新生儿的脊柱从头到脚是一个连续的突起的曲线。大约长到3个月时，随着婴儿学会抬头，在颈部会形成凹陷的曲线。当半岁之后婴儿学会站立的时候，腰部也会形成凹陷的曲线。胸部和骶部的曲线一生都不会发生改变。它们被称为原始曲线,因为无论是在胎儿体内还是在成人体内,它们都是一样的。

为什么第一颈椎C1被称为寰椎?

第一颈椎被称为寰椎是在希腊神阿特拉斯之后,阿特拉斯被诅咒必须双肩扛起天地。第一颈椎是一个戒指样的结构,中央有一个很大的开口,它可以支持头部。

脊柱最常见的弯曲异常是什么?

脊柱侧弯(来源于希腊语 scolio,意思是"弯曲")是最常见的脊柱弯曲异常,常发生于胸部或腰部或同时位于这两个部位(胸腰部)。患有脊柱侧弯的患者脊柱是向一侧偏的。胸部的曲线通常是向右侧弯,腰部的曲线通常是向左弯。在大多数脊柱侧弯的患者中,病因都不明确。治疗脊柱侧弯的方法包括观察、支持和手术,这需要依照患者的年龄、患者进一步生长的可能性、脊柱弯曲的程度以及脊柱侧弯的类型决定。

龟背是如何造成的?

龟背(来源于希腊语 kypho,意思是"驼背")是因为脊柱胸部的弯曲过大造成的。在青年人中,驼背通常是由于生长过程中感染或者其他的脊柱骨骺疾病造成的。在成年人中,驼背通常是由于椎间盘退行性病变造成的,椎间盘退行性病变可以造成脊椎塌陷。姿势不正确也会导致驼背。

脊柱前突是由于脊柱中哪一个弯曲发生异常造成的?

脊柱前突(来源于希腊语 lord,意思是"向后弯曲")通常也被称为背部过分塌陷。这种疾病主要是因为脊柱腰部的弯曲过于向前。造成脊柱前突的原因包括姿势不正确、佝偻病、脊柱结核以及肥胖。在妊娠后期的妇女较常见。

胸廓是什么?

胸廓(来源于一个希腊语名词 thorax,意思是"护胸甲")位于胸部。由胸骨、12 个肋软骨、12 对肋骨以及 12 个胸椎构成。

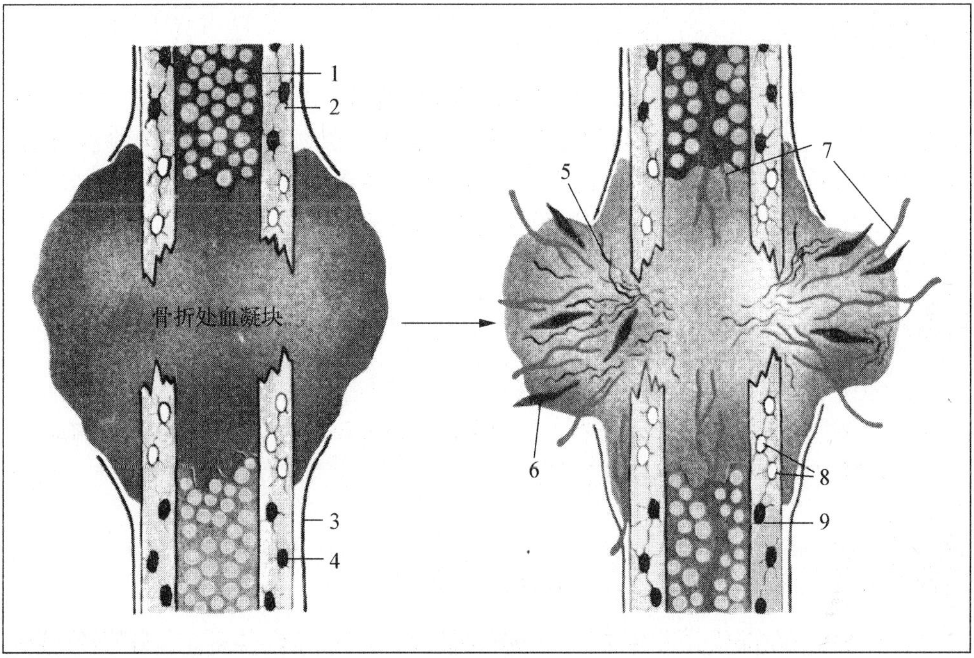

成纤维细胞和胶原共同在体内作用修复骨骼破损处。1. 骨髓;2. 骨皮质;3. 骨膜;4. 骨细胞;5. 胶原;6. 成纤维细胞;7. 心血管分布,血凝块形成;8. 坏死皮质(空腔);9. 存活皮质。

胸廓的功能是什么?

胸廓包绕并保护着心脏、肺以及腹部脏器。同时胸廓还为肩带和上肢骨骼提供支撑部位。

胸骨是由哪几部分构成的?

胸骨是一块扁平、狭窄的位于胸壁前部正中的骨骼。它是由 3 部分构成的:胸骨柄、胸骨体和剑突。胸骨柄是指胸骨上部的部分,它与锁骨和第一、第二肋骨相连。胸骨体是胸骨中最大的组成部分,它与第三至第十对肋骨相连。剑突是胸骨中最小的、最细的、最下方的结构,尽管它不与任何肋骨和胸廓相连,但是有很多韧带和肌肉附着在剑突上。

每个人有多少对肋骨?

大部分人都有 12 对肋骨,形成胸廓的侧壁。大约 5%的人出生时会多出一根肋骨。

真肋与假肋和浮肋的区别是什么?

上7对肋骨是真肋。这些肋骨直接通过透明软骨即肋软骨与胸骨相连。下5对肋骨被称为假肋,因为它们既不与胸骨直接相连,也并非通过其他结构附着在胸骨上。第八、第九和第十对肋骨相互连接,之后与第七对肋软骨相连。第十一对和第十二对肋骨是浮肋,因为它们仅仅与脊椎骨相连,不附着在胸骨上。

从婴儿到成年的过程中,剑突会发生什么变化?

剑突(来源于希腊语,意思是"剑样的")在婴儿和儿童期是由透明软骨构成的。直到30—40岁之间才会完全骨化。在心肺复苏(CPR)过程中双手的位置是否正确对于保证剑突不受损伤具有很重要的意义。

在人体内最容易发生骨折的骨头是什么?

由于锁骨所在部位比较容易受到损伤,而且相对来说比较薄脆,所以锁骨就成为体内最容易发生骨折的骨头。锁骨骨折通常是由于直接的冲击或者因为跌落时上肢外伸而造成的间接伤。

附 属 骨

组成附属骨的骨骼共有多少块?

成人的附属骨共有126块。分别是上下肢骨,包括肩带骨(肩膀)和盆骨,它们将上下肢骨附着在中轴骨上。

结 构	骨 骼 数 目	结 构	骨 骼 数 目
肩带骨		桡骨	2
锁骨	2	腕骨	16
肩胛骨	2	掌骨	10
上肢骨		指骨	28
肱骨	2	盆骨	2
尺骨	2	**下肢骨**	

续 表

结　构	骨 骼 数 目	结　构	骨 骼 数 目
股骨	2	跗骨	14
胫骨	2	跖骨	10
腓骨	2	趾骨	28
髌骨	2	总计	126

解剖学中的"上肢"与日常生活中的意思和使用有什么不同?

解剖学上,上肢(arm)这个词是仅仅用来指肱骨的,即肩膀和肘部之间的长骨。而日常生活中,上肢这个词指的是肩膀和腕部之间的整个肢体。

肩带骨的功能指的是什么?

肩带骨(肩膀)是由两块骨头构成的:锁骨和肩胛骨。锁骨与胸骨乳突相连,形成了肩带骨和中轴骨之间的唯一连接处。肩带骨与脊柱之间没有连接,使得肩带骨可以有很大的运动幅度。

肘部的尺骨端位于哪里?

肘部的尺骨端(funny bone)并非是一块骨头,而是位于肘部后方尺神经走行的部位。这个部位的撞击会造成麻木感或者会造成瞬间的麻木,前臂前方表面的肌肉会短时间内痉挛。

身体中哪一个结构是因为结构原因而由最多的骨头组成的呢?

手腕和手掌因为结构的原因是人体内组成骨骼最多的结构。在前臂和手掌之间的手腕处有 8 块腕骨组成;在手腕和五指之间的手掌处有 5 块掌骨构成;此外还有 14 块指骨。手腕和手掌处的多块小骨骼可以在它们之间组成很多可运动的关节,使人的手运动起来非常灵活。

盆骨的功能是什么?

盆骨是由两块髋骨构成。盆骨可以为脊柱提供强有力的支持，保护骨盆内的器官,使得下肢骨得以附着在中轴骨上。

身体内最宽的骨头是什么?

髋骨是体内最宽的骨头。髋骨在婴儿时期是由3块骨头构成的：髂骨、坐骨和耻骨。在23岁时3块骨头相互融合。两块髋骨在前方耻骨联合处相互连接,在后方通过骶骨和尾骨相连接。

> **穿高跟鞋为什么使身体的重量不能合理地分布在脚上?**
>
> 高跟鞋将原本平衡分布于足跟和脚掌之间的体重都转移到脚掌上。这样,足弓就不能很好支撑身体的重量,就容易造成软组织结构、关节和骨头的损伤。

真假骨盆界限是如何将骨盆划分为不同的部分的?

真假骨盆界限将骨盆(来源于拉丁文,意思是“盆地”)划分为假性骨盆(大骨盆)和真性骨盆(小骨盆)。位于真假骨盆界限之上的部分是假性骨盆。除了充盈的膀胱和妊娠期的子宫以外,内部不含有任何的盆腔脏器。位于真假骨盆界限之下的部分是真性骨盆。骨盆的入口是真性骨盆上方的开口,骨盆的出口是真性骨盆下方的开口。

髌骨是什么?

髌骨(来源于拉丁文,意思是“小平板”)也被称为膝盖骨,是一块很小的三角形的位于股四头肌韧带之间的一块籽骨,股四头肌是使膝盖伸直的肌肉。髌骨可以保护膝盖,为肌肉提供附着点。跑步运动员最容易患的疾病就是髌骨损伤,主要是髌骨的软骨受到过多的摩擦损伤。髌骨的滑动是不会发生的,因为髌骨只能向两侧运动,而不能上下运动。异常的髌骨运动会造成髌骨损伤。

什么形状的脚最有利于支撑体重?

支撑体重最有效的结构形式是弓形。脚部的骨头相互连接形成两个弓形来支持体重。纵型的足弓由两部分组成，内侧和外侧，是由脚尖延伸到脚跟。横型的足弓横着穿过脚底。

足弓塌陷是一种什么情况？

形成足弓的脚部骨骼是由粗壮的韧带和肌腱维持的。当这些韧带和肌腱由于过度的重量压力、不正确的姿势或者遗传性而变得柔弱时，内侧的纵型足弓的高度就会减少，即足弓塌陷，就会形成平足。

关　　节

关节是什么？

关节是两块相邻的骨骼之间、软骨之间或者骨骼与软骨之间的连接处。有些关节很有弹性，可以运动，有些关节很强健，可以为内部的组织和器官提供保护，但是不能运动。

关节是如何划分的？

划分关节的种类有两种方法。按照结构划分的方法是仅仅基于关节的解剖结构学特点。按照功能划分的方法是基于关节允许的运动类型和幅度。关节需要从结构上和功能上进行划分。

关节从结构上分可以分为哪些种？

从结构上对关节进行分类主要根据两条原则，即是否存在滑液腔以及连接两块骨头的组织类型是什么。按照结构不同关节可以分为纤维形、软骨形和滑液形。

纤维形关节又可以分为哪三类？

纤维形关节通常不能运动。纤维形关节的三种类型是缝状联合、关节联合和钉状联合。缝状联合起到保护大脑的作用，只位于成人的颅骨，它们是不可运动的关节。关节联合位于骨骼之间相互不接触的部位，这样的联合可以通过纤维结缔组织将骨骼

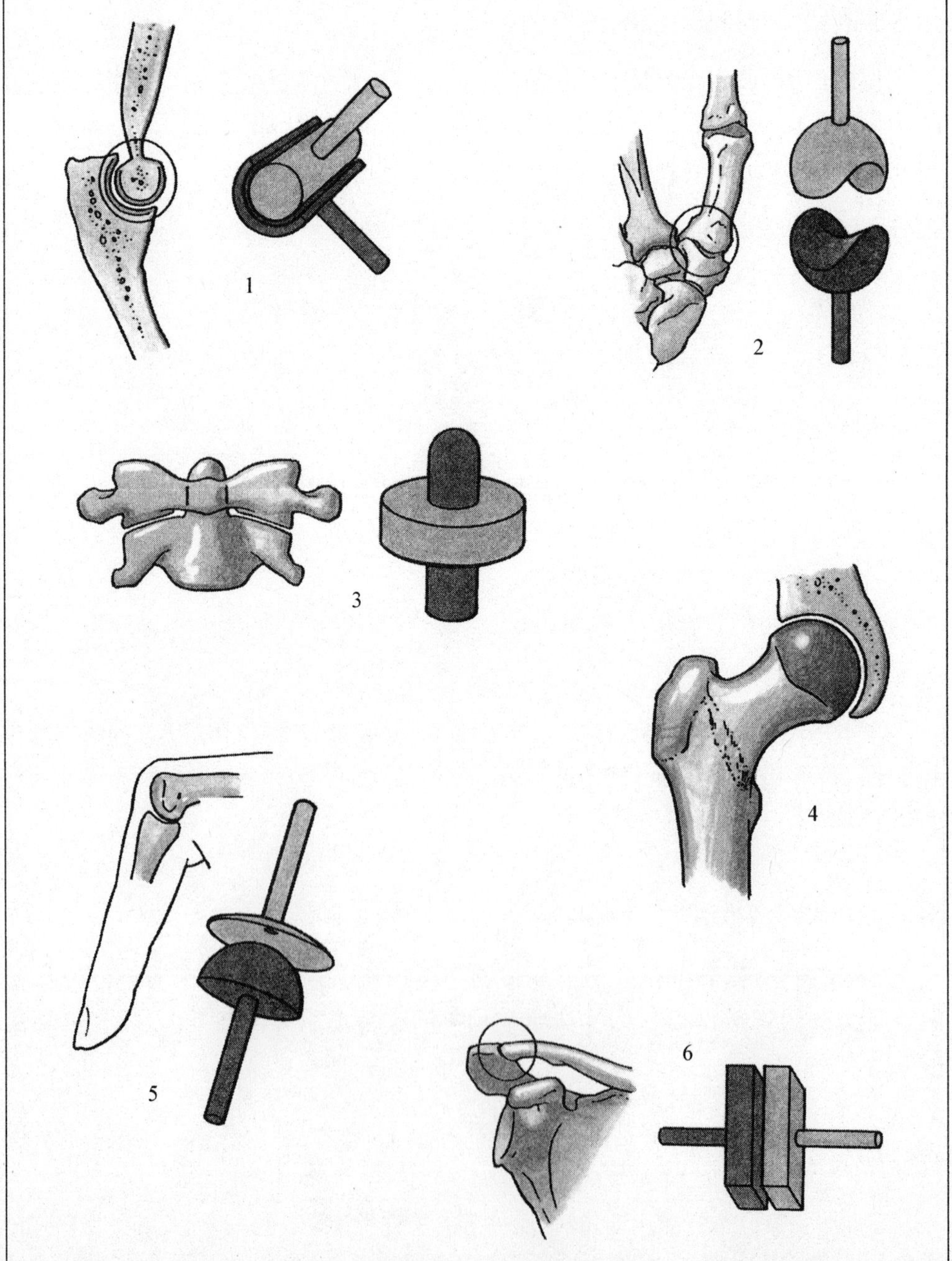

骨骼关节的类型。1. 屈戌形；2. 马鞍形；3. 车轴形；4. 椭圆形；5. 球窝形；6. 平面形。

联合起来。采用关节联合的典型关节是胫骨和腓骨远端的连接。钉状联合(来源于希腊语 gomphos,意思是“螺栓”)是由固定物和座构成的。人体中唯一的钉状联合是牙齿。牙根嵌于上下腭的突起中。

按照功能关节又可分为哪些类型?

从功能上划分的原则主要是关节运动的幅度。关节按照功能可以分为不动关节、微动关节和活动关节。不动关节(来源于希腊语 syn,意思是“一起”;以及希腊语 arthrosis,意思是“关节”)是不能活动的。微动关节(来源于希腊语 amphi,意思是“在两边”)可以轻微的活动。运动关节(来源于希腊语 dia,意思是“在……之间”)是可以随意运动的关节。

按照功能分类的关节类型

功能类型	结构类型	举例
不动关节(不能运动的关节)	纤维形	
	缝状联合	成人颅骨之间的连接
	钉状联合	牙和下颌之间的连接
	软骨形	
	软骨结合	骨骺软骨
微动关节(可以轻微运动的关节)	纤维形	
	关节联合	胫骨和腓骨的联合
	软骨形	盆骨的左右耻骨之间的联合
	联合线	沿着脊柱位于相邻的椎体之间
活动关节(可以随意活动的关节)	滑液形	肘部、踝部、肋骨、手腕、肩膀、臀部

在妊娠期耻骨会发生变化吗?

耻骨联合即位于两块耻骨之间的软骨关节,在妊娠期会有所松弛。这使得母亲的盆骨可以移动,以此来适应生长的胎儿。

人体内最常见的关节类型是什么?

滑液形关节是人体内最常见的关节类型,这使得人体可以做大幅度的运动。臀部的关节、肩膀、肘部、踝部和膝盖都是滑液形关节。

滑液这个名词起源于哪里？

滑液（来源于希腊语 syn，意思是“在一起”及希腊语 ovum，意思是“鸡蛋”）是一种黏稠的液体，性质与鸡蛋清相似。它是分泌进入关节腔起到润滑作用的一种液体。

滑液形关节的基本结构是什么？

滑液形关节的基本结构包括滑液腔、关节软骨、纤维关节囊和韧带。滑液腔（也被称为关节腔）是位于两块相邻的构成关节结构的骨骼之间的腔隙。关节软骨覆盖并保护骨的末端。关节软骨还可以作为震动的缓冲物。关节囊包裹着关节结构。它是由外层的纤维膜和内层的滑液膜构成的。韧带是关节囊内一种辅助关节稳定性的厚重的纤维组织。

人体内有多少种滑液关节？

人体内共有 6 种类型的滑液关节，这是按照它们关节表面的形状和这些形状能够进行的关节运动类型来划分的。滑液形关节的类型包括平面形关节、屈戌形关节、车轴形关节、马鞍形关节、椭圆形关节以及球窝形关节。

当你在按压指关节时，为什么会发出砰砰的声音？敲击指关节是否有危险？

当人们在按压指关节时，会发出砰砰的声音，有很多原因可以解释这个现象。其中一个原因是当关节收缩时，小的韧带或肌肉会拉紧，在关节的骨性突起处就会发出砰砰声。另一种可能性就是当关节受到拉力而分离时，空气会存在于骨骼之间，从而产生一个空隙而发出砰砰声。第三个说法是由英国科学家于1971年提出的，是因为当滑液的压力由于关节活动的过程减慢而减少时，滑液中的小气泡就会蹦出来，从而产生砰砰的声音。

研究显示砰砰的声音与关节炎之间没有任何联系。一项研究显示关节的砰砰声有可能是因为关节囊的软组织损伤以及肌腱力量减弱而造成的。对关节的韧带周围快速、重复的拉伸最有可能造成软组织的损伤。有一些研究者认为，因为手部的骨骼大约18岁才完全骨化，所以青少年们如果经常按压手指就会造成畸形或者指骨膨大。但是，大部分研究者还是认为，按压指关节不会造成严重的关节损伤。

哪个关节最容易脱位?

球窝关节是最容易脱位的。关节脱位,也被称为脱臼(来源于拉丁文 luxare,意思是“推出关节”),发生于剧烈运动时,两个关节骨末端的正常位置发生了变化。最容易发生关节脱位的是肩关节。因为球窝关节很浅,关节连接很松,这样既增大了关节的移动范围,同时也会增加关节脱位的可能性。

滑液关节可以进行的运动是什么?

滑液关节进行的运动包括滑动、折叠运动、旋转和特殊运动。每一种运动都是由运动的形式、运动的方向或者在运动过程中身体的一部分与另一部分的位置关系而定义的。

滑动通常就是简单的前后或两侧运动。折叠运动包括屈、伸、外展、内收以及环转。在每种运动中两块形成关节的骨头之间都会有角度的增加或者减小。在环转运动中,骨骼是以自己为中轴而旋转。特殊运动只发生在特定的关节。这些运动包括升高、降低、伸长、缩短、正向运动、反向运动、背屈、跖屈、仰卧和俯卧。

如果说一个人有“双关节”是什么意思?

有“双关节”(更确切地说是关节高活动性)并非指有额外的关节,而是指有着很特殊的屈曲性的关节,尤其是上下肢和手指。有双关节的人关节囊很松。

关节种类	运动类型	举例
平面形关节	滑行运动	手腕和脚腕关节的运动
屈戌关节	屈伸运动	肘部、膝盖和踝关节
车轴关节	旋转运动	寰枢关节(第一颈椎和第二颈椎之间的关节)
髁状关节	内收和外展运动	手腕关节
鞍形关节	屈、伸、掌内收、掌外展	腕掌关节(大拇指和腕关节骨骼之间)
球窝关节	旋转、内收、外展	肩关节和髋关节

人体内最大的和最复杂的关节是什么?

膝关节(胫股关节)是人体内最复杂的关节。它是由 3 个不同的关节构成的:股内侧髁和胫内侧髁,股外侧髁和胫外侧髁以及髌骨和股骨之间的关节。膝关节可以进行屈、伸和内旋、外旋到一定程度的运动。同时,膝关节还是最脆弱最容易受伤的关节。最普遍的膝关节损伤是前交叉韧带(ACL)的撕裂伤,以及半月板即软骨的损伤。

什么是关节炎?

关节炎(来源于希腊语 arthro,意思是“关节”及希腊语 it is,意思是“炎症”)是一组滑液关节受累的疾病。关节炎可能是由于感染、损伤、代谢疾病或者自身免疫紊乱引起。所有类型的关节炎都会累积到关节软骨的损伤。关节炎分为两个主要的类型,它们都是退行性疾病和炎症性疾病。

人工关节是什么?

人工关节是由工程师设计的取代患病或损伤关节的一种关节。大多数人工关节都是由合金成分和塑料成分构成的,例如人工膝关节就有3种成分:股部(由高度磨光的强度金属造成)、胫部(是由一个金属托内含耐用塑料造成的)以及髌骨部(也是塑料制成)。人工关节还可以被用来替代手指关节、髋关节或者膝关节。

关节炎的最主要的类型是什么?

关节炎最主要的类型是骨关节炎。骨关节炎是一种慢性的退行性疾病,大多数是在年长时发病。通常称关节炎为“老化受损性疾病”是因为它是由于人们每天的日常活动造成的,它是位于关节连接点保护骨骼的关节软骨的退变引起的。骨关节炎通常首先影响大的、承重的关节,比如髋关节和脊柱腰部的关节。

风湿性关节炎与骨关节炎的区别是什么?

风湿性关节炎是一种炎症性疾病,主要的特点是关节的滑液膜发生炎症。风湿性关节炎在伤及关节之前最初的发病症状通常是劳累、疲乏、低烧以及贫血。与骨性关节炎不同,风湿性关节炎通常首先影响小关节,比如手指、手掌和脚部的关节。在疾病的最初阶段主要的症状是关节的肿胀,之后就是细胞的迅速增长和分裂及形成血管翳,这就会使得滑液腔变厚。疾病的下一个阶段,炎性细胞会释放酶分解骨骼和软骨,通常会引起受损关节的变形、僵直以及疼痛和运动功能丧失。这种情况被称为纤维性僵直(来源于希腊语 ankulos,意思是“弯曲”)。在疾病的最终阶段,纤维组织会钙化而形成骨骼的融合,使关节功能彻底丧失(骨性强直)。

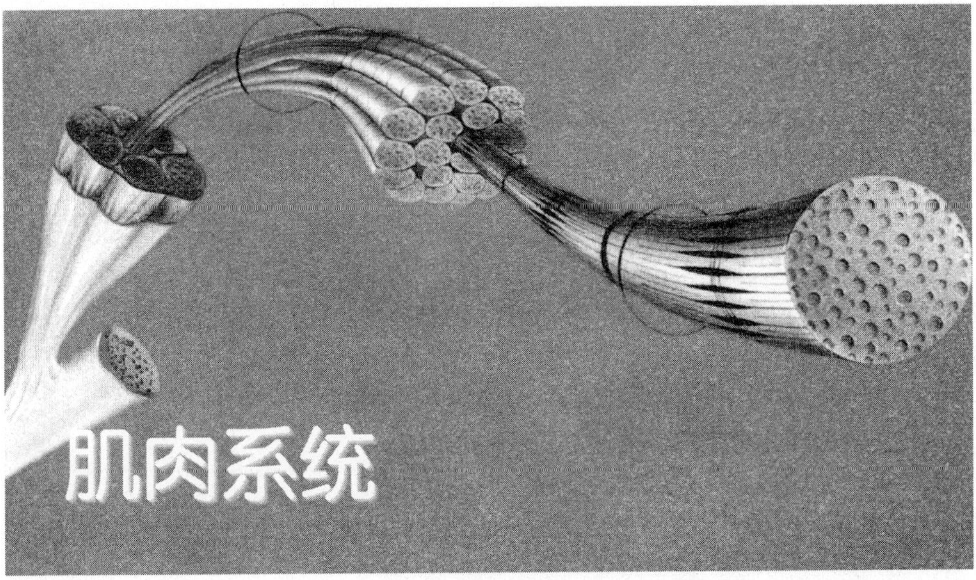

肌肉系统

简　介

肌肉学是一门什么学科?

肌肉学是专门研究肌肉的结构和功能的学科。

肌肉系统的功能是什么?

肌肉系统的主要功能有:

1. 骨骼肌收缩引起的机体运动;

2. 骨骼肌维持身体的姿势;

3. 胸部的肌肉运动形成呼吸;

4. 产热——对于维持体温十分必要的一种代谢——是肌肉收缩的副产物;

5. 交流,比如说话或写字,需要骨骼肌的运动;

6. 器官和血管的收缩,特别是平滑肌使固体和液体的食物在消化道内运动,其他腺体的分泌,包括尿液等;

7. 由心肌收缩引起的心脏跳动,将血液泵入身体的各个部位。

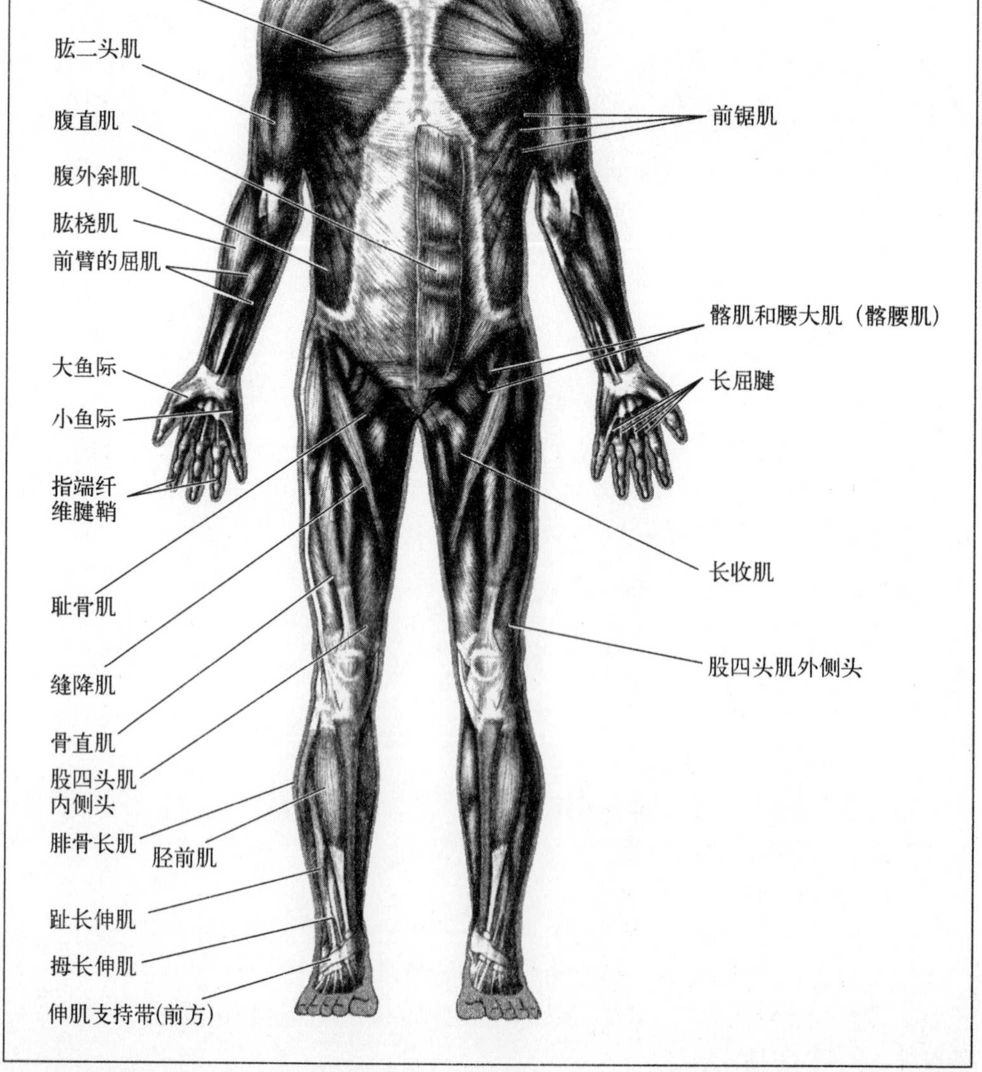
胸锁乳突肌
斜方肌
三角肌
胸大肌
肱二头肌
腹直肌
腹外斜肌
肱桡肌
前臂的屈肌
大鱼际
小鱼际
指端纤维腱鞘
耻骨肌
缝降肌
骨直肌
股四头肌内侧头
腓骨长肌
胫前肌
趾长伸肌
拇长伸肌
伸肌支持带(前方)
枕额肌的额腹
眼轮匝肌
口轮匝肌
颧大肌
舌下肌
前锯肌
髂肌和腰大肌（髂腰肌）
长屈腱
长收肌
股四头肌外侧头

身体前方的肌肉。

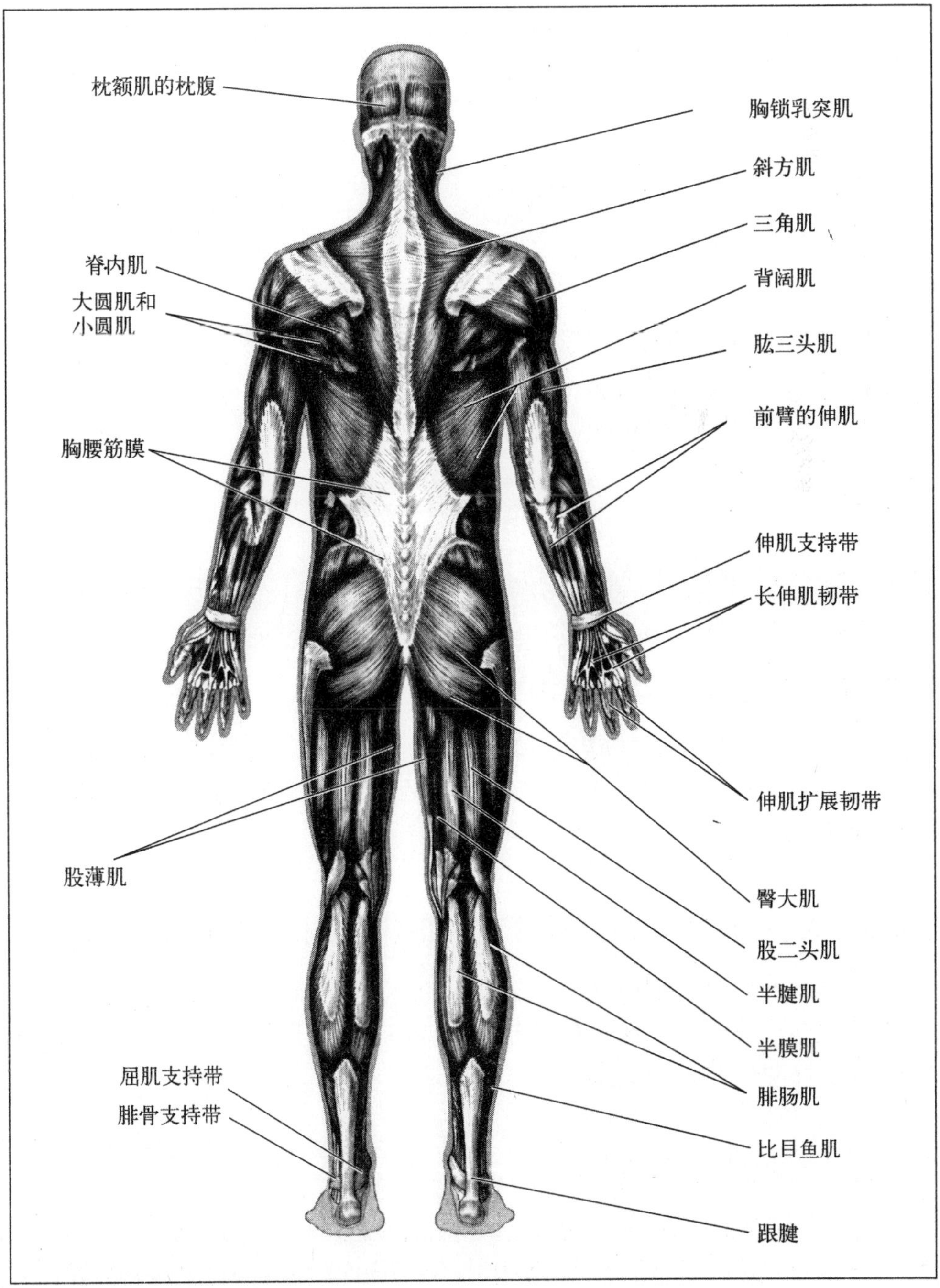

枕额肌的枕腹
胸锁乳突肌
斜方肌
三角肌
脊内肌
背阔肌
大圆肌和
小圆肌
肱三头肌
前臂的伸肌
胸腰筋膜
伸肌支持带
长伸肌韧带
伸肌扩展韧带
股薄肌
臀大肌
股二头肌
半腱肌
半膜肌
屈肌支持带
腓肠肌
腓骨支持带
比目鱼肌
跟腱

身体后方的肌肉。

人体内一共有多少块肌肉?

人体内的肌肉大约有650块,也有些权威机构认为人体内一共有850块肌肉。对于这个问题还没有一个确切的数字作为答案,因为专家们在哪些是分离的肌肉、哪些是大型肌肉的小分支的问题上还不能达成协议。尽管通常情况下人体的肌肉大部分是相同的,但每个人之间都有个体差异性。

在外太空的失重情况下,人体的骨骼肌和心肌会受到影响吗?

失重会造成人体肌肉力量和肌肉体积的减小。与骨骼受损类似,骨骼肌萎缩也是废用的一种结果。在外太空,运动需要的力量更少,因为地球的吸引力几乎等于零。所以,宇航员的骨骼肌就会失去原来的外形。在这种条件下,失重对心肌的影响类似于其对骨骼肌的影响。就像是运动员通过锻炼身体增强心肌的功能,使得心肌更好地像一个泵一样为人体供血,运动量的减小会使心肌的功能削弱。

人体内肌肉细胞有多大的重要性?

在人体内的每一个器官和组织中都存在着肌肉细胞,并且它们还参与着每种活动。所有的肌肉体积占身体的50%,在男性中骨骼肌占了体重的40%,在女性中骨骼肌占了体重的32%。

如果一个人的体重是170磅(77千克),那么这个人一共有多少磅的肌肉?

一个重170磅(77千克)的人大约有81磅(37千克)的肌肉,其中68磅(31千克)是骨骼肌,13磅(6千克)是心肌和平滑肌。一个重120磅(54千克)的女性大约有45磅(20千克)的肌肉。

随意肌和不随意肌的区别是什么?

随意是指肌肉的运动是受到个体意识控制的。随意肌运动的例子是人走路或者拾起一个东西。不随意肌的运动通常不受到个体意识的控制。不随意肌运动的例子是心肌运动向外泵血。

力量型训练与有氧型训练对肌肉的影响有什么不同?

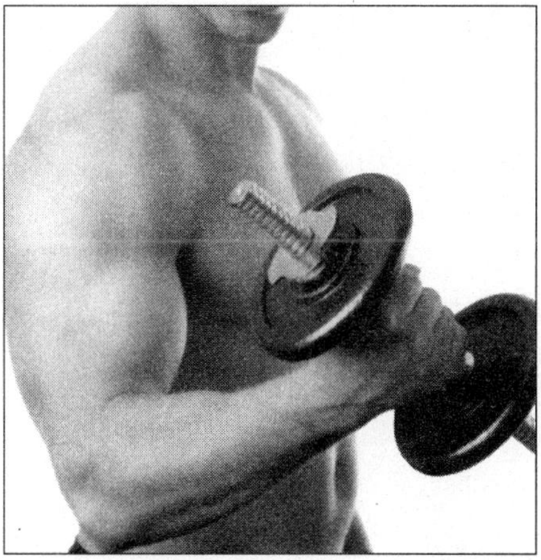
手举杠铃是一种为了增加肌肉体积而进行的肌肉力量型训练。

力量型训练(比如举重)是通过提供某种使肌肉更加强壮的阻力来增强某块肌肉的。它可以产生更多的肌纤维(肌细胞内的收缩性纤维),增加每个肌肉细胞的体积(肥大)。力量型训练可以增加肌肉的体积和力量,但是不能增加肌肉细胞的数目(增生)。通常情况下,使用的重量越重,肌肉体积增大的越明显。阻力训练可以使肌肉增强,而有氧训练可以提高细胞的耐力。有氧训练(比如慢跑、跑步、骑自行车和游泳)是为了满足肌肉对氧气的需求而增加机体摄氧量的训练。通过有氧训练,毛细血管为肌肉提供的血液量增加。另外,线粒体的数目和对于储存氧气很重要的血红蛋白的量都会明显增加。

肌肉力量的增加速度有多快?

有些肌肉力量增加的速度要比其他肌肉快。总体来说,大的肌肉(比如胸背部的肌肉)要比手臂和肩膀处的其他小肌肉生长速度快。大多数人如果每周至少两次对每组肌肉进行训练,坚持 10 周,那么肌肉的力量都会增加 7%—40%。

ecorche 是什么?

ecorche 是指一种三维的代表人体的模型,通常是用石膏制成,去除表面的皮肤和脂肪。它的目的是更加精确具体地描绘肌肉的表面。

肌酸的补充可以改善肌肉的运动吗?

磷酸肌酸(CP)是一种储存在肌肉内的分子,当肌酸由其所附着的磷酸上脱落下来时就会释放出能量。这种能量被用来重新合成小量的 ATP(三磷酸腺苷),使得它们能够在高强度工作(比如 100 英尺投掷或者举重)的最初几秒内在肌肉内释放大量的能量。因为肌肉内大量的 CP 可以用来使得那些高强度的运动得以维持较长的时间或者更加有效地进行,所以在最近的 15 年里比较流行肌酸的补充疗法。有研究表明,这种补充疗法短期内对于高强度的运动是有效的,但是对于那些耐力性运动,效果并不是很明显，这是因为ATP是依赖于有氧代谢的。这种疗法对于人体的长期疗效还不能肯定。

在不同的人体内，变化最多的是哪块肌肉？

位于颈部侧壁的颈阔肌也许是人群中变化最多的肌肉了。在有些人体内，它可以覆盖住颈部的整个区域，而在另一些人体内，它就像是一条带状。在一些情况下，人还可以没有颈阔肌。

肌 肉 组 织

人体内最大的肌肉和最小的肌肉分别是什么？

最大的肌肉是臀大肌，它可以使大腿外展，而且可以使髋关节伸直。另外，它还是人体内最强壮的肌肉。最小的肌肉是位于中耳内的镫骨肌。镫骨肌比一根针还细，长度大约是0.05英寸(0.127厘米)。它可以刺激镫骨，将骨膜产生的震动传递至内耳。

人体中最长的肌肉是什么？

最长的肌肉是缝降肌，它从腰部一直延伸至膝盖。它的作用是屈曲髋关节和膝关节。

人体内收缩最快的肌肉是什么？

眼外肌可以使眼睛活动；喉肌与声门裂相关，这两块肌肉是人体内收缩最快的肌肉。

眼睛和眉毛周围的肌肉是如何作用在皮肤上的？

枕额肌可以上提眉毛，眼轮匝肌可以做闭眼的运动，还可以在眼睛侧角的皮肤上形成鸡爪样的皱纹。

每个眼球运动时都受到哪些肌肉的作用？

被称为外源性眼肌的6种骨骼肌控制着眼球的运动。它们包括上直肌、下直肌、内直肌、外直肌、上斜肌和下斜肌。

做出微笑和皱眉的动作都需要哪些肌肉的参与?

微笑时需要 17 块肌肉共同作用,而皱眉时则需要 43 块肌肉共同作用。

与嘴唇运动的肌肉都有哪些,口周的肌肉都有哪些?

口轮匝肌和颊肌可以使嘴唇撅起,作出亲吻的动作。颊肌还可以使面颊鼓起来,做吹口哨或者吹小号的动作,所以有时候也被称为小号手肌。完成微笑的动作主要需要颧肌的作用。嗤笑需要提上唇肌的作用,而皱眉或者撅嘴大部分依靠的是口角降肌。

手指和拇指内一共有多少块肌肉?

手指和拇指内没有肌肉。尽管手指和拇指是体内使用最频繁的部位,但它们却仅仅是由肌腱构成的。控制这些肌腱的肌肉位于手掌和前臂。

咀嚼食物需要多少块肌肉?

咀嚼食物时需要 4 对肌肉共同作用。它们是体内最强健的肌肉之一。

人耳内一共有多少块肌肉?

人耳内共有 6 块肌肉。

皱眉肌的功能是什么?

皱眉肌位于前额,皱眉肌可以使前额收缩形成皱纹,或者使眉毛聚集在一起。

听三角是什么?

听三角是位于背部的一小块区域,3 块肌肉(斜方肌、背阔肌和菱形肌)聚在一起。这个区域位于肩胛骨附近,当一个人向前倾斜双臂环抱在胸前时会被拉伸。当医生把听诊器放在听三角部位时，可以清楚地听到呼吸系统的器官的声音。

肌腱肌都有哪些？

一共有3块肌腱肌，它们位于大腿的后部。它们可以使小腿屈曲，比如当人跪下的时候。它们还可以拉伸臀部，比如当一个人坐在椅子上的时候。肌腱肌受损是跑步运动员最容易受的伤。维持肌肉的弹性和力量可以辅助肌肉免受损伤。肌腱肌还容易在伤势康复之后再次受伤。

肌肉是如何命名的？

大部分肌肉都有很形象的名字。肌肉是根据它们的部位、起源处和如何走行、肌肉纤维的方向、大小、形状、产生动作的类别或者其他的原则，比如附近的骨骼来命名。

体内哪些肌肉是根据肌肉的部位命名的？

腹直肌是位于腹部的直行走向的肌肉。另一个例子是掌长肌，它是附着在手掌部的结缔组织上的肌肉。

人体内哪些肌肉是根据肌肉的大小命名的？

早期的解剖学家通常用肌肉的大小来命名肌肉，包括肌肉的长度。如果一块肌肉很长，它的名字通常会带有名词“长”“longus”。大块的肌肉通常会带有名词“大”“maximus”（拉丁文“最大的”的意思），比如臀大肌。

人体内哪些肌肉是根据肌肉的形状命名的？

早期的解剖学家通常会根据肌肉的形状来命名肌肉。有些肌肉就是以它们的形状命名的，比如三角肌（位于肩膀处的肌肉，名字来源于希腊语delt，意思是“三角形”及希腊语oid，意思是“像”）和斜方肌（肩膀处的另一块肌肉，名字来源于希腊语trapez，意思是“桌子”）。

人体内哪些肌肉是由肌肉产生的运动的形式来命名的？

很多肌肉的名字还包含了它们引起的运动类型或动作形式的名称。腕部和指部的屈肌就是以屈曲（来源于拉丁文flex，意思是“弯曲”）运动来命名的，屈曲运动是使关节之间的角度减小的运动。大腿部的内收肌是使肢体向着中线运动。这种形式的运动被称为内收运动。

体内哪些肌肉是根据肌肉纤维的走向来命名的?

当观察一块肌肉时,人们通常会注意到肌肉内部有一些线条走行于其中。这些线条就是由肌纤维构成的,这些纤维走行的方向与身体中线的关系通常被用于名字中的一部分,以此来区分肌肉。如果肌肉的纤维与身体中线走行相平行,那么它们的走行就是直的,如股直肌和腹直肌。

如果肌肉纤维的走行与身体的中线成一定的角度,那么它们的走行就是斜的。这些肌肉包括腹内斜肌和腹外斜肌。

人体内什么肌肉是根据肌肉的起源部位和与肌肉的相接处来命名的?

肌肉名称的第一部分就显示出肌肉的起源部位,而第二部分显示出它最终止于何处。比如,起源于胸骨和锁骨,止于颅骨的乳突处的肌肉被命名为胸锁乳突肌。

肌肉命名还有其他的方法吗?

肌肉命名还有其他的方法。其中的一个方法是按照肌肉附着的部位以及它与某块骨头的关系来命名的。比如,颞肌覆盖于颞骨上,而额肌覆盖于颅骨的额部。另一种命名方法是根据起源处的肌肉数目来命名。有些肌肉有多个起源部位,所以起源处的肌肉数目就会成为名字的一部分。比如肱二头肌,它的起源处就有两个。最后,还有一种用与肌肉相关的骨骼的名称来命名的方法。有时候肌肉不仅会以它所附着的骨骼来命名,还会以它所附着的骨骼的部位或者身体的部位来命名。这些描述部位的名词有:上部 supra(上方)、下部 infra(下方)、中间 medialis(中部)、外部 external(外部)和内部 inferior(在……之内)。冈下肌(上臂的一块与肱骨相连的肌肉)就是这些命名方法的一个例子。

肌肉的结构

肌肉组织的类型是什么? 它们都各有什么特点?

肌肉组织有 3 种类型,包括骨骼肌、心肌和平滑肌。肌肉组织的最主要也是最独特的特点是它可以收缩,或者缩短,这样就可以进行某些类型的活动。

肌肉组织的特点

特点	骨骼肌	平滑肌	心肌
部位	附着在骨骼上的肌腱上	位于血管壁和消化系统、呼吸系统、泌尿系统的器官壁和生殖管道以及眼睛的虹膜上	只位于心脏内
功能	身体的运动，维持身体的姿势	控制血管直径,空腔脏器内容物的运动	泵出血液
细胞学特点			
细胞形态	长形、圆柱形	梭形	束状
条纹	有	无	有
细胞核	多个	一个	一个
特殊特点	高度发达的横向管道系统	缺乏横向导管	高度发达的横向管道系统,润盘,分隔邻近的细胞
控制方式	随意	不随意	不随意
刺激收缩的方式	仅通过神经细胞	有些收缩是一直都有的,通过神经调控	自律性(起搏细胞),通过神经调控
收缩的速度	快(0.05 秒)	慢(1—3 秒)	中等(0.15 秒)
收缩持续性	不持续	不明确	不持续
疲劳的可能性	依赖于骨骼肌纤维的类型和工作力度的大小	通常不会疲劳	小——收缩之间的放松会减少疲劳的可能性

骨骼肌的主要特点是什么?

骨骼肌有 4 个主要特点:
可收缩性——可以缩短的能力,可以使肌肉附着的结构进行运动;
兴奋性——受到化学或电信号刺激时可以对其做出反应、收缩的能力;
伸展性——收缩后可伸展到起始长度的能力;
弹性——肌肉被拉伸后可以回到原始长度的能力。

心肌细胞在人的一生中可以不断的分裂吗?

大多数心肌细胞都会在人们长到 9 岁的时候停止分裂。这些细胞之后会为人的一生不断地泵血。患有心脏病的患者,心肌细胞会有部分死亡,之后会被疤痕组织替代。

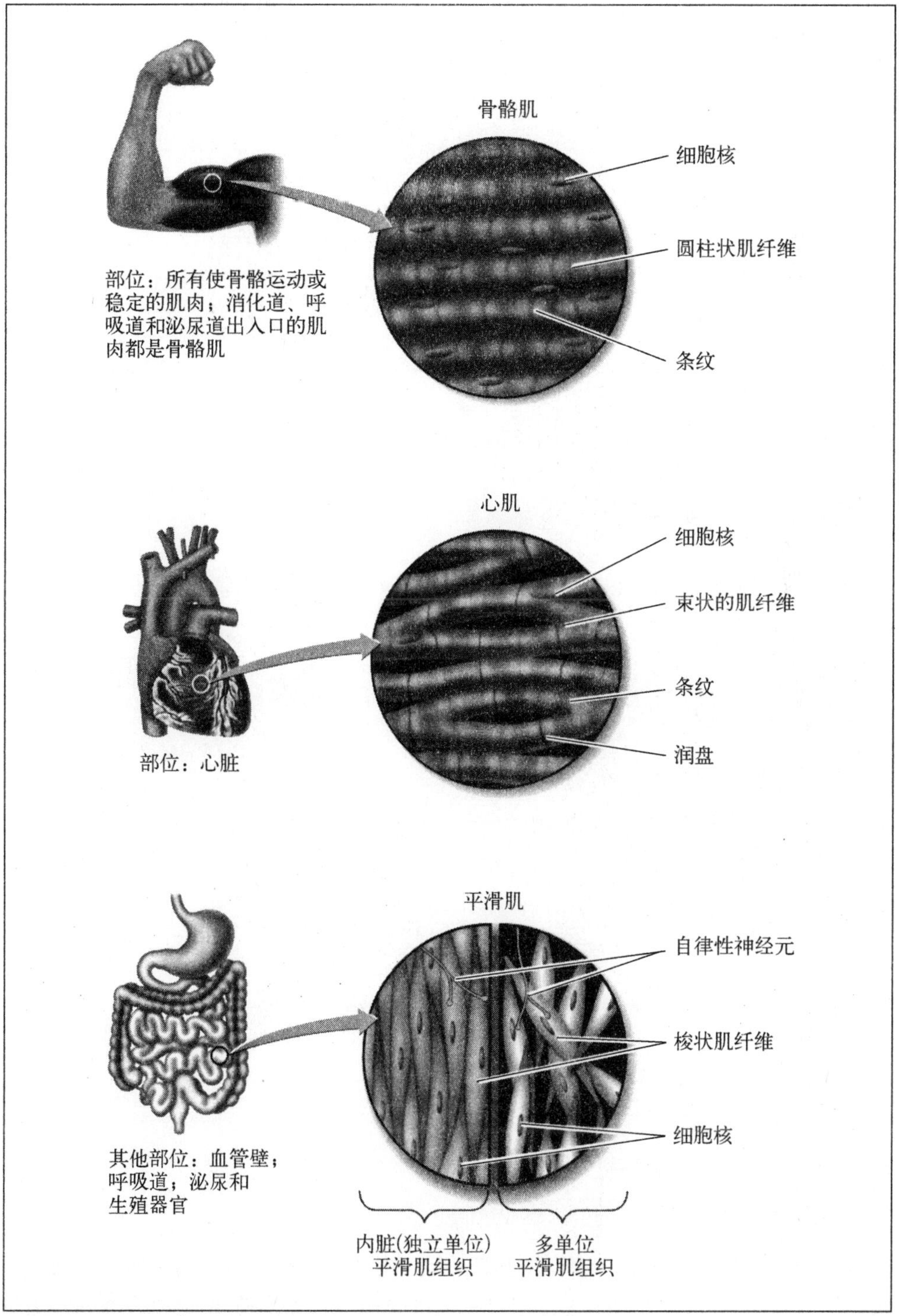

身体中三种类型的肌肉的区别。

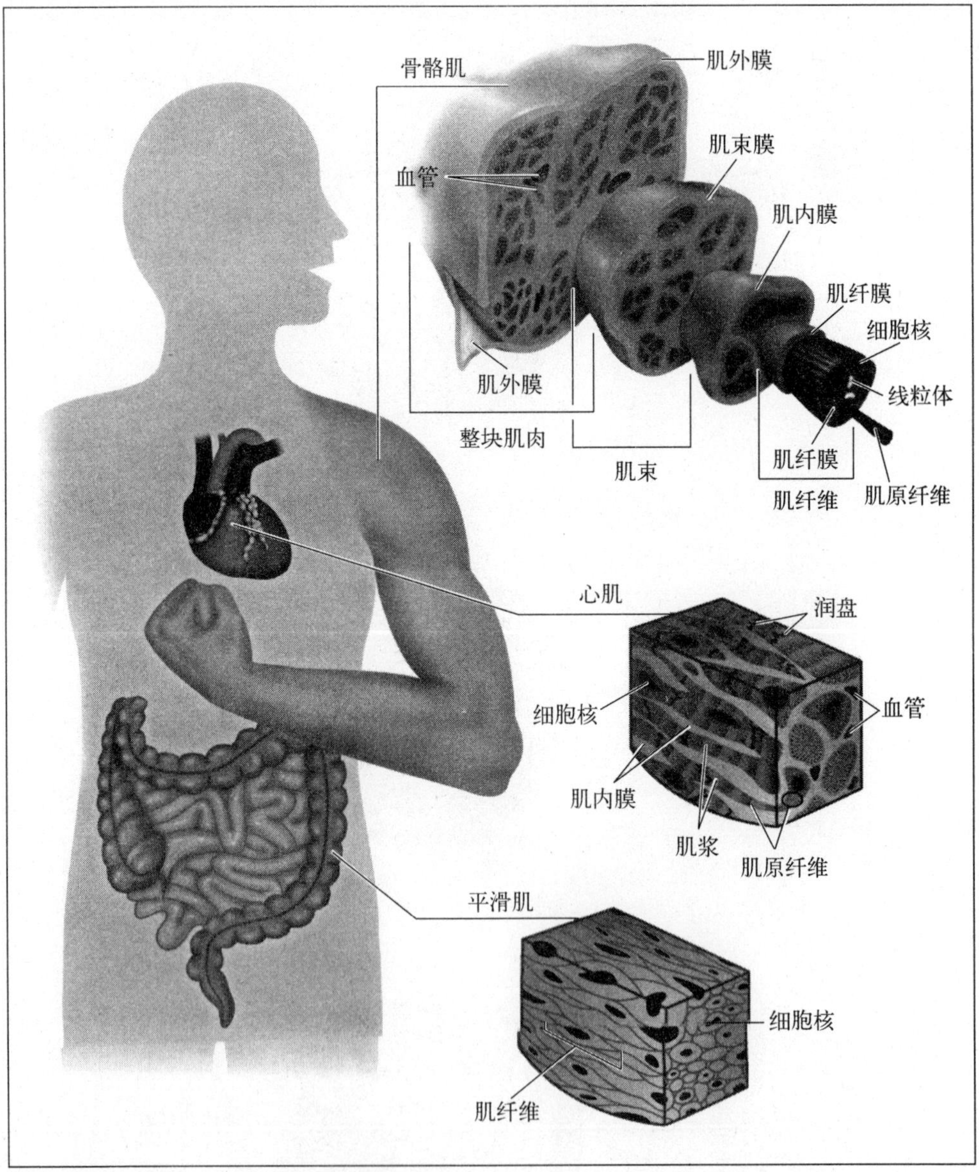

骨骼肌、心肌和平滑肌的独特结构。

肌细胞的基本收缩单位是什么?

肌细胞的基本结构和功能单位是肌小节，它是由纤细的肌动蛋白纤维和粗一些的肌球蛋凝蛋白纤维构成的。肌小节在肌肉纤维内部重复排列,使得肌肉看起来是条纹状的。

肌钙蛋白和亲肌凝蛋白是什么？

肌钙蛋白和亲肌凝蛋白是肌动纤维的两种蛋白。尽管它们不直接参与收缩，但是它们可以辅助调节收缩。

肌营养不良蛋白是什么？它与肌肉的萎缩有什么关系？

肌肉细胞是由肌动蛋白和肌球蛋白的纤维构成的。肌营养不良蛋白是一种含量较少，但是很重要的蛋白。它可以将骨骼肌细胞通过细胞内的连接肌动蛋白与细胞膜内的部分糖蛋白（也称为肌营养不良蛋白相关糖蛋白，或者 DAGs）的结合而连接在一起。

肌肉萎缩是怎么造成的？

通常人们认为肌肉的萎缩是由单一因素的紊乱造成的，它是一组以控制运动的骨骼肌进行性削弱和退化为特点的遗传性疾病。总共有 30 种类型的肌肉萎缩，可以被分为多个类型，比如按遗传方式不同划分、按萎缩开始的年龄划分以及按临床特点划分。科学家们寻找引起最常见的肌肉萎缩的原因花费了很多年，因为肌营养不良蛋白仅占骨骼肌细胞内蛋白的 0.002%。对于肌肉萎缩没有特别的治疗方法。最终，脂肪和结缔组织会取代肌肉。

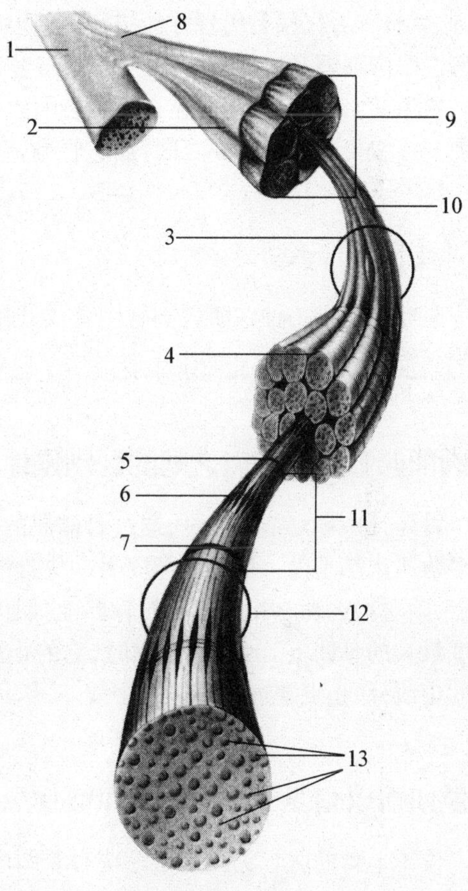

肌纤维。1. 骨膜：覆盖在骨骼表面的粗糙的纤维性结缔组织，内富含感觉神经，对骨折后的愈合有很大的作用；2. 肌外膜：包裹着整个肌肉的纤维组织，是肌腱的延续；3. 肌束：由肌束膜包裹的一组纤维；4. 肌内膜：包绕着每根肌纤维的精密的结缔组织；5. Z 线：两个肌小节之间的分界线；6. H 带：是由一组肌球蛋白纤维构成的；7. Z 线；8. 肌腱：一种致密的纤维结缔组织，与骨膜相连接，将肌肉附着在骨骼上；9. 肌腹：肌肉中结实的可收缩的部分；10. 肌束膜：是肌外膜向内部的扩展，包绕着成束的肌肉，每束被肌束膜包绕的肌肉被称为肌束；11. 肌小节：位于两条 Z 线之间的肌纤维部分；12. 肌纤维：很长的、圆柱形的、多个核的、含有条纹的细胞；13. 肌凝蛋白：粗细不等的纤维，在肌肉收缩时很活跃。

哪种肌肉萎缩是X连锁的隐性遗传引起的?

迪谢纳(Duchenne)肌肉萎缩症和贝克尔(Becker)肌肉萎缩症是X连锁的隐性遗传,这就意味着仅仅是男性才能患病。迪谢纳肌肉萎缩症是肌肉萎缩中最常见的一种疾病。肌肉萎缩开始的年龄大约在1—5岁之间,到了12岁时,患者基本上就只能依靠轮椅生活。20岁左右时,患者通常会因为呼吸系统的感染或心衰而死亡。贝克尔肌肉萎缩症发生于5—25岁之间,症状轻微,进程缓慢,有些患者甚至可以终生不发病。

肌球蛋白是什么?

肌球蛋白是一种在肌肉细胞内合成的色素蛋白,储存氧气,而且可以形成骨骼肌组织红棕色的颜色。

肌肉的起源处和止点之间的区别是什么?

骨骼是一种复杂的杠杆,通过骨骼肌的收缩或松弛可以向很多不同的方向运动。大多数肌肉都是由一块骨骼伸向另一块骨骼,跨越至少一个关节。骨骼肌的一端(即起点)附着在运动时相对静止的骨骼上。肌肉的另一端(即止点)附着在肌肉收缩时运动度最大的骨骼上。当肌肉收缩时,它的止点会向着起点运动。起点通常更接近于身体的中线,而止点要远离身体的中线。

骨骼肌可以有多于一个的起点或止点吗?

位于上臂的肱二头肌就是一块有着两个起点的肌肉。这可以通过它的名字看出来,意思是"两个头"。这块肌肉起于肩胛骨,沿着肱骨的上表面走行,通过肌腱止于桡骨。当肱二头肌收缩时,它的止点会向着起点运动,前臂会在肘部弯曲。

哪种杠杆系统工作的速度最快,但是有一定的运动缺点?

三级杠杆的工作速度最快,但是有一定的运动缺陷。这种结构是压力—做功—杠杆支点。人体内大多数骨骼肌(比如前臂的肱二头肌)就是三级杠杆。肱二头肌可以提起前臂远端及手中拿着的物品。肘部的作用是支点的作用。

肌腱是什么?

肌腱是一束附着在骨骼上的白色纤维结缔组织。它们与连接骨和骨之间的韧带相似。肌腱炎是由于肌腱感染，之后肿胀或者多次运动压力造成的。最容易患病的肌腱是那些与肩关节、肘关节和髋关节的关节囊相关的肌腱，同时运动腕部、手掌、大腿和脚的肌腱也容易患病。休息、冰敷和抗炎药物通常可以缓解炎症。

跟腱"Achilles tendon"这个名词的来源是什么？

跟腱这个名词来源于希腊神话中的一个英雄阿克琉斯(Achilles)。当阿克琉斯还是个婴儿的时候，他就浸在一种神奇的水中，这使得他的皮肤无论碰到什么有害的东西都不会受到损伤。但是他母亲是提着他的脚后跟将他浸入水中的，所以没有用这种神奇的水涂抹他的脚后跟。结果，他的脚后跟就成为身体中唯一一处可以受到伤害的部位。阿克琉斯在特洛伊战争中被箭射中脚后跟，之后阵亡。如果说某人有着"Achilles heel"，意思就是说这个人有一个薄弱之处可以被人利用。

网球肘和高尔夫球肘有什么不同?

网球肘和高尔夫球肘都是由于前臂的肌肉运动过度造成的损伤。网球肘也称为外上髁炎，会影响到前臂的肌肉，这些肌肉附着在肘部的外侧骨性隆起上。高尔夫球肘也称为内上髁炎，会影响到附着在前臂内侧的肌肉。

跟腱有什么不同之处?

腓肠肌是位于小腿后部的肌肉，是小腿组成的一部分。腓肠肌远端连接于延伸到脚跟处的跟腱上(也被称为 Achilles 肌腱)。跟腱是人体肌腱中最厚重最结实的肌腱。但是由于运动员的运动量过大也包括运动速度太快及运动方向突然变化都可能造成跟腱部分或全部的撕裂。

平滑肌的主要类型有哪些?

平滑肌可以分为两种主要的类型：多单位平滑肌和内脏平滑肌。多单位平滑肌位于血管壁和眼睛的虹膜内。这些纤维是分隔开的，而不是集合成片状，它们仅仅在受到神经冲动或者特定的激素刺激的时候才会作出反应进行收缩。内脏平滑肌更加常见，是由梭状的细胞相互紧密地联结在一起组成片状结构构成的。它们位于器官的内壁上，比如胃、小肠、子宫和膀胱壁。内脏肌肉的纤维可以相互刺激，也可以有规律或重复的收缩。

平滑肌细胞的特点有哪些?

平滑肌细胞末端随着细胞的延长而逐渐变细，末端内含肌动蛋白和肌球蛋白的肌原纤维，这些纤维伸展达到整个细胞的长度。但是肌动蛋白和肌球蛋白的纤维在骨骼肌内的排列就不同,所以平滑肌内无条纹。

缝隙连接是指什么?

缝隙连接是由蛋白质构成的一种连接通道，它可以允许铁离子或者水分在两个相邻的细胞之间运动。通常缝隙连接位于心肌和平滑肌内。

协同肌和拮抗肌的区别是什么?

协同肌是一组共同运动行使相同工作的肌肉。肌肉的作用相互抵抗被称为拮抗肌。拮抗肌必须抵抗另一块拮抗肌的作用才可以使肢体运动。比如,当上臂前部的肱二头肌收缩变短时(协同作用),肱三头肌必须要松弛伸长(拮抗作用)才可以使胳膊弯曲。

人体内有深色或者白色的肌肉吗? 就像是鸡体内的肌肉一样?

鸡体内翅膀处是白色的肌肉，腿部是深色的肌肉。而人体内腿部的肌肉颜色较深,胳膊的肌肉是白色的。这些颜色的不同取决于四肢的功能和作用需求。深色的肌肉耐力较持久,它的颜色深是因为有充足的血液供应,内含大量的血红蛋白成分。深色肌肉的耐力强但速度却不快。一个人的腿可以维持一个人走一天，但是不能像魔术师的手一样运动的那么快。白色肌肉是为了快速收缩运动而形成的，比如鼓掌或者挥动网球拍。白色肌肉很快就会疲劳,因为其中的血供较少。

肌 肉 的 功 能

是谁最先发现肌肉的运动机制的?

休·赫克里斯(Hugh Huxley,1924—　)和安德鲁·赫克里斯(Andrew Huxley,1917—

)(两位科学家之间并无任何联系)进行了肌肉收缩理论的研究。休·赫克里斯起初是一个核物理学家,他在第二次世界大战末期加入了生物学领域的研究。他使用X射线折射和电镜研究肌肉收缩。安德鲁·赫克里斯是一名肌肉生物化学学家,他获得了与休·赫克里斯相类似的数据,提出肌肉内存在着可收缩性蛋白,但是它们并不收缩,而是彼此之间互相滑动,来使肌肉缩短。这个理论被称为肌肉收缩的纤维滑动学说。

肌肉细胞是如何工作的?

肌肉细胞——无论是胳膊或腿部的骨骼肌、消化道或其他器官内的平滑肌,还是心脏内的心肌——都是通过收缩来工作的。骨骼肌细胞是由数千个可收缩单位构成的,被称为肌小节。肌动蛋白(一种很纤细的纤维)和肌凝蛋白(一种粗的纤维)是肌小节的主要组成成分。这些单位通过移动结构使彼此之间更接近来行使它们的工作。骨骼肌内的肌小节通过彼此之间的空隙来拉动身体的各个部分(比如行走或者挥动手臂)。

进一步形象地来看肌小节是如何工作的:

1. 两只手手掌相对,十指交错(代表肌动蛋白和肌凝蛋白),指尖相对。

2. 一起推手指,使大拇指与另一个拇指的距离减小(肌小节的长度减小);使得手指可以在不弯曲的情况下相互滑动。

3. 当手指一起运动时拇指上的任何附着物都会被拉伸(肌丝滑动理论)。

骨骼肌收缩和松弛的步骤是什么?

有4个关键步骤:

1. 骨骼肌必须被神经激活,神经释放神经传导递质;

2. 神经冲动增加可收缩蛋白——肌动蛋白和肌凝蛋白内钙离子的浓度和可亲和力;

3. 钙离子的存在使得肌肉开始收缩;

4. 当肌肉细胞不再被神经刺激时,收缩停止。

肌肉痉挛是怎么造成的?

正常情况下,工作中的肌肉收缩、拉紧从而产生一种拉力,之后当运动结束时或当另一块肌肉在相反的方向产生拉力时, 肌肉会被拉伸。但是有时候肌肉收缩的力度过大,并且持续保持收缩,无法再次拉伸。这就是肌肉痉挛。肌肉收缩或者伸长是对神经传导的电信号的反应。电解质比如钠离子、钙离子和镁离子,位于肌肉细胞周围或者穿透肌肉细胞,在这些信号的传递中起到了关键的作用。这些电解质的失衡,或者某些激素、体液和化学物质的失衡,或者神经系统自身功能障碍都会扰乱电信号的流动,造成肌肉的抽筋。疲劳的肌肉或者受冷了的肌肉更容易发生痉挛。

什么是肌肉痉挛?

肌肉痉挛是一种突然发生的、强烈的、痛苦的非随意性收缩。当一块肌肉发生痉挛时,肌肉会变紧,就像是打了结似的。肌肉痉挛在用力过度或者受伤的肌肉内更容易发生。长时间的休息可以缓解大部分的肌肉痉挛。"四头肌僵痛 a charley horse"是对腿部肌肉痉挛的一个通常的称呼。

什么是书写痉挛?

书写痉挛实际上是局部肌肉的痉挛,被称为局部张力障碍。这是由于执笔时间过长造成的,特别是拿笔时太紧,而且通常发生在书写时。间隔一定时间放松手部肌肉,锻炼手部肌肉,拿笔更松一些,或者书写一段时间给予适当休息就可以解决书写痉挛问题。

运动单位是指什么?

运动单位是所有的受到运动神经元控制的肌肉细胞(大约 1 500 个骨骼肌肌纤维)。

什么是神经肌肉连接?

每个骨骼肌纤维都与被称为运动神经元的神经细胞的轴突相连接。运动神经元与肌纤维之间的连接被称为神经肌肉连接。

乙酰胆碱是如何与肌细胞相互作用的?

乙酰胆碱是一种神经递质,它是由神经细胞释放的一种化学物质,对于另一个兴奋的细胞比如另一个神经细胞或者骨骼肌细胞既有兴奋的作用又有抑制的作用。在骨骼肌内,乙酰胆碱起到兴奋激动骨骼肌细胞的功能。

肉毒杆菌毒素的作用是什么?

肉毒杆菌可以产生一种肉毒杆菌毒素, 这种毒素可以抑制神经肌肉连接处的运动神经元轴突释放乙酰胆碱，引起肉毒中毒，这是一种非常严重的食物中毒。这种食物中毒的情况一般都是因为食用放置过久的食物而没有加热到将其中的细菌杀灭或是使其中的毒素灭活造成的。这种细菌的内孢子具有很强的抗热性，可以承受在212℉（100℃）的情况下煮沸数个小时，或者在248℉（120℃）的条件下煮沸10分钟。肉毒杆菌毒素可以阻挡肌肉纤维的激动，使肌肉瘫痪，甚至可以累及呼吸机。如果不及时进行治疗，肉毒杆菌造成的死亡率相当高。

重症肌无力是什么？

重症肌无力，通常最初的表现是在面部，是一种不伴有肌肉萎缩的肌肉力量减弱

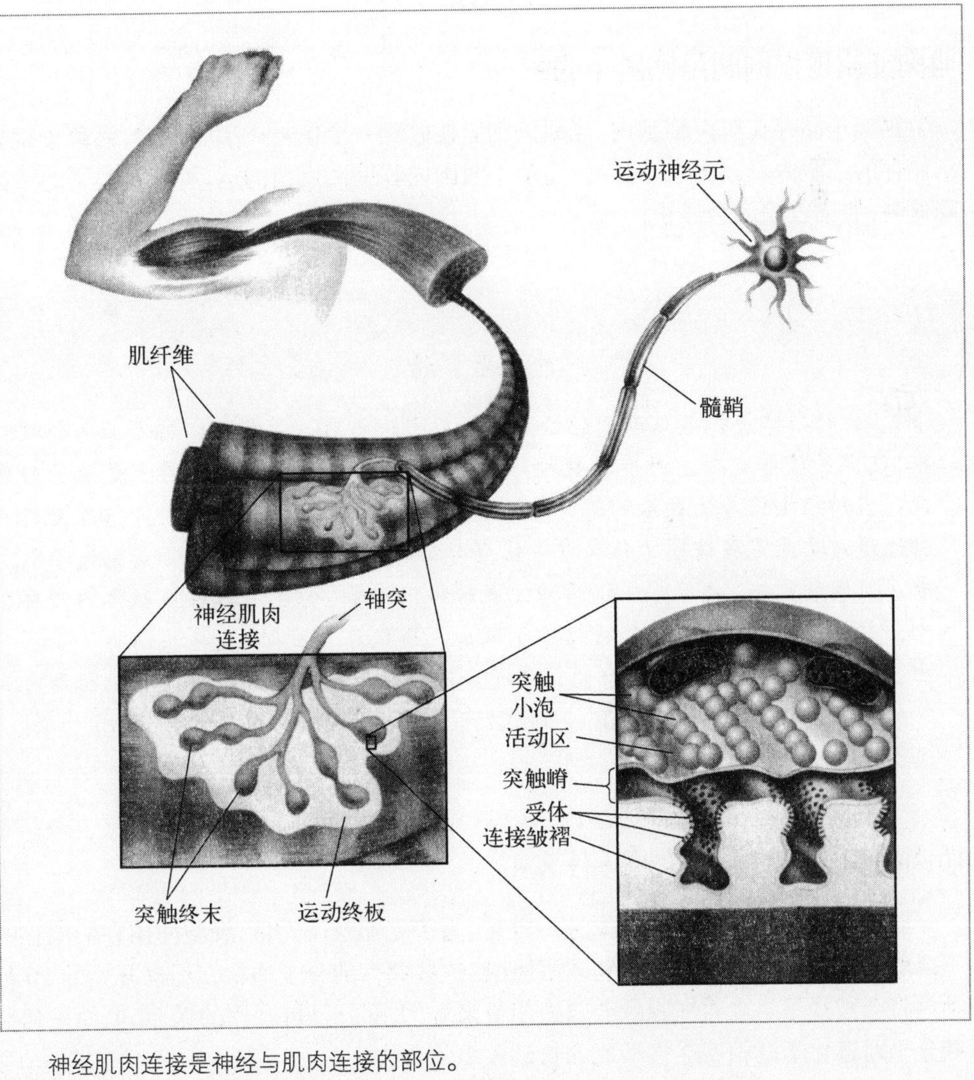

神经肌肉连接是神经与肌肉连接的部位。

的疾病。这是一种慢性的、进行性的自身免疫性疾病，是由于神经肌肉连接处的乙酰胆碱受体受到损害造成的。在很多患有重症肌无力的患者体内都可以检测到与乙酰胆碱受体结合并损害受体的异常抗体。由于乙酰胆碱受体的数目减少，肌纤维受到的神经元刺激效应削弱，就会造成肌肉的力量减弱。

所有的肌肉细胞都是按照相同的方式工作的吗？

尽管所有的肌肉都通过收缩工作，但并非所有的肌肉类型都有肌小节——肌肉收缩的基本单位。心肌细胞内含有肌小节，但是在收缩时，心肌细胞内的支持结构就与骨骼肌细胞内的不同。平滑肌内根本就没有肌小节。

肌肉细胞是如何利用钙离子的？

钙离子储存在肌肉细胞内。当肌肉细胞接收到一个信号产生收缩时，钙离子就会从储存的细胞内释放出来，这样就启动了肌肉内收缩性蛋白的运动。当钙离子的浓度降低时，肌肉收缩就会停止。

什么是尸僵？

死亡的个体最初是肌肉开始松弛。数个小时之后，骨骼肌细胞开始部分收缩，使得关节僵直。这种情况就被称为尸僵，它会持续72个小时甚至更长的时间。当神经元信号使存活的肌纤维开始收缩时，它们会与位于肌肉纤维表面的神经递质共同完成这项工作。信号使得纤维开放钙离子通道，而正是钙离子引起了肌肉的收缩。之后肌肉以两种方式转移钙离子：它们可以在线粒体内储存部分钙离子，还可以将剩余的钙离子泵出。当机体死亡时，储存的钙离子会渗出，钙离子泵失去功能。多余的钙离子会造成肌肉纤维内肌动蛋白和肌凝蛋白纤维持续连接，使得全身僵直，直到肌肉开始腐烂了，这种现象才会消失。

肌肉细胞使用的能量来源是什么？

肌肉细胞使用各种能量来源进行收缩。为了立即获得能量，细胞使用它们储存的三磷酸腺苷和另一种含磷化合物磷酸肌酸。这些储存的分子通常在运动开始的20秒钟内就会被耗尽。之后细胞就会改换能量来源，大部分是可利用的糖原，糖原是葡萄糖分子通过化学键相互连接形成的长链碳水化合物。

肌肉收缩和松弛的能量来源是什么?

肌肉收缩需要相当多的能量。与大多数细胞相同,肌肉细胞利用三磷酸腺苷作为能量来源。在钙离子的存在下,肌凝蛋白作为一种酶,将三磷酸腺苷分解成二磷酸腺苷和无机磷,释放能量来使肌肉运动。肌肉细胞储存的三磷酸腺苷仅仅够维持10秒钟的活动。一旦这些三磷酸腺苷被耗尽,细胞必须从其他能量来源处产生更多的三磷酸腺苷,这些能量来源包括磷酸肌酸、糖原、葡萄糖和脂肪酸。

肌肉细胞内的全或无现象是什么?

根据全或无反应,肌肉细胞完全处于运动神经元的控制之下。肌肉细胞从来不能自己收缩。骨骼肌细胞也不能部分收缩。一旦骨骼肌细胞收缩,就是所有的细胞一起收缩。

打寒战与肌肉系统有什么关系?

打寒战是身体的一种保温的自然方式,在极冷的情况下可以作为维持生命的方法。打寒战通过迫使骨骼肌快速收缩和松弛来产生能量。当肌肉分解三磷酸腺苷用来收缩时,产生的能量是一种副产物。这个过程中,肌肉细胞大约80%的能量被转化为身体的热量。一项研究表明,外源性物质比如电热毯或者热水瓶产生的热量实际上对于下丘脑有一定的伤害,因为打寒战这种反射受到了抑制。

为什么跑步运动员跑完10英里完成最后的冲刺之后会气喘吁吁?

在10英里的跑步过程中,有氧代谢是为肌肉收缩提供三磷酸腺苷的主要方式。无氧代谢为最后的冲刺提供短时间的能量(15—20秒)。在跑步结束后,有氧代谢会增加,来补偿氧气的消耗,造成跑步后气喘吁吁的现象。

肌肉疲劳是什么?

肌肉疲劳是由于肌肉长时间运动量过大造成的。肌肉因为血液供应中断(因此氧供应也会中断)或者运动神经元轴突处缺乏乙酰胆碱有可能失去收缩的能力。但是,肌肉疲劳最主要是与无氧呼吸产生的乳酸堆积有关。在剧烈的运动中,循环系统不能为肌肉纤维快速地提供氧气供应。缺乏氧气时,肌肉细胞开始产生乳酸,之后堆积在肌肉内。乳酸堆积会使 pH 值降低,从而使肌纤维不能再对刺激产生反应。

肌肉拉伤是由于肌肉疲劳造成的吗?

在运动后大约 24 小时之后会因为肌肉纤维的微小损伤而产生肌肉酸痛的感觉。肌肉拉伤是由于肌肉被拉伸过度,造成肌纤维撕裂。肌肉拉伤通常伴有内出血、肿胀和疼痛。

氧气代偿是什么?

在静息或者中度运动时,肌肉可以接受有氧呼吸产生的足够的氧气。在剧烈运动时,氧气缺乏会造成乳酸的堆积。氧气代偿是指用来将堆积的乳酸转化为葡萄糖以及储存三磷酸腺苷和磷酸肌酸所消耗的氧气量。

当人们不再锻炼的时候,肌肉会逐渐、有规律地转化为脂肪吗?

当人们不再坚持锻炼时,肌肉开始萎缩,脂肪细胞开始生长。这个过程看起来就像是肌肉细胞转化成了脂肪,但是肌肉细胞的数目仍然保持不变。

平滑肌的收缩和骨骼肌的收缩是一样的吗?

平滑肌的收缩和骨骼肌的收缩既有相同之处,也有不同之处。两种类型的肌肉都会产生由肌动蛋白和肌凝蛋白引起的反应, 都是由细胞膜冲动和细胞内钙离子的增多而引起的,都是利用三磷酸腺苷为能量来源。平滑肌和骨骼肌收缩的一个不同之处在于,平滑肌收缩和松弛的速度比骨骼肌慢。平滑肌可以利用一定量的三磷酸腺苷维持较长时间有力的收缩。另外,平滑肌纤维可以不通过改变紧张度(当胃被食物充满时)来改变长度,而在骨骼肌内是不可以的。

纤维化是什么?

纤维化是指骨骼肌内纤维结缔组织的数目增加的过程。纤维化使得肌肉收缩性降低,胶原纤维会限制运动和循环。

年龄对肌肉系统的影响是什么?

随着机体年龄的增长,通常所有肌肉组织的大小和力量都会有所降低。通常情况下，骨骼肌纤维直径会减小，可以通过肌原纤维的数目减少以及三磷酸腺苷的数目减少和糖原的储存、肌球蛋白的减少反映出来。另外，骨骼肌会越来越小，弹性越来越弱。锻炼持续的能力降低，肌肉受伤后的恢复能力也减弱。与年龄相关的肌肉力量的下降大部分是因为活动减少引起的。在老年人中提倡力量性训练可以辅助他们减缓肌肉系统的功能丧失。

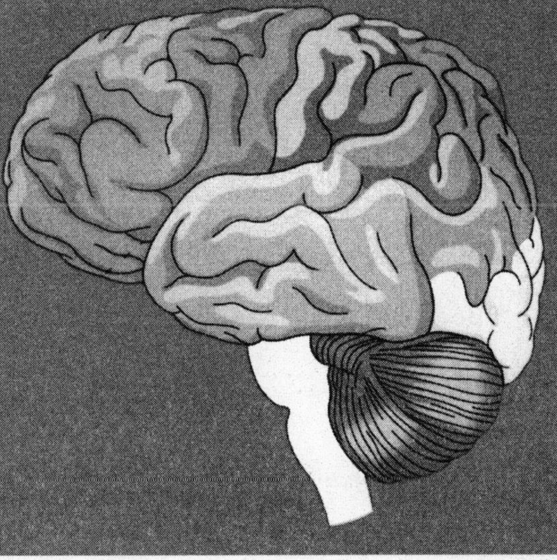

神经系统

简　　介

神经系统的功能是什么?

神经系统是身体内维持内稳态的主要调节系统之一。它的功能有：1. 监控身体的内环境和外环境;2. 整合感觉信息;3. 协调指挥其他器官系统对感觉传入刺激的反应。

神经系统的两个亚系统是什么?

神经系统分为中枢神经系统和周围神经系统。中枢神经系统是由脑和脊髓构成的，而周围神经系统是由体内除了脑和脊髓以外的所有神经组织构成的。中枢神经系统与身体其他部位之间的联络是通过周围神经系统来完成的。周围神经系统的特化细胞使得两个系统之间的联络得以顺利进行。

在人的一生中,神经系统内的细胞会被代替吗?

神经系统再生的能力非常差。一般来说,它们既不能复制,也不能自身修复。周围神经系统的轴突和树突在细胞体完整或者在施万细胞功能良好的情况下可以进行修复。但是在中枢神经系统中,即使细胞体是完整的未受损的,轴突受到损伤后也不能被修复。科学家们最近发现成年人体内仍有少量的神经干细胞，可以产生有限数量的新生神经元。

神经系统内有多少个神经细胞?

神经系统内大约有200亿个神经细胞——即神经元。

周围神经系统内有哪两种类型的细胞?

周围神经系统是由传入即感觉神经元以及传出即运动神经元构成。传入神经细胞从周围神经系统向中枢神经系统内传递感觉信息。它们的细胞体位于神经结内，突起进入中枢神经系统。传出神经元将信息从中枢神经系统传到效应器（肌肉和组织）。它们的细胞体位于中枢神经系统内,轴突进入外周。

周围神经系统可以分为哪些类型?

周围神经系统可以分为躯体神经系统和自主神经系统。躯体神经系统又包括传入神经系统和传出神经系统,用来接收传递来自皮肤、随意肌(条纹肌)、肌腱、关节、眼睛、鼻子和耳朵的感觉信息。自主神经系统,或称为内脏神经系统控制平滑肌和腺体的运动。

自主神经系统又可以分为哪些类型?

自主神经系统可以分为3种类型：1. 交感神经系统;2. 副交感神经系统;3. 胃肠神经系统。交感神经系统和副交感神经系统通常有着相反的作用。比如,当交感神经系统控制“战斗或者激动”的反应,则会在受到压力时增加心率;而副交感神经系统会减缓心率。胃肠神经系统是由胃肠道内的神经细胞构成的。

什么是夏科氏综合征?

夏科氏综合征(ALS)也被称为 Lou Gehrig’s 病,是在 1939 年纽约扬基篮球队员 Lou Gehrig 从篮球队退役后被诊断为 ALS 从而得名 Lou Gehrig’s 病。这是一种致命的神经系统疾病，它会侵犯控制着随意肌的神经细胞（运动神经元）。运动神经元的功能是作为控制性单位和神经系统与机体随意肌之间联系的纽带。大脑中（上运动神经元）来自运动神经元的信息传入到脊髓内（下运动神经元）的运动神经元中，再从脊髓

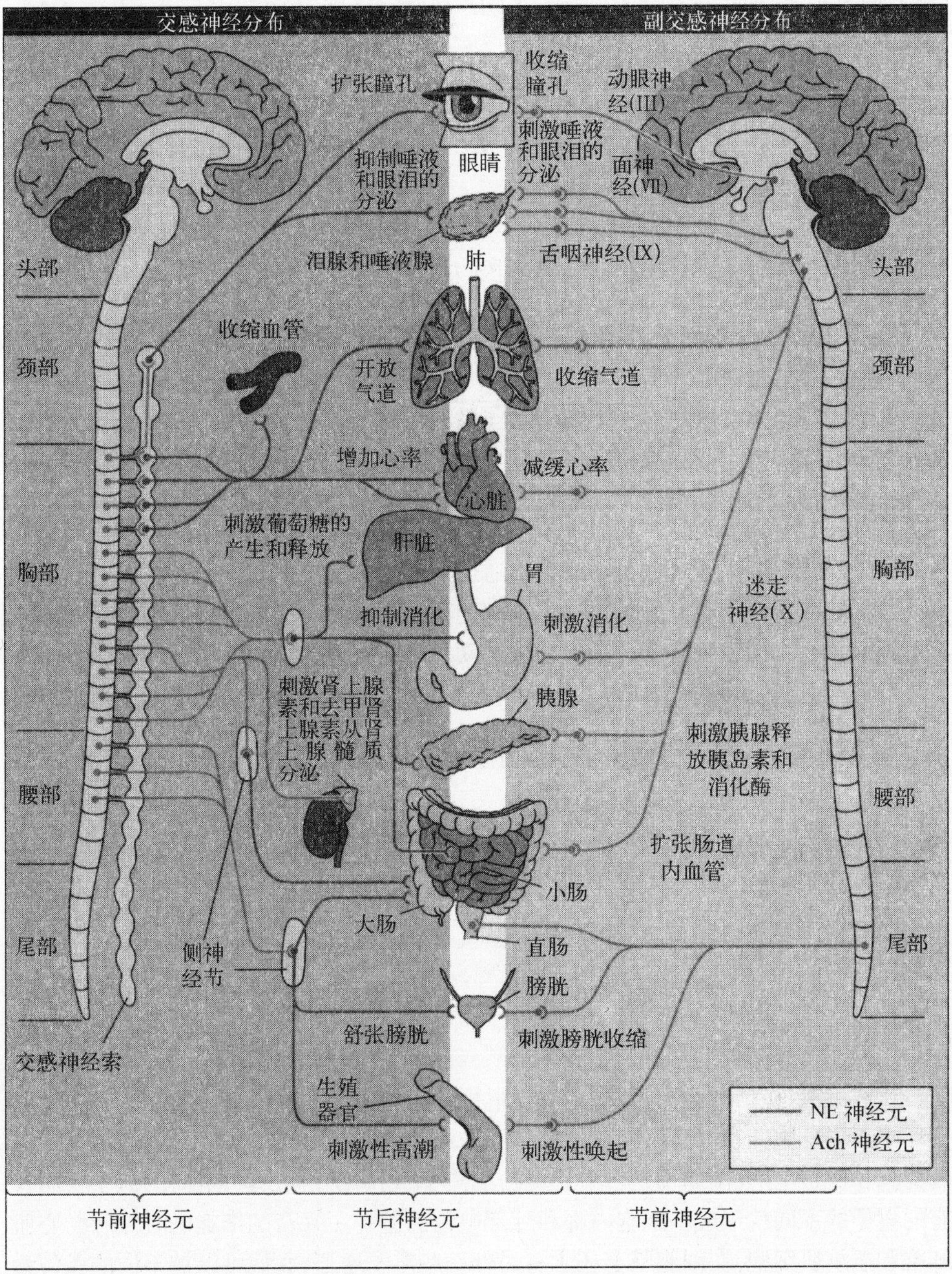

交感神经系统和副交感神经系统。

传到特定的肌肉。患有ALS的患者上运动神经元和下运动神经元都会退化或者死亡,所以就不能将信息传递到肌肉。最终,受到随意控制的所有肌肉都会受到侵犯,患者就会失去力量以及运动胳膊、腿的能力和其他机体功能。最后,甚至呼吸的能力也会受到侵犯。这种疾病不会影响一个人的意识、个性、智力或者记忆力。

神经元功能

神经元是如何将信息传递给其他神经元的?

大多数神经元都是通过释放一种叫做神经递质的化学物质与其他神经元相互联系的。这些神经递质会影响其他神经元上的受体。在一些特殊的情况下,神经元可以直接通过一些被称为"缝隙连接"的小孔与其他神经元交流。

离子通道是什么?

离子(比如钾离子和钠离子)通过膜通道穿过细胞膜。离子穿过细胞膜扩散,从而平衡各处的离子浓度和电量。带有正电荷的离子向着带有负电荷的区域运动,而带有负电荷的离子向着带有正电荷的区域运动。

渗透性通道和电压门控通道的区别是什么?

渗透性通道也被称为自由扩散通道,通常情况下是开放的,使得钠离子和钾离子可以穿越细胞膜来维持细胞膜的静息电位在-70毫伏。电压门控离子通道只有在细胞膜的电位发生变化时才会相应的开放或者关闭。它们也可以由化学物质调控、电压调控或者机械调控。大部分的门控通道接近静息电位。

静息膜电位是什么?

所有细胞(包括神经元)都有静息膜电位。细胞内部的离子环境与细胞外部的离子环境不同。这种差异是由特殊的离子泵来维持的,这些离子泵位于细胞膜的内部。因为离子是带电的(阳离子是带有正电荷的离子,阴离子是带有负电荷的离子),所含有的离子的不同就形成了细胞内部和外部电位的差异。兴奋的细胞(如神经元、心肌细胞和条纹肌细胞)在细胞膜上还含有另外一些离子通道,它们可以被不同的条件激活(或者抑制)。对于一个神经元来说,这种在静息状态下由离子泵产生的电位的差异被称为“静息膜电位”。

与神经元细胞外部相比，神经元的平均静息膜电位大约是-70毫伏。

动作电位是指什么?

动作电位是一系列快速产生的过程，通常会使局部膜电位减少或者正负颠倒，最终恢复到静息状态。动作电位的两个时相是去极化期和复极化期。在去极化期时，神经元内部带的正电要比神经元外部多，可以达到30毫伏。在复极化期，细胞膜极性恢复到静息状态，即-70毫伏。动作电位的去极化和复极化期持续大约1毫秒。

动作电位的产生是通过细胞膜内一种特殊的离子通道的开放形成的，这个现象是由阿兰·罗伊德·赫德金（1914—1998）和安德鲁·菲尔丁·赫克里斯(Andrew Fielding Huxley,1917—　)于20世纪40年代最先发现的。他们两人与约翰·艾克斯爵士(1903—1997)共同获得了1963年的诺贝尔生理学或医学奖，以表彰他们在研究动作电位的离子机制和神经细胞细胞膜兴奋和抑制过程中的贡献。

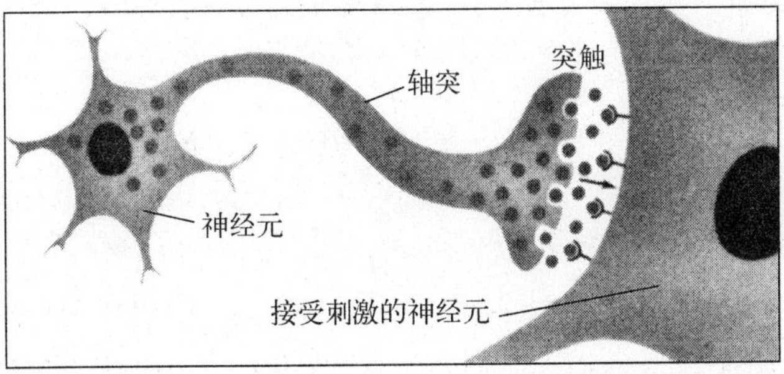

神经细胞通过轴突、突触传递神经冲动至接受的神经细胞来相互联系。

突触是什么?

突触是细胞之间联络的部位。每个突触都含有与其他两种细胞相关的成分，这两种细胞是突触前神经元和突触后神经元。突触前神经元是传递信息的细胞，而突触后神经元是接收信息的细胞。

神经冲动是何时产生的?

神经细胞从其他神经元(有时从自身)接收很多突触的刺激。每次，这些轴突中有一个会产生动作电位，突触前神经元释放神经递质开放突触后神经元(接收信息的神经元)上的“化学门控”离子通道。离子通道的开放可以产生神经元静息电位的局部、分级的变化。如果电位可以使细胞去极化(减小神经元内外之间的电位差)，那么这种微小的变化就被称为兴奋性突触后电位(或者 EPSP)。如果它能使细胞超极化(细胞内电位比细胞外电位的负极性更大),那么这种微小的变化就被称为抑制性突触后电位(或者 IPSP)。所有的 EPSP 和 IPSP 都是改变细胞膜电位的。当细胞膜电位达到一个特殊的域值时,就会产生神经冲动。域值大约是-55 毫伏。如果神经元不达到这个域值,就不会产生动作电位。

第一个被发现的神经递质是什么?

化学递质的概念是托马斯·莱顿·埃利尔特(1877—1961)首先提出的。1904年,埃利尔特发表了一个理论,揭示了肾上腺素和交感神经激活的相似点。直到1921年,奥托·莱维(1873—1961)才用实验证明了副交感神经末端(迷走神经物质)的神经递质是乙酰胆碱,并且与肾上腺素极其相似的物质在交感神经末梢激活的反应中具有重要作用。莱维与亨利·哈莱特·戴尔(1875—1968)共同分享了1936年的诺贝尔生理学或医学奖,以表彰他们在研究神经冲动的化学传递方面的贡献。

神经冲动传导的速度有多快?

神经冲动传导的速度大约是 160 英尺/秒(50 米/秒)。最慢的神经传导位于小的非髓鞘性(非绝缘性)纤维,速度大约是 2.5 英尺/秒(0.7 米/秒)。大的髓鞘性(绝缘性)纤维的传导速度可以达到 395 英尺/秒(120 米/秒)甚至更快。

是所有的动作电位的大小都一样吗?

一个神经细胞内的每处动作电位都是一样的。由于这个原因,动作电位被称为"全或无"反应。

主要的神经递质都有哪些?

神经系统中,科学家们已经证实发现的神经递质至少有 50 种,而且还有可能有其他的 20 几种甚至更多。一共有 4 类神经递质:1. 乙酰胆碱;2. 氨基酸;3. 单胺类;4. 神经肽。

乙酰胆碱也许是神经递质中最有名的一个了,它是运动神经元和随意肌收缩时的一个最重要的神经递质。它通过作用于不同类型的乙酰胆碱受体产生不同的效应,对于心肌有抑制作用，对于平滑肌有激动作用。

氨基酸神经递质包括谷氨酸和天冬氨酸。这些神经递质是中枢神经系统中最重要的兴奋性神经递质之一。它们位于大脑内。

有两种重要的单胺类神经递质：儿茶酚胺和吲哚胺。儿茶酚胺包括去甲肾上腺素和多巴胺。五羟色胺被认为是与睡眠、情绪、食欲和疼痛相关的神经递质，属于吲哚胺。

神经肽包括生长激素释放抑制激素、内啡肽和脑啡肽。生长激素释放抑制激素是一种生长素抑制激素。内啡肽和脑啡肽抑制突触活动，从而产生疼痛。

兴奋性神经递质与抑制性神经递质的区别是什么?

神经递质可以被分为兴奋性神经递质和抑制性神经递质，这是根据它们在突触后神经元细胞膜上的效应来分类的。如果受体的激活可以引起细胞膜去极化并且可以促进动作电位的产生，那么神经递质就被称为兴奋性神经递质。如果受体的作用是引起超极化并且抑制动作电位的产生，那么这种神经递质就被称为抑制性神经递质。

影响突触部位乙酰胆碱效应的药物和毒素有哪些?

下面的表格显示了对乙酰胆碱(Ach)活性有影响的不同药物和毒素的名称。

药物或毒素	机制	影响	举例
肉毒杆菌毒素（肉毒杆菌产生的）	抑制乙酰胆碱的释放	使随意肌瘫痪	用于某些治疗，比如与伯托克斯合用，小剂量的肉毒杆菌毒素可以消除皱纹
筒箭毒碱	抑制乙酰胆碱与突触后受体部位相结合	使随意肌瘫痪	也被称为箭毒；某些南美洲的部落用此药物使猎物肌肉瘫痪
阿托品	阻止乙酰胆碱与肌源性突触后受体部位结合	减缓心率，降低平滑肌的活性；扩张瞳孔；高剂量可以产生骨骼肌无力	眼科医生用来扩张瞳孔的一种治疗性手段；也可以用来对抗抗胆碱酯酶毒素的毒性效果
尼古丁	与尼古丁乙酰胆碱受体相结合，刺激突触后神经元细胞膜	小剂量可以激动随意肌，大剂量会造成瘫痪	香烟中的活性成分
黑寡妇蜘蛛毒液	释放乙酰胆碱	产生肌肉痉挛	

续 表

药物或毒素	机 制	影 响	举 例
毒扁豆碱	通过胆碱酯酶抑制乙酰胆碱失活	骨骼肌持续的收缩，对心肌、平滑肌和腺体也有作用	军用神经毒性气体；被用于杀虫剂（马拉硫磷）；通过抑制乙酰胆碱酯酶的作用增加乙酰胆碱的有效量来治疗重症肌无力；治疗筒箭毒碱过量

局部麻醉是如何阻断痛觉的?

局部麻醉(比如诺夫卡因和利多卡因)可以减少细胞膜对钠离子的通透性。神经冲动不能穿过细胞膜，所以感觉神经元的刺激被阻断了。痛觉信号也就不能到达中枢神经系统。

癫痫是什么?

癫痫是一种脑部的疾病,是指大脑内的一组神经元间断性的信号异常。在癫痫发作时,神经元每秒能够放电 500 次,比正常的放电速率(80 次/秒)要快得多。当神经元正常的活性受到扰乱时,奇怪的感觉、感情和行为、惊厥、肌肉痉挛甚至意识丧失都有可能发生。

是什么引起了癫痫?

癫痫可能是因为大脑内的放电异常、神经递质的不平衡或者这些因素结合在一起造成的。研究者认为患有癫痫的某些人有着异常的高度兴奋的神经递质，这些兴奋的神经递质可以增加神经元的活性,而另一些患者有着异常低抑制性神经元递质,这些抑制性神经递质可以抑制大脑内神经元的活性。无论哪一种情况都会造成神经元活性过度,引起癫痫。

癫痫发作的类型有哪几种?

癫痫发作的类型有 30 多种,可以归为局部发作和全身发作两大类型。局部发作，也称为部分发作，是只在大脑内的一个部位发作。通常是按照大脑的发病部位来描述的(比如局部额叶癫痫发作)。局部发作的两个典型的例子是简单性局部发作和复合性局部发作。在简单性局部发作中，患者意识仍然清醒，但是会突然感觉到异常的感觉，比如无法解释的愉快、气愤、悲伤或者恶心。患者还会听到、闻到、尝到、看到或者感觉到一些不是真实存在的事物。在复合性局部发作中，患者会丧失意识。患有复合性局部发作的患者会表现出奇怪的、重复性行为，比如眨眼、抽搐、嘴部运动，甚至绕圆圈走路。这些重复性动作被称为自动性。有些患有局部性发作的患者还会看到前兆。这样的癫痫发作通常会持续数秒钟。

全身发作是由于大脑两侧的神经元活性异常造成的。全身发作会造成意识丧失、摔倒或者大量肌肉痉挛。全身发作的类型有很多。两种最知名的类型是意识丧失性发作和强直痉挛性发作。前者被称为小发作 ，患者会感到就像是看到了另一个空间，或者不断地颤抖抽搐。强直痉挛性发作被称为大发作，会引起一系列混合症状，包括肢体僵直，胳膊和腿部不断抽搐，同时还会有意识丧失。

在河豚中最重要的致命毒素是什么？

太平洋河豚体内含有河豚毒素，也被称为TTX，这种毒素存在于鱼的肝脏、性腺和某些种鱼的血液中。河豚毒素可以阻断电压门控的钠离子通道，消除动作电位的产生，阻断神经细胞活性。日本人认为河豚是一个很奇特的物质，称之为fugu。经过严格训练的厨师可以仔细地摘除河豚体内含有毒素的器官。但是每年也会造成数人死亡。

在帕金森病中，哪种神经递质被完全耗尽?

帕金森病是由于大脑中某些调控运动的神经元内含有的神经递质多巴胺缺失引起的。帕金森病的典型特点是动作僵直、运动迟缓、动作不稳定以及面部自发表情减少。

目前还没有治愈帕金森病的方法，但是特殊的药物可以通过增加大脑内多巴胺的量缓解症状。患者通常服用左旋多巴和卡比多巴。卡比多巴可以延迟左旋多巴转化为多巴胺的过程，这样左旋多巴就可以进入大脑。神经细胞可以利用左旋多巴来合成多巴胺，补充大脑内多巴胺量的减少。

帕金森病是何时被首次公布的?

帕金森病是由英国医学家詹姆斯·帕金森医生（1755—1824）在1817年发表的《有关震颤麻痹》的论文中首次正式提出的。

中枢神经系统

中枢神经系统的特点是什么?

中枢神经系统(脑和脊髓)是由骨骼保护起来的。颅骨包绕着大脑,脊柱保护着脊髓。

哪层膜覆盖并保护着大脑和脊髓?

脑膜(来源于希腊语 meninx,意思是“膜”)覆盖并保护着大脑和脊髓。脑膜有 3 层:1. 硬脑膜;2. 蛛网膜;3. 软脑膜。硬脑膜是覆盖在中枢神经系统上最外层的膜。蛛网膜(来源于希腊语 arachne,意思是“蜘蛛”)是胶原纤维和弹性纤维交织形成的网状结构。脑膜的最内层是软脑膜。软脑膜紧紧地覆盖在脊髓和大脑的神经组织上。脑脊液充填在硬脑膜和蛛网膜之间的间隙内。大部分供应中枢神经系统的血管位于软脑膜内。

脑膜炎是什么?

脑膜炎是脑膜的感染或引发的炎症。脑膜炎通常是由细菌或病毒感染而引起的,尽管某些真菌感染和肿瘤也可以引起脑膜炎。脑膜炎的常见症状包括突然发热、严重头痛和颈项强直。在更加严重一些的病例中,神经学症状还包括恶心呕吐、意识模糊、方向感消失、对强光敏感以及食欲减退。早期治疗细菌性脑膜炎使用抗生素非常重要,可以降低疾病的死亡率。

脑膜炎可以预防吗?

引进和广泛使用流感嗜血杆菌 B 和肺炎链球菌结合疫苗已经极大地降低了细菌引起脑膜炎的可能性。在 2005 年,疾病控制中心建议成人和大学新生重新注射脑膜炎球菌疫苗,这可以有效地抑制由脑膜炎奈瑟菌引起的 4 种类型的脑膜炎球菌疾病。

什么是灰质?

灰质是由神经元和无髓鞘的树突和轴突所构成。在脊髓内,灰质看起来像一个 H 形,中央是很小很狭窄的神经管。在活体标本中灰质的颜色是灰色的。

什么是白质？

白质是由有髓鞘的神经组织构成的。因为髓鞘是白色的，所以组织的颜色是白色的。

脱髓鞘疾病是什么？

脱髓鞘疾病是指周围神经系统或者中枢神经系统内神经元髓鞘的损伤。多发性硬化症(MS)是一种慢性的、使人体衰弱的疾病，影响到中枢神经系统的髓鞘。这种疾病是一种自身免疫性疾病。在多发性硬化症的患者中可以检测到针对大脑和脊髓内神经周围髓鞘的抗体和白细胞。这种疾病会引起髓鞘的感染和损伤。脱髓鞘是指髓鞘的缺失，髓鞘是白质内隔绝神经末梢的一种物质。髓鞘可以辅助神经以最快的速度接收和重复来自大脑的信息。当神经末梢失去这种物质时，它们就不能正常地发挥作用，形成很多斑块，即"硬化"。硬化部分造成的结果有很多。损伤会减缓或者阻断肌肉的协调能力、视觉和其他依赖于神经信号的功能。

在格林巴利综合征中髓鞘会受到怎样的损伤？

在格林巴利综合征这样的自身免疫障碍疾病中，人体的免疫系统会侵袭一部分周围神经系统。免疫系统开始损害包绕在很多周围神经轴突上的髓鞘，或者甚至损害轴突本身。轴突外没有髓鞘时，神经信号的传导速度就会减慢。在格林巴利综合征中，周围神经的髓鞘受到了损害，神经就不能有效地传递信号。结果，肌肉开始失去它们对大脑指令的作出反应的能力，这些指令必须通过神经网络传递。大脑从身体其他部位接收到的感觉信号的量也会减少，这使得患者对物质的质地、热量、疼痛和其他感觉逐渐丧失。另外，大脑接收到了一些不正确的信号，从而引起了刺痛、皮肤疼痛或者其他的痛觉。因为传递到胳膊和腿部的信号以及由胳膊和腿部传来的信号传递的距离最远，所以四肢是最容易受损的部位。

格林巴利综合征的症状有哪些？

格林巴利综合征首先表现出来的症状包括腿部不同程度的无力以及抽搐。在很多病例中，无力和感觉异常还会累及上肢和整个上部躯体。在更严重的病例中，患者由于肌肉不能正常工作，全身几乎瘫痪。在这些病例中，疾病几乎危及到了生命，因为它会影响到呼吸，有时还会影响到血压或者心率。这样的患者通常需要呼吸机辅助呼吸，还需要严密监测患者的多项指征，比如是否有异常的心脏搏动、感染、凝血以及高血压和低血压。但是，大多数患者，即使是最严重的格林巴利综合征患者，都可以痊愈，尽管有些患者会残留有一定的无力症状。

中枢神经系统内有多少脑脊液?

整个中枢神经系统内含有 3—5 盎司(80—150 毫升)脑脊液,这是一种清亮透明的无色液体。每天产生将近 17 盎司(500 毫升)的脑脊液,每 8 个小时(每天 3 次)就可以有效地更新一次。正常情况下,脑脊液流经脑室,进入大脑基底部的储水池(作为储存的封闭腔隙),流经大脑和脊髓表面,之后进入血液被吸收。

脑脊液的功能是什么?

脑脊液有 3 个重要的、维持生命的功能: 1. 维持大脑组织的漂浮状态,起到缓冲或者吸收振动的作用;2. 为大脑提供营养物质, 运走废物;3. 在大脑和脊髓之间流动,补偿脑内血液量的变化(脑内的血流量)。

在脑脊液中大脑的重量是如何减少的?

因为大脑是漂浮状态,漂浮于脑脊液中,所以它本身的重量——大约是3磅(1.4千克)就会减少大约14%,即不到2盎司(50克)。

脑脊液的循环受到影响后会怎样?

阻塞性脑积水通常被称为"大脑内积水",是由于脑脊液的产生、循环和重吸收紊乱造成的。因为脑脊液是不断生成的,一旦平衡被打乱,大脑内脑脊液的量就会持续增多。液体量的增多会导致大脑受到压迫和扭曲。如果不予治疗,颅内压会升高,通常会造成大脑功能的减退。对于婴儿,通常的治疗方法包括开放另一条通道,既可以阻止阻塞,又可以使多余的脑脊液流出。

大　　脑

大脑有多大?

大脑重约 3 磅(1.4 千克)。大脑平均的体积约是 71 立方英寸(1 200 立方厘米)。

总体来说，男性的大脑要比女性的大脑大 10%左右，这与人体的体型有关。大脑含有大约 1 000 亿个神经元和 1 万亿个神经胶质细胞。

大脑的大小与智力有关吗？

大脑的大小和智力无关。大脑最小的人（只有 46 立方英寸【750 立方厘米】）与大脑最大的人（有 128 立方英寸【2 100 立方厘米】）的智力是相同的。

从出生到长大成人，大脑的体积是如何变化的？

随着一个人从出生到长大成人，大脑细胞的体积在不断地增加，髓鞘形成的程度也在不断增加。尽管神经元的数目在出生后不会增加，但是神经胶质细胞的数目会不断增加。成人大脑的重量大约是出生时的 3 倍。在 20 岁—60 岁之间，因为神经元的凋亡并且不能更新，大脑会每年减少大约 0.033—0.10 盎司（1—3 克）。60 岁之后，大脑每年的缩减率会增加到 0.10—0.143 盎司（3—4 克）。

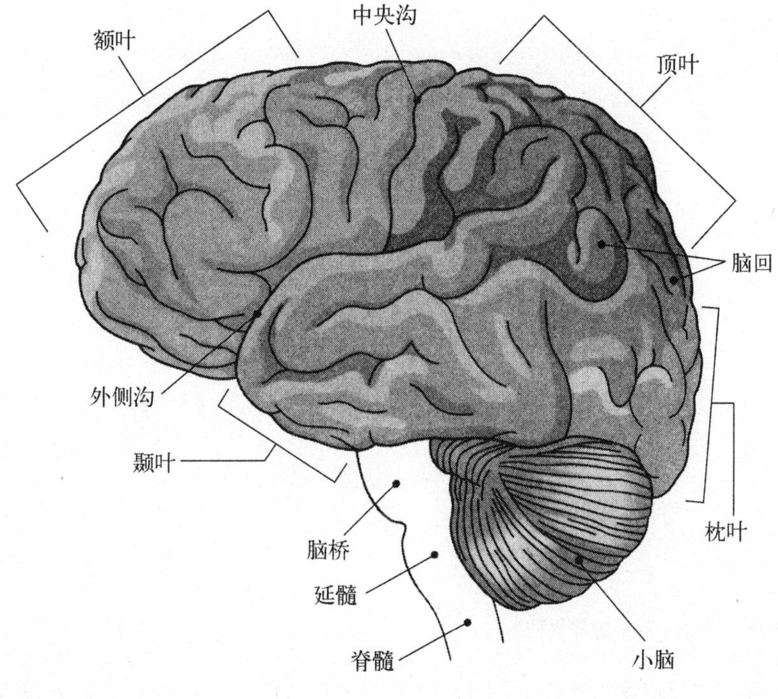

大脑是由 4 部分构成：脑干（脑桥和延髓）、小脑、间脑（包括丘脑和小丘脑）以及大脑，大脑包括很多叶、脑沟和脑回。

大脑主要分为哪些部分?

大脑可以分为 4 个部分：1. 脑干，包括延髓、脑桥和中脑；2. 小脑；3. 大脑；4. 间脑。间脑又可以继续分为丘脑、下丘脑、上丘脑和腹侧丘脑，也叫丘脑底部。

大脑主要部分的功能是什么?

大脑的每个区域都有一定的功能，如下面这个表格所示。

大脑的区域	功能
脑干	
延髓	在脊髓和脑之间传递信息，并将信息传递到大脑；对于心率、呼吸和消化活动进行调控的中心
脑桥	在髓质和大脑其他部分之间传递信息；调控着某些呼吸功能
中脑	参与视觉形成的过程，包括视觉反射、眼球的运动、晶状体调焦和瞳孔的扩大
小脑	参与运动协调、平衡和维持姿势的调控；导入运动系统需要的感觉信息
大脑	意识思维过程和智力功能、记忆、感觉感知和感情的中心
中脑	
丘脑	感觉信息的传递信息
下丘脑	调节身体温度、水分平衡、睡眠周期、食欲、情感和激素分泌

是谁最先提出大脑的左半球与右半球的功能是不同的?

科学家们早在100多年前就已经知道了大脑两侧的两个半球分别控制着身体的对侧。但是，直到20世纪50年代，罗格·斯博瑞（1913—1994）才率先指出大脑的左右两个半球的功能是不同的。他的实验对于“大脑分裂”学说有着突出的贡献。斯博瑞因为他的伟大发现于1981年获得了诺贝尔生理学或医学奖。

连接脊髓和大脑的结构是什么?

延髓连接着脊髓和大脑。延髓调节着自主神经的功能，比如心率、血压和消化功能以及自动功能，比如呼吸节律。它将感觉信息传至丘脑和脑干的其他部分。

大脑内最大的部分是什么？

大脑内最大的部分是大脑。大脑的外层布满了突起的部分被称为脑回，凹陷的部分叫做脑沟。最深的脑沟是大脑裂。大脑被分为左右两个半球。脑胼胝体在大脑半球中下部将左右两个半球连接起来。每个半球又可以分为4个部分，即四叶，是以覆盖在它们上方的骨骼的名字命名的。4个部分分别是额叶、顶叶、颞叶和枕叶。

大脑左半球和右半球各有什么功能？

大脑左半球控制着身体的右半边，还控制着说话、写字、逻辑、推理、科研和数学

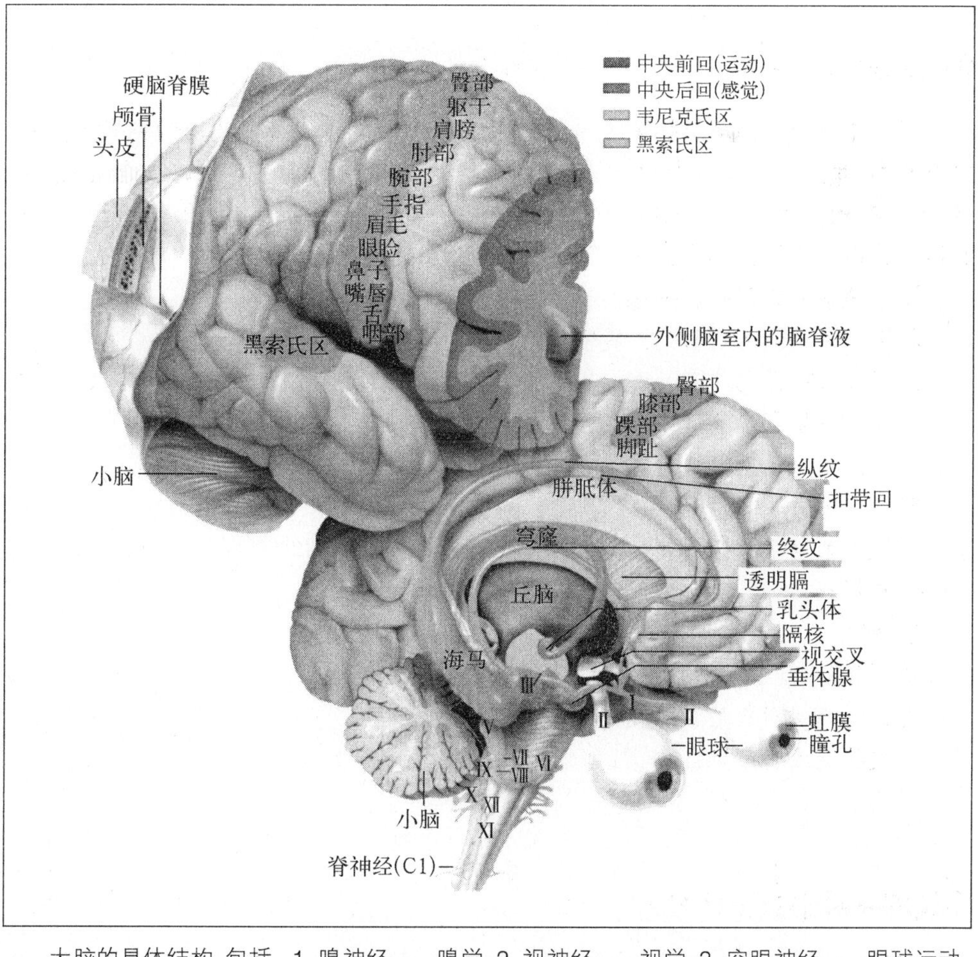

大脑的具体结构，包括：1. 嗅神经——嗅觉；2. 视神经——视觉；3. 空眼神经——眼球运动；4. 滑车神经——眼球运动（图中未标出）；5. 三叉神经——面部（感觉）；6. 外展神经——眼球运动；7. 面神经——面部（运动）；8. 前庭蜗神经（听觉和平衡）；9. 舌咽神经——吞咽、品尝、味觉；10. 迷走神经——消化道、吞咽、心率、蠕动；11. 副神经——肩部肌肉；12. 舌下神经——舌。

能力。相反,大脑右半球控制着身体的左侧,并且与想象力、空间感知、面容识别、艺术和音乐能力有关。

为什么血脑屏障很重要?

血脑屏障是由特殊的神经胶质细胞,即星形胶质细胞与血管相互连接形成的。它对于大脑内维持内环境的稳态极为重要。总体来说,只有脂溶性的分子(比如二氧化碳、氧气、固醇类和乙醇)可以轻易地穿过血脑屏障。水溶性的分子(比如钠离子、钾离子和氯离子)只能在特殊的载体分子的协助下才可以穿越血脑屏障。某些物质是根本不能通过血脑屏障的。

脑震荡是什么?

脑震荡是由于大脑受到冲击而产生的损伤,使得大脑的正常功能受到影响。脑震荡通常不会危及生命。因为大脑非常复杂,脑震荡的症状和体征在表现上会有很大的区别。有些人会丧失意识,而有些人不会丧失意识。有些症状会立即出现,而另有些症状数日或者数周后都不会出现。脑震荡的症状包括:

不可缓解的头痛或者颈部疼痛;
精神上受到影响,记忆力、集中能力或者作出决定的能力都减弱;
思维、讲话、行动或者阅读上十分缓慢;
容易走失或者容易意识混乱;
总是感觉到劳累,没有力气或者没有精神;
脾气发生改变(容易毫无原因的感到悲伤或者发怒);
睡眠习惯发生改变(嗜睡或者失眠);
头晕目眩、眩晕或者失去平衡;
想吐(恶心);
对于光、声音十分敏感,容易注意力散失;
视力模糊或者眼睛容易疲劳;
失去味觉或者嗅觉;
耳鸣。

中风的两种形式是什么?

中风有两种形式:失血性中风和出血性中风。失血性中风是由于血管堵塞,使得大脑的供血不足造成的。失血性中风占所有中风中的80%。出血性中风是因为血液流入或者流至大脑周围。出血性中风占所有中风中的20%。

中风的症状有哪些?

中风的症状出现的十分突然，包括肢体麻木或者无力，尤其是一侧身体麻木无力;意识混乱或者言语不清或者理解障碍;一侧或双侧眼睛视物不清;走路障碍,眩晕或者失去平衡、失去协调能力;或者无任何原因的严重头痛。通常会有多种症状同时出现,并且这些症状都出现的十分突然。

微小型中风与通常的中风有什么区别?

微小型中风,医学上也被称为短暂性缺血性休克(TIA),起病时类似于中风,但是之后可以自行缓解,而不出现任何的症状或者功能丧失。短暂性缺血性休克通常持续的时间有几分钟。对于所有的短暂性缺血性休克,症状都会在一个小时内缓解。有过短暂性缺血性休克发作的患者应该尤其重视这个警示，因为在患有短暂性缺血性休克的 5 万美国人中大约有 1/3 在之后会有急性发作。因为所有中风的症状都会很快地出现,而且不能决定它是短暂性缺血性休克还是真正的中风,所以需要及时用药进行治疗。

在美国,有多少人患有阿兹海默氏病?

据美国老年人研究学会估计,在美国,大约有400万人患有阿兹海默氏病。65岁的人中约有3%的人患有阿兹海默氏病，85岁以上的人中约有近50%的人患有此病。

痴呆病的两种最常见的类型是什么?

痴呆这个词是指一组由大脑功能受损而引起的症状。老年人中,痴呆病的两种最常见的类型是阿兹海默氏病和多发性阻塞性痴呆(有时也被称为血管性痴呆)。对于这种类型的痴呆病目前还没有治愈的方法。在阿兹海默氏病中,大脑中特定部位神经细胞的改变造成了大量细胞的死亡。有些研究者认为,对于阿兹海默氏病有一定的遗传学原因。阿兹海默氏病的症状包括轻度的健忘和严重的思维、判断及日常生活自理能力受损。

在多发性阻塞性痴呆中，发生一系列小中风以及大脑内血液供应的改变会造成大脑组织的死亡。小中风发作的部位决定疾病的严重程度及出现的症状。突然出现的症状可能是痴呆的早期症状。患有多发性阻塞性痴呆的患者的疾病进程可能会很缓慢,或者很长时间内都维持稳定,之后如果发生更多的中风,就会迅速出现新的症状。很多患有多发性阻塞性痴呆的患者都与高血压有关。

阿兹海默氏病的七个警示性的症状是什么?

阿兹海默氏病的7个警示性的症状包括:

1. 一遍一遍地问着相同的问题;

2. 重复着一个故事,一个词一个词地讲,一遍又一遍地讲;

3. 忘记如何做饭、如何修理东西、如何玩牌以及忘记其他曾经很容易、很有规律做的事情;

4. 不能算清账;

5. 在熟悉的环境中会迷路,或者放错屋里的东西;

6. 忘记洗澡或者一次次穿着相同的衣服,但同时还坚持自己洗了澡或者那些衣服是干净的;

7. 依赖于其他人,比如自己的爱人来作决定。

即使一个人有着以上几项或者大部分症状,都不能确定地表明患有阿兹海默氏病,这一点是非常重要的。这只意味着他需要接受专业的全面检查,这些医学专业人士包括神经学家或者心理学家,或者接受由研究记忆问题的专家组成的记忆紊乱诊所的检查。

脊　　髓

脊髓位于哪里?

脊髓位于脊柱内。脊髓从颅骨的枕骨下方一直延伸到第一或者第二腰椎处。在成人中,脊髓有16—18英寸(42—45厘米)长,直径有0.5英寸(1.27厘米)。脊髓是连接大脑和身体其他部分的纽带。它是脊髓反射整合的部位。

马尾是什么?

马尾(来源于拉丁文cauda,意思是“尾巴”及拉丁文equus,意思是“马”)是一组脊神经,位于脊柱腰部下段。因为脊髓只到第一或第二腰椎,所以位于第一或第二腰椎以下的神经根非常细,像头发一样稀疏,看起来像马尾一样。

为什么医生要在第四腰椎(L4)部位进行脊髓抽液?

脊髓抽液，也被称为腰椎穿刺，是从脊柱腰部的蛛网膜下腔内抽出少量的脑脊液。因为在第一或第二腰椎处以下就没有脊髓了，所以在第四腰椎处用针穿入蛛网膜下腔内就会减少伤害脊髓的危险。医生检验脑脊液，查看是否有感染。抽取脑脊液也可以降低由于受损伤或疾病造成的人脑或脊髓的水肿而引起的高压。

脊髓内的白质是如何分布的?

脊髓内的白质被分为三部分。每个部分内含有的神经束的轴突都有着相同的功能和结构特点。

脊髓神经束是什么?

神经束是由直径、髓鞘和传导速度上相似的轴突构成的。神经束内的所有轴突都

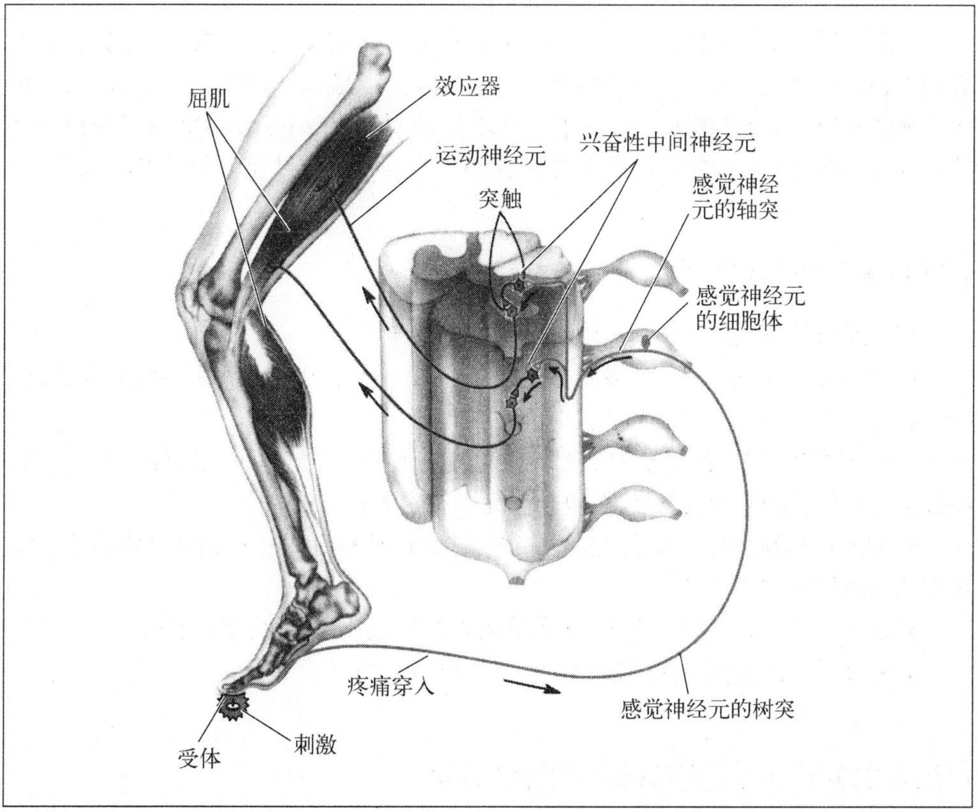

当机体不通过大脑而直接对外界刺激产生反应时，被称为脊髓反射弧。

向着同一个方向传递相同类型的信息。

上传性传导束和下行性传导束有什么区别?

上传性传导束是由感觉神经纤维构成的,这些纤维携带着信息由脊髓传到大脑。下行性传导束是由运动神经纤维构成的,这些纤维携带着信息由大脑传至脊髓。

反射是什么?

反射是一种对刺激的可预知的、非随意性反应。反射是在18世纪的时候被命名的,因为反射看上去是脊髓对刺激产生反应的一种表现,就像是光在镜子上反射一样。反射能使身体对变化着的内部和外部环境很快作出反应,来维持内环境的稳态。涉及骨骼肌的反射被称为躯体反射。涉及平滑肌、心肌或者腺体的反射被称为内脏反射或者自主反射。

脊髓反射弧的组成成分和过程是怎样的?

脊髓反射弧仅仅是由脊髓内的神经元完成的,而不需要大脑的参与。反射弧通常起始于感觉神经元,终止于运动神经元。最简单的反射弧是单突触的反射弧,仅仅由两个神经元和一个突触构成。单突触反射弧中,感觉神经元和运动神经元的突触是直接相接的。尽管大多数的反射弧都很复杂,但是单反射弧反映了反射弧组成的基础。

膝跳反射的步骤是什么?

膝跳反射是按照以下5个步骤进行的:

1. 在膝韧带上敲击一下(膝韧带是附着在膝盖骨上的),会被肌肉内的受体(肌梭)感知;

2. 肌梭产生了神经冲动,神经冲动将沿着感觉神经纤维(传入神经纤维)传递,经过位于背根神经节内的细胞体,终止于运动神经元;

3. 神经末梢释放神经递质至运动神经元,在运动神经元的树突和细胞体上产生兴奋性突触后电位;

4. 运动神经元产生动作电位,导致肌肉内的神经末梢释放乙酰胆碱;

5. 肌肉对乙酰胆碱产生反应,产生去极化或者收缩。

反射是怎样用于诊断疾病和代谢紊乱的?

反射与一般的反应不同,可以作为神经系统紊乱或者综合征的指征。

反　射	描　　述	疾病或损伤的指征
腹壁反射	躯体下方两侧前部的刺激会使腹壁肌肉发生收缩	腹壁反射消失有可能说明外周神经的损伤或者脊髓胸段下方反射中心的损伤;还有可能说明多发性硬化
跖反射(跟腱反射)	敲击比目鱼肌和腓肠肌的跟腱会引起肌肉的收缩,产生足部的跖反射	反射消失说明腿后部肌肉神经损伤,或者腰骶部神经元受损; 可能还说明慢性糖尿病、酒精中毒、梅毒或者蛛网膜下腔出血
巴宾斯基反射	刺激脚底侧面,可以引起脚趾屈曲(跖屈)	反射存在说明椎体运动系统上运动神经元受损
肱二头肌反射	刺激肘部的肱二头肌肌腱可以使肱二头肌和肱肌收缩,引起肘部的屈曲	反射消失说明 C5 或者 C6 脊柱水平的损伤
布氏反射	颈部的屈曲会引起大腿小腿的屈曲	反射说明脑膜炎刺激征
霍夫曼(Hoffmann)征	轻弹中指可以产生其他三指和拇指的屈曲	反射说明脊髓上运动神经元的损伤
柯氏征	病人平卧,髋关节屈曲,膝关节伸直,可以引起膝关节屈曲	反射说明脑膜刺激征或者椎间盘突出
膝反射(膝跳反射)	敲击膝韧带可以引起股四头肌收缩,会使腿部翘起	反射缺失说明 L2、L3、L4 水平的损伤,还说明慢性糖尿病和梅毒
隆贝(Romberg)反射	当闭眼时不能保持平衡	反射说明背部脊柱的损伤
肱三头肌反射	敲击肘部的肱三头肌,会引起肱三头肌收缩,产生肘部的伸展	反射缺失说明 C6、C7、C8 脊柱水平的损伤

脊髓的损伤部位是如何反映出损伤性质的?

在第五颈椎或第五颈椎以上的脊髓损伤会使上下肢的感觉和运动能力丧失,而且损伤部位以下的躯体功能都会受损。高位脊柱损伤之后的瘫痪被称为四肢瘫痪。胸部脊髓的损伤只会影响到下肢的运动功能。仅仅造成下肢瘫痪的被称为截瘫。

脊髓损伤是如何分型的?

脊髓的损伤会造成一段时间内感觉和运动的缺失,被称为脊髓休克。损伤的严重性决定着瘫痪持续的时间以及是否会造成永久性的损伤。

脊髓震荡对于脊髓不会造成明显的损伤。引起脊髓休克是暂时的,只会持续数个小时。

脊髓挫裂伤侵犯的是受损脊髓的白质。恢复过程要更加缓慢，而且可能造成永久性损伤。

脊髓撕裂伤，是由脊柱破裂或者其他异物穿入脊髓造成的，通常恢复过程较长，而且不能完全恢复。

脊髓挤压伤通常发生于锥管受压或者扭曲。降低压力通常可以缓解症状。

脊髓截断性损伤是脊髓受到的严重损伤。手术不能修复损伤的脊髓。

周围神经系统：躯体神经系统

周围神经系统的组成成分是什么？

颅神经和脊神经构成了躯体的周围神经系统。这些神经将大脑和脊髓与外周器官，比如皮肤表面和骨骼肌相连接。

体内周围神经的总长度有多长？

体内周围神经的总长度大约有 9.3 万英里（15 万千米）长。

人体内有多少对颅神经？

人体内有 12 对颅神经。颅神经用罗马数字标记命名。罗马数字表明颅神经由大脑传出的顺序。颅神经的名字表明其功能的解剖学特点。

颅神经都有哪些，它们的功能是什么？

颅神经及其功能

颅神经的名称	功　　能
Ⅰ嗅神经	嗅觉
Ⅱ视神经	视觉
Ⅲ动眼神经	眼球和眼睑的运动，收缩瞳孔，晶状体聚焦
Ⅳ滑车神经	眼球运动（向下、向外运动）

续 表

颅神经的名称	功　　能
Ⅴ三叉神经	面部的感觉，包括头皮、前额、面颊、上唇、上颚、舌以及下颌的感觉；咀嚼
Ⅵ外展神经	眼球外侧运动
Ⅶ面神经	面部表情、味觉、眼泪和唾液的分泌
Ⅷ前庭蜗神经	听觉和平衡
Ⅸ舌咽神经	味觉和其他舌部的感觉；吞咽和唾液的分泌
Ⅹ迷走神经	吞咽、咳嗽、发声；监控血压和血液中氧气、二氧化碳的水平
Ⅺ副神经（也叫脊副神经）	发声；控制着上颚骨骼肌、咽喉部骨骼肌；头和肩膀的运动
Ⅻ舌下神经	说话和吞咽时舌头的运动

最大的颅神经是什么？

三叉神经是最大的颅神经，尽管它不是最长的神经。

哪根颅神经损伤造成了三叉神经痛？

三叉神经痛是由于第五颅神经——三叉神经受压迫或者退行性变造成的。患有三叉神经痛的患者会感到面部一侧突发严重刺痛，一直延伸至下颌或者面颊。疼痛可能会持续几秒钟，也可能几个小时、几天、几周甚至数月之后又反复发生。这样反复出现的疼痛会迅速缓解，甚至数月或者数年没有一点症状。

面神经瘫痪是由哪个颅神经受损引起的？

面神经瘫痪是一种短暂的面部瘫痪，是由于第七颅神经——面神经受损造成的。神经水肿、感染或者受压迫都会引起从大脑传至面部肌肉的信息受到阻碍。患有面神经瘫痪的个体面部一侧或者两侧会出现刺痛、无力或者瘫痪；眼睑下垂以及嘴角歪斜；面神经瘫痪；眼干口干；味觉受损以及一只眼睛流泪不止。

人体内一共有多少对脊神经？

人体内一共有 31 对脊神经。脊神经是根据它们位于的脊柱阶段来分组的。颈神经有 8 对（C1–C8），胸神经 12 对（T1–T12），腰神经有 5 对（L1–L5），骶神经 5 对（S1–S5）以及 1 对尾神经（Co1）。

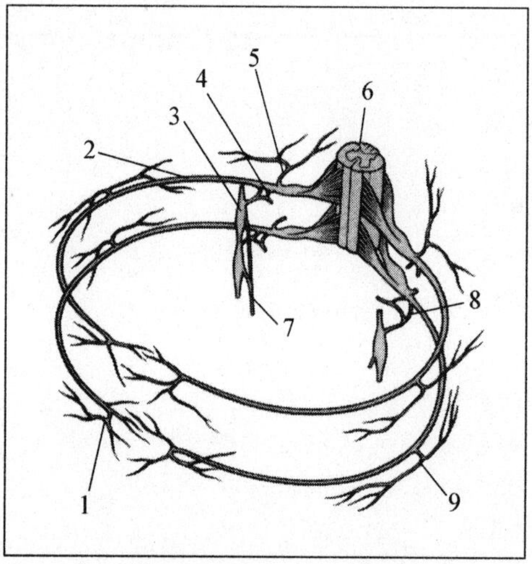

脊神经的解剖结构：1. 前部表皮束；2. 腹支；3. 交感神经节；4. 白质分支；5. 背支；6. 脊髓；7. 交感神经；8. 灰质分支；9. 外侧表皮束。

脊神经是如何附着在脊髓上的?

脊神经在脊椎管内分为两束：背根和腹根。背根是位于后部的束，内含有感觉神经元的轴突，它们将信息传入脊髓。腹根是位于前部的束，内含有运动神经元的轴突，将指令传递至肌肉或者腺体。因此，每个脊神经是感觉神经元和运动神经元的复合体。

体内最长的脊神经是什么?

最长的脊神经是胫神经，平均有20英寸(50厘米)长。

神经丛是什么?

神经丛(来源于拉丁文plectere，意思是“辫子”)是脊神经交汇成的网状结构。身体每侧都有4个主要的神经丛：1. 颈神经丛支配着颈部的肌肉、颈部的皮肤、头的后方以及膈肌；2. 臂神经丛支配着肩膀和上肢；3. 腰神经丛支配着腹壁的皮肤和肌肉；4. 骶神经丛支配着臀部和下肢。神经进一步会分成很多更小的分支。

皮刀是什么?

皮刀(来源于希腊语derma，意思是“皮肤”及希腊语tomos，意思是“切割”)是皮肤表面被单独的脊神经支配的部分。

哪种感染可以影响单个皮刀的皮肤?

带状疱疹，症状表现为皮肤上疼痛的疹子，对应着单个皮刀部位的感觉神经。病毒也是引起水痘的一种病毒。如果有人小时候得过水痘，病毒就会在脊神经的神经根内休眠很长时间。如果被激活，病毒就会引起带状疱疹。

坐骨神经痛是由什么引起的?

坐骨神经痛是由于坐骨神经受压引起的，比如椎间盘突出甚至是由于长时间坐着的时候臀部后面的兜里放了钱包而引起的压迫。疼痛通常会在数周之后缓解，也可以买一些非处方药来缓解症状。

腕管综合征是由什么神经的损伤引起的?

正中神经控制着拇指和其他手指(尽管不包括小指)的掌侧的感觉，同时还控制着某些手部小肌肉的神经冲动，这些神经冲动可以使得拇指和其他手指运动。腕管综合征发生于前臂和手掌之间的正中神经受压或者手腕受压的时候。腕管是一条狭窄的、刚性的、由手底部的韧带和骨骼构成的通路，腕管内走行着正中神经和肌腱。有时，外部受刺激的肌腱会加厚或者其他的水肿造成腕管的狭窄，会引起正中神经受压。腕管综合征的典型症状是手部和腕部疼痛、麻木，通常会放射至手臂。

根据美国神经疾病和中风学会的规定，腕管综合征的早期治疗包括使受感染的手及手腕休息至少两周。非固醇类抗炎药可以用于止痛。冰敷和皮质醇药物可以缓解肿胀和对神经的压力。如果症状仍然持续，可以通过外科手术将手腕周围的组织带切断，来减少正中神经上的压力。

当脚部麻木时，为什么会感觉到像针扎一样？

局部的压力，比如长时间翘着腿或者坐在腿上，会暂时压迫神经，使脚部的感觉和运动功能短时丧失。当局部压力解除后，由于神经末梢开始重新兴奋，所以会感到一种像针扎一样的感觉。

周围神经系统：自主神经系统

自主神经系统是用于调节哪些活动的?

自主神经系统是用于调节非随意性活动的，即不受意识控制的。比如，自主神经系统调控体内平滑肌、心肌和腺体的活性。

自主神经系统是如何构成的?

自主神经系统是由两部分构成的：交感神经系统和副交感神经系统。交感神经系统又称为“战斗或飞行”系统，因为它通常会刺激组织的代谢、增加机体的警觉性，

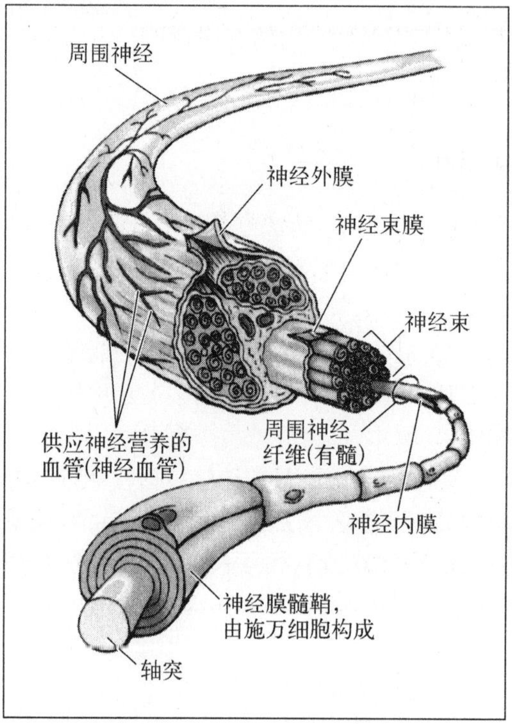

周围神经的结构。

通常使机体准备应对紧急情况。副交感系统也被称为“静息和睡眠”系统，因为它能够保存能量，促进静息时的活动，比如消化。总体来说，交感神经系统和副交感神经系统都支配着靶细胞的活动。

自主神经系统的神经通路与躯体神经系统有什么不同?

躯体神经系统内，运动神经元有髓的轴突直接从中枢神经系统延伸至效应器(比如骨骼肌)。自主神经系统内的神经通路通常是由两个神经元构成。第一个神经元节前神经元，它的细胞体位于中枢神经系统内。它的有髓轴突从中枢神经系统延伸至自主神经节或者神经连接处，在神经结和连接处，轴突与第二个神经元相连接。第二个神经元节后神经元，位于周围神经系统。

躯体神经系统与自主神经系统有什么区别?

下面的表格是躯体神经系统与自主神经系统的区别。

躯体神经系统与自主神经系统的区别

	躯体神经系统	自主神经系统
效应器	骨骼肌	心肌、平滑肌以及腺体
调控的类型	随意调控	非随意调控
神经通路	一个运动神经元由中枢神经系统和突触直接延伸至骨骼肌纤维	运动神经元(节前神经元)从中枢神经系统和突触延伸至另一个神经节内的运动神经元；第二个运动神经元(节后神经元)突触与内脏效应器相连
神经递质	乙酰胆碱	乙酰胆碱或者去甲肾上腺素
神经递质在效应器上的作用	总是起到兴奋性作用(引起骨骼肌收缩)	有时是兴奋性作用(引起平滑肌的收缩，增加心率，增加心脏收缩力，或者增加腺体的分泌)；有时是抑制性作用(引起平滑肌的松弛，减缓心率，或者减少腺体的分泌)

交感神经系统与副交感神经系统对于器官的作用有什么不同?

很多器官同时受到自主神经系统的交感神经系统和副交感神经系统的支配。

交感神经系统和副交感神经系统的神经支配

效 应 器	交感神经支配的效应	副交感神经支配的效应
心肌		
心脏	增加心率,增加心脏的收缩力以及血压	减缓心率、心脏收缩力,降低血压
平滑肌		
眼	扩张瞳孔;视远处物体	收缩瞳孔;视近处物体
胃和小肠	减缓蠕动;收缩括约肌	增加蠕动;舒张括约肌
肺	舒张;气道直径增加	收缩;气道直径减小
发囊的立毛肌	收缩使得毛发直立(鸡皮疙瘩)	未知效应
膀胱	减少膀胱内容量;收缩括约肌	收缩肌肉壁;松弛内部平滑肌,防止排尿
生殖器官	男性射精	阴茎勃起(男性)或者阴蒂勃起(女性)
腺体		
汗腺	增加分泌	无(没有神经支配)
泪腺(流泪)	无(没有神经支配)	刺激分泌
唾液腺	减少消化液分泌	增加消化液分泌
肾上腺	肾上腺髓质分泌肾上腺激素和非肾上腺激素的分泌	无(没有神经支配)

学 习 和 记 忆

大脑的哪个部位参与高级指令功能?

高级指令功能,比如学习和记忆,涉及大脑皮质各个区域之间复杂的相互作用,以及大脑皮质和大脑其他区域之间的作用。信息整合既有随意性的也有非随意性的。因为高级指令功能并不属于大脑内的放电程序,所以这些功能在一段时间内用于调控和整合。

大脑皮质的组成区域是什么,它们的功能是什么?

大脑皮质被分为 3 个功能区: 1. 感觉区;2. 运动区;3. 连接区。感觉区接收并整合感觉神经冲动。运动区调控肌肉的运动。连接区参与综合性功能,比如记忆、情感、推理、意愿、判断、个性和智力。

大脑内哪些区域调控着那些特殊功能？

研究者发现大脑内的某些区域调控着机体的某些特殊的功能。在 1909 年，德国的科宾尼安·布莱德曼（1868—1918）医生，发表了《大脑皮质基底细胞的比较定位原则》。这篇文章内详述了大脑皮质内功能的定位图。这幅定位图现在仍被用于描绘大脑皮质内某些特殊功能区域的定位。

一些重要的布莱德曼功能区

功 能 区	功 能
1、2、3	基础的躯体感觉区（触觉，关节和肌肉的位置，痛觉，温度觉）
4	基础的运动区（调控着某些肌肉或者肌肉组）
5、7	躯体感觉联系区（整合躯体感觉；也可以对过去的感觉信息进行记录或记忆）
6	运动前区（处理习得的运动功能）
8	额眼部区域（眼部运动）
9、10、11	第三期运动
17、18、19、20、21	视觉（传递有关形状、颜色的视觉信息；整合评估视觉信息）
22	听觉有关区域（整合有关语言、音乐或者噪音的信息）
28	基础的嗅觉区域（接收嗅觉的冲动）
39、40（也包括 22）	韦尼克区（语言）
41、42	基础听觉区（接收听觉的冲动，包括声音的信息，比如音调和节奏）
43	基础消化区（接收味觉冲动）
44、45	布罗卡区（语言）

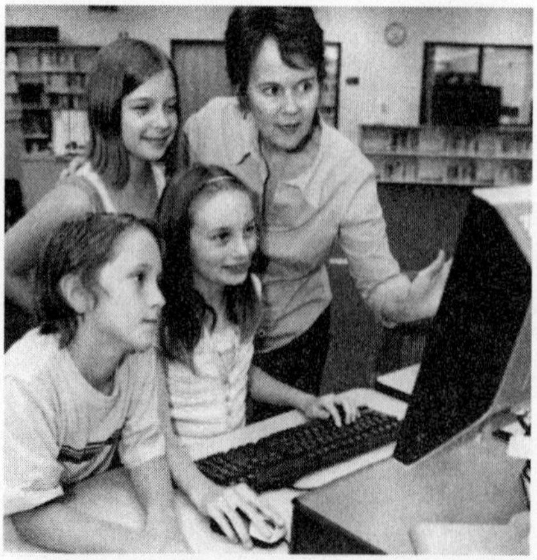

对于如何衡量智力和关于影响学习能力的是遗传因素还是环境因素的争论仍在进行。

是谁首先发现了大脑中负责语言的区域？

皮埃尔·保罗·布罗卡（1824—1880）于 1861 年首先发现了大脑内负责语言信息的区域。他发现一个患者不能够说话，只能发出“tan、tan”的无意义的声音，布罗卡在患者去世后检查了这个人的大脑。布罗卡发现患者大脑半球中缺少了额叶的一部分。布罗卡继续研究了很多失语患者的大脑，发现他们大脑内也都缺少了相同的区域。

布罗卡区和韦尼克区的区别是什么?

布罗卡区和韦尼克区都与语言相关。布罗卡区与形成语言有关。它控制着大脑与嘴协调说话的能力。韦尼克区与语言的整合和理解有关。

失语症是由于什么原因造成的?

失语症是由于大脑的某些部分受到损害而造成的语言功能障碍，这些部分是负责语言信息的。中风是造成失语症最常见的原因,失语症也可以由脑部肿瘤、感染、头部损伤或者痴呆造成的脑部损伤引起。患有失语症的患者说话上有障碍——不仅发音困难,而且不能够形成完整的句子结构;在理解别人说话方面也有障碍,或者两者都存在障碍。

根据失语症的严重性(以及脑部永久性损伤的可能性),一些患者有可能失去说话的能力,不能恢复到以前的正常状态。但在大多数情况下,语言治疗对于重新恢复语言功能是很有必要的。

衡量智力可能吗?

最早的衡量智力水平的测试是由法国生理学家阿尔弗莱德·博尼特(1857—1911)于1905年发明的。这项测试的目的是用来衡量某些能力,比如判断能力、理解能力和推理能力等来让儿童进入学校合适的年级就读。这项测试由斯坦福大学的心理学家路易斯·特曼(1877—1956)于1916年引入美国,并且重新更名为斯坦福-博尼特测试。此后,其他的智力测试,比如微斯乐成人智力评分和微斯乐儿童智力评分相继问世。这些测试可以提供智力水平的评分,也被称为IQ。

什么是智力?

对于智力,没有清晰的标准定义。心理学家定义智力为一个人对环境的适应能力,这是理解智力是什么以及智力的功能的基础。大多数研究者都认为智力是一个人理解环境、合理评价环境形成一定反应的能力。

IQ是如何计算的?

IQ,也叫做智力评分,最初是计算一个人精神年龄占他实足年龄的比例,再乘以

100。根据这个方法，一个10岁的孩子经过测试后达到了12岁孩子的智力水平(精神年龄是12)，那么他的IQ就是12/10×100=120。最近，“精神年龄”的概念受到了质疑，IQ就是以人们应该达到的智力水平所占的统计学百分比为基础来计算。IQ为70的人或者70以下的人表明智力有障碍，IQ130或者以上的人表明有较高的智力水平。

记忆是什么？

记忆是唤起过去信息和经历的能力。记忆和学习相关，因为为了记下来有关的知识，必须先学习。记忆的东西可以是某些事情或技巧。记忆的痕迹通常是在学习过程中由神经元储存记录在大脑中的具体事情的信息。但是，科学家们并没有完全研究清楚记忆在大脑中是如何形成和重现的。

短期记忆与长期记忆的区别是什么？

短期记忆也称为基础记忆，是指可以被迅速回忆起来的一些小信息。被回忆起来的信息没有永久的意义，比如经常使用到的人名或者电话号码。长期记忆是经过整合后可以被长时间记住的信息。短期记忆可以被转化成长期记忆。

大脑中的哪个部位管理记忆？

大脑中的很多部位都与记忆有关，包括额叶、顶叶、枕叶和颞叶皮质的连接部位，海马和间脑。海马受损会引起短期记忆不能转化成长期记忆。记忆丧失有可能是因为创伤或者受伤、疾病、生活方式不良，比如酗酒和吸毒，或者年老引起。

一个人的记忆能力可以改善吗？

提高记忆力可以有不同的手段和方法。研究表明一个活跃的不断学习新信息的人不容易记忆力衰退。其他的方法还有减压、保持乐观的态度以及利用视觉和语言的记忆符或者利用其他记忆辅助方法。记忆辅助方法的一个例子就是视觉形象记忆。

健忘是什么？

健忘是指因为疾病或者创伤造成的记忆丧失。丧失记忆的内容和类型取决于大脑受损的部位。患有退行性健忘的患者失去了对过去发生事情的记忆。通常，患者不能够立即回忆起过去的事情或者时光，他们通常是因为事故或者跌落造成的。

患有顺行性健忘的患者不能够储存更多的记忆，但是他们早期的记忆是完整的，并且可以回忆起来。他们很难形成新的长期记忆。所以，每一次经历对于这些患者来说都是全新的，即使他们曾经经历过，比如见过一个人或者读过一本书。

睡 眠 和 梦

什么是意识？

一个有意识的个体是清醒的，对其周围的环境是警觉的。而一个没有意识的个体是不能够感知到他周围的环境的。有意识的状态被划分为正常的意识状态到有意识但不能作出相应的反应状态，而无意识状态可以被划分为睡眠到昏迷状态。

格拉斯哥昏迷评分标准是如何将意识状态进行分类的？

格拉斯哥昏迷评分（GCS）标准是最常用的划分严重头部受伤或者其他神经系统疾病的评分系统。它对3个部分的反应进行评分，包括眼、语言和运动反应。之后得出总得分。下面的这个表格列出了评分的具体方法：

格拉斯哥昏迷评分标准

评价部位	反应	得分
睁眼反应	自发的——可以眨眼；	4
	需要语言刺激，命令、话语；	3
	只有让其感受到疼痛才睁眼（不适用于面部）；	2
	无反应	1
语言反应	可以谈话；	5
	言语混乱，但是可以回答问题；	4
	言语混乱，词汇使用不当；	3
	表达的语言不清楚；	2
	无反应	1
运动反应	可以按照指令行使运动；	6
	对疼痛刺激产生有目的的运动；	5
	感到疼痛后收缩；	4
	感到疼痛后屈曲（去皮质化状态）；	3
	感到疼痛后伸展（去大脑化状态）；	2
	无反应	1

格拉斯哥昏迷评分总分表明了昏迷的程度：

GCS 为 3—8 分：昏迷，没有睁眼运动，没有执行命令的能力，没有语言表达；

GCS 在 8 分或 8 分以下：严重头部受伤；

GCS 为 9—12 分：中度头部受伤；

GCS 为 13—15 分：轻度头部受伤。

"脑死亡"最初是什么时候被定义的？

临床上首次定义"脑死亡"为深度昏迷(意思是超过昏迷的一种状态)，它是由法国神经学家P.莫拉利特和M.高隆于1958年提出的。

睡眠可以分为哪几个步骤？

来自睡眠时记录的大脑活动的 EEG(脑电图)数据显示，睡眠至少可以分为 4 个独立的阶段。在第一个阶段时，心率和呼吸频率有着轻度的减少，眼球由一侧至另一侧的运动也减缓了，被试者有一种漂浮的感觉。睡眠的第一阶段通常不被划分为真睡眠中。这个阶段仅仅持续 5 分钟。在第一阶段清醒的人通常会坚持认为他们没有睡觉，而仅仅是在闭着眼睛休息。

睡眠的第二个阶段的特点是出现短时的波，被称为含有"K 复合波"的"睡眠纺锤波"，"K 复合波"是出现于睡眠纺锤波前方或者后方的高电压波。眼球运动通常是静止的，心率和呼吸的频率只有轻度减少。睡眠程度不深。

睡眠的第三个阶段是中度睡眠，特点是具有稳定的、缓慢的呼吸频率、缓慢的心率以及体温和血压的下降。在处于睡眠的第三个阶段时，只有很大的声音才可以把人吵醒。

睡眠的第四个阶段，被称为无视睡眠，是睡眠程度最深的阶段。它通常发生在进入睡眠的一个小时以后。大脑的波形变得更慢，心率和呼吸频率比清醒状态时都下降了 20%或者 30%。处于睡眠第四个阶段的个体不会被外界的刺激(比如噪音)吵醒，尽管脑电图会显示大脑会识别这些刺激。睡眠的第四个阶段持续一个小时之后就会结束，然后就会逐渐进入第三个阶段，之后回到第二个阶段和第一个阶段，最后新的一个循环又开始了。

为什么人们要睡觉？

目前，科学家们还不清楚为什么人们要睡觉，但是有研究表明睡眠对于人类的生

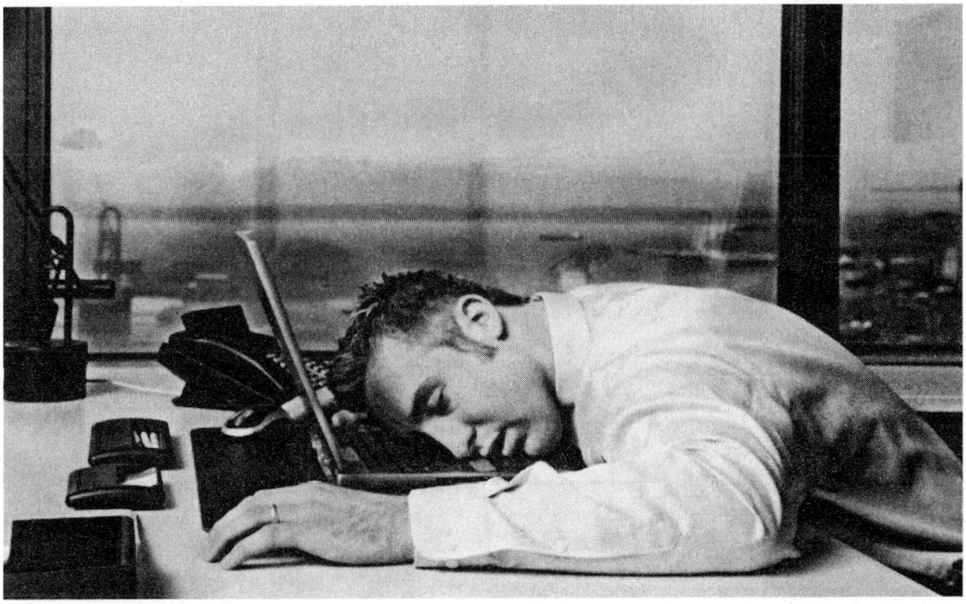

缺少充足的睡眠会对一个人白天的工作能力产生极大的影响。

存有着重大的意义。睡眠对神经系统正常的工作十分的必要。如果晚上睡眠过少的话会让人感到意志消沉,第二天不能集中精力,长期过少的睡眠会导致记忆力和身体的损伤。如果持续的睡眠不足就会产生幻觉,甚至性格改变。

每个人每天晚上会做多少梦?

平均每个人每天晚上都会做3—4个梦,每个梦会持续10分钟或者更长时间。

REM 睡眠是什么?

REM 睡眠是指快速眼动睡眠。它的特点是比非快速眼动睡眠(NREM)的呼吸更快,心率更快。唯一没有快速眼动睡眠的人是那些先天性的盲人。快速眼动睡眠通常会有 4—5 个周期,时间通常由 5 分钟—1 个小时不等,随着睡眠的持续,快速眼动睡眠的时间也会延长。

什么是睡眠周期?

通常,每个晚上都有数个睡眠周期。每个周期都是由快速眼动睡眠开始的。晚上比较早的时候会有睡眠的第三和第四阶段，但是这些阶段在早上的时候，即快速眼动睡眠的周期更长，睡眠深度更浅的时候就会消失。

在睡眠周期中什么时候会做梦？

几乎所有的梦都发生在快速眼动睡眠时。科学家们还不知道为什么做梦很重要，其中一个学说是说大脑将白天需要的信息进行分类，去除那些不需要的信息，或者营造一种情景去缓解某些因素造成的精神压力。不管梦的功能是什么，大多数不做梦、睡眠不好的人都会精神不好，很难集中精力，甚至会出现幻觉。

为什么记住梦很难？

梦的内容是储存在短期记忆中的，而且不能被转化为长期记忆，除非它们被清晰的表达出来。睡眠研究表明当一个人认为他从来不做梦的时候，他会经常在夜间的睡梦中醒来。

一个人需要睡多长时间？

随着一个人的年龄增长，花在睡眠上的时间也有所改变。下面的表格显示了不同年龄的人通常在夜间需要的睡眠时间。当一个人 20 岁的时候，他就大约已经花了生命中的 8 年时间来睡觉。一个 60 岁的人，已经花了大约 20 年的时间用于睡觉。

年　龄	睡眠时间(小时)	年　龄	睡眠时间(小时)
1—15 天	16—22	19—30 岁	8
6—23 个月	13	31—45 岁	7.5
3—9 岁	11	45—50 岁	6
10—13 岁	10	50 岁以上	5.5
14—18 岁	9		

如果一个人不睡觉那么他能活多久？

缺乏睡眠会比饥饿更容易造成人的死亡。一个人如果不吃东西，可以生存几个星期，但是 10 天不睡觉人就不能生存了。睡眠缺乏的人会在之后的几天里感到精神上极度痛苦，会产生幻觉以及心理疾病。

睡眠疾病都有哪些?

最常见的睡眠障碍是失眠。失眠就是指入睡困难,不能入睡。从学术角度看,失眠是睡眠障碍的一个症状。所以,治疗失眠依赖于治疗基础的失眠原因,这些原因有可能是压力、抑郁或者饮用了过多的咖啡因或者酒精。

嗜睡是指即使夜间睡得很好,白天时也极度想睡觉。嗜睡通常会被人们误认为是由于抑郁、懒惰、无聊或者其他消极的性格造成的。

发作性睡病的特征是在不正确的时间睡觉。这种睡眠只会持续数分钟,通常在出现肌无力症状之前发生。情绪因素会造成发作性睡病的发生。有些患有发作性睡病的患者会经历一种被称为睡眠瘫痪的状态。当他们醒来时,他们的肢体不能活动,只能进行呼吸、眼球运动。换句话说,就是大脑已经清醒了,但身体还处于睡眠中。

睡眠窒息是一种呼吸性疾病,患者通常因为呼吸受到影响有时甚至是短暂的停顿一段时间而从睡梦中醒来。阻塞性睡眠窒息(OSA)是最常见的一种睡眠窒息的形式。它会在空气不能够流入、流出鼻子或嘴而影响到呼吸的时候发生。

在睡眠周期中什么时候会发生梦游?

梦游通常是发生在深度睡眠时,但是也可以在非快速眼动睡眠时期发生。梦游通常会发生在儿童中,尽管国家睡眠协会估计人群中大约有1%—15%的人会发生梦游。梦游者通常还处于睡眠中,而且不记得他们离开了床。与很多流行的说法不同,梦游者也可能是醒着的,尽管他们当时意识并不清醒。

什么是生物钟?

生物钟(来源于拉丁文circa,意思是“大约”及dies,意思是“白天”)是指人体内部的节律。尽管我们的生活都处于24小时内,但是研究者发现正常的生物钟超过25个小时为一个周期。很多生理过程,包括睡眠/清醒周期、人体体温、消化液分泌和肾脏功能都是按照如此的一个周期进行的。比如,体温在下午晚些时候/夜间早些时候达到最高,而在清晨2—5点之间最低。血压、心率和呼吸都是按照一定的节律循环的。夜间尿液的产生会减少,这样就可以不打断睡眠。

生物钟紊乱通常发生在睡眠/清醒周期被打乱。通常值班的人会出现这种情况,他们的生物钟由于睡眠被打乱以及工作时间的安排而被扰乱了。时差综合征是另一种生物钟紊乱的情况。

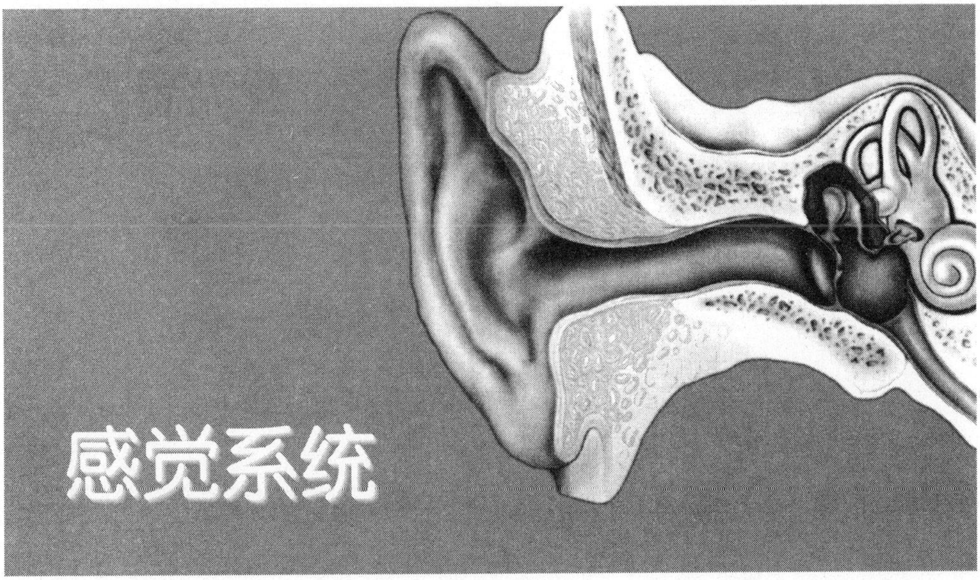

简　　介

主要的感觉都有哪些?

早在希腊哲学家亚里士多德的时期，人们就知道人有5种感觉——嗅觉、味觉、视觉、听觉和触觉。最近,科学家们将感觉划分为两个主要的类型。一个是特殊感觉,是由特殊位置上的感觉器官产生的,包括嗅觉、味觉、视觉、听觉和平衡觉。另一个是一般感觉,广泛分布在全身各处,包括触觉、压力觉、痛觉、温觉和震动觉。

感觉受体是什么?

感觉受体是位于皮肤和其他组织内的可以探测到内部和外部环境中变化的结构。这些受体包括特化的神经末梢或者特化的与神经元细胞密切接触的细胞，这些神经元细胞能够将刺激的能量(声音、颜色、气味等)在神经系统内转化为电信号。感觉受体,与其他的细胞一起构成了重要的感觉器官,包括眼睛、耳朵、鼻子和味蕾。

已经确定的感觉受体一共有多少种?

已经确定的感觉受体一共有5种类型,每种类型都对应着一种不同的刺激类型。
化学受体——对化学复合物比如气体分子产生反应;
光学受体——对光产生反应;
温度受体——对温度的变化产生反应;
机械受体——对压力或者运动的变化产生反应;
痛觉受体——对引起痛觉的刺激产生反应。

在人群中有共同感觉的人有多少?

共同感觉,或者也被称为牵连感觉,是指一个人不仅会感觉到受到的刺激产生的感觉,还可以感觉到其他种类刺激产生的感觉。比如,一个有牵连感觉的人看到的音符会以为是色彩,或者尝到一种味道却感觉的是皮肤上不同的质感。最常见的是一些字母、数字,或者很长的一段时间让这个人感觉成一定的颜色。每50万个人中就有一个人患有共同感觉,这种现象可能与遗传有关,而且在女性中最常见。

男性和女性的感觉相同吗?

研究表明女性对于嗅觉、味觉、触觉、听觉和视觉方面比男性更敏感,而且她们更容易受到激素的影响。测试女性在月经周期时的感觉发现,在排卵时女性的感觉最敏锐,因为那个时候雌激素的水平最高。

体内的哪种结构与一般感觉的受体相关?

一般感觉的受体,包括触觉、压力觉、痛觉、温觉和震动觉,通常与皮肤相关。而其他受体与深部结构,比如肌腱、韧带、关节、肌肉和内脏相关。

舌头是感觉器官吗?

舌头对于触觉、温度和痛觉比身体其他的部位都更加敏感。

痛觉受体的另一个名称是什么?

痛觉受体也被称为伤害感受体。它们通常位于皮肤的最表层、关节囊内、骨膜内以及血管壁周围。

哪种感觉与情感最相关?

嗅觉是与情感最相关的感觉。因为从嗅觉感受器传到大脑的一些神经必须通过边缘系统,这样才能在每次闻到气味时刺激边缘系统和其情感及性中心。

> **什么是幻觉肢体痛?**
>
> 幻觉肢体痛是来源于不存在的组织的疼痛。这个名称与美国内战时的一个科学家发现的一个现象有关,美国内战时一个双腿截肢的退伍士兵叫别人去按摩他痉挛的腿部肌肉。对于幻觉肢体痛的一个解释是,在残肢内仍然会存留有神经产生神经冲动传递到大脑,使大脑整合出来自不存在肢体的信息。其他的理论解释说,幻觉可能是大脑由于缺少来自不存在肢体的正常信息而引起的信息重新整合。

人体是如何感知温度的变化的?

温度感觉是通过特殊的游离神经末梢感知的，这些神经末梢被称为冷感受器和热感受器。冷感受器会对温度的降低产生反应，而热感受器会对温度的升高产生反应。冷感受器对于50℉—68℉(10℃—20℃)之间的温度最敏感。低于50℉(10℃)的温度会刺激痛觉感受器,产生冰冻的感觉。热感受器对于超过77℉(25℃)的温度最敏感,而温度超过113℉(45℃)时会失活。接近或者超过113℉(45℃)的温度会刺激痛觉感受器,产生灼烧感。热感受器和冷感受器反应都十分迅速。持续刺激不到1分钟,感受到的温暖或者寒冷的感觉就会消失了。

嗅　觉

嗅觉是如何行使功能的?

嗅觉的产生与上部鼻腔内的感觉受体细胞相关。嗅觉感受器是一种化学感受器。刺激嗅觉感受器的化学物质以气体分子的形式进入鼻腔，被称为气味。气味可以在被感知前就溶解于水样的液体中,这些液体位于嗅觉感受器细胞的纤毛周围。这些特化的细胞,即嗅觉感受器神经元,是神经系统内唯一可以直接与外部环境相关的。气味之后会传至嗅觉细胞,化学物质在嗅觉细胞处与鼻腔内的纤毛相结合。这样就可以激活神经冲动,使其通过嗅觉细胞,传导进入嗅觉神经纤维内,再传递到嗅球,最后进入大脑。这样大脑就知道了这是一种什么样的气味了。

大脑是如何分辨不同的气味的?

嗅觉产生的详细机制现在还没有研究清楚,但是有些研究已经将嗅觉划分为不同的类型,比如香味、菌味、辛辣味等等,这些气味与特殊形状和大小的分子有关。一种理论认为不同类型气味的分子可以刚好与嗅觉感受器细胞上的膜受体相结合从而产生不同的嗅觉。

年龄是如何影响嗅觉的?

因为嗅觉感受器神经元是暴露在外部环境之中的,所以会随着时间的变化而受

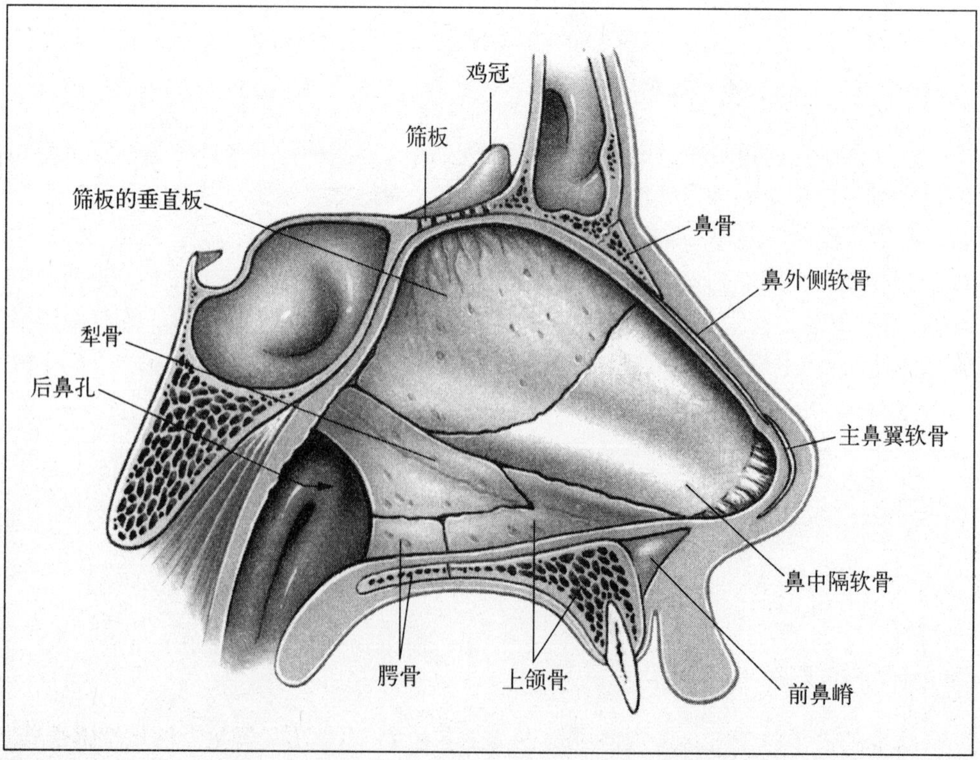

鼻子的结构。

到损害。随着年龄的增长,人们的嗅觉功能会发生进行性的减弱。事实上,有人估计,一个人每年都会损失掉大约1%的嗅觉感受器。

嗅觉细胞可以被替换吗?

可以,受损的嗅觉细胞可以被替换。位于嗅觉上皮层中的小的基底细胞可以分化成嗅觉感受器细胞。这些细胞起到了神经干细胞的功能。

为什么可以闻到(或者"尝到")药物,比如当眼药水滴入眼睛里时可以闻到药物的味道?

滴入眼睛的药物可以通过鼻泪管流入鼻腔,之后就可以闻到药物的味道。因为人大部分的味觉实际上都是嗅觉,而且药物都是有味道的。

人类和侦探犬的嗅觉是否更灵敏一些?

人类利用大约1 200万个嗅觉感受器细胞感受着世界中的气味,而侦探犬有40亿个嗅觉感受器细胞,因此,它们的嗅觉更灵敏。比如,根据鞋子的汗迹和留下的脚印去追踪一个人的话,侦探犬要比人灵敏100万倍。

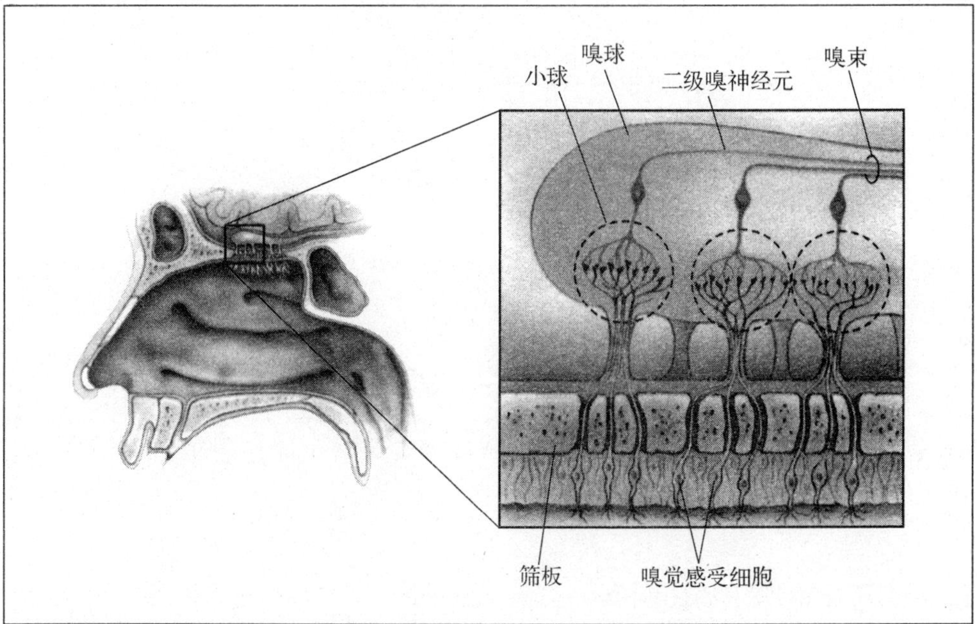

鼻子内的嗅神经是使人们能够产生嗅觉的主要结构。

什么是嗅觉丧失?

嗅觉丧失是指嗅觉部分或全部丧失,有可能是暂时的,也有可能是永久性的。它是由很多不同的因素造成的,包括鼻腔内的感染引起的炎症、吸入过多的烟草或者使用某些药物,比如可卡因。在年轻人中,嗅觉丧失最常见的原因是病毒感染,而在老年人中,导致嗅觉丧失最常见到的原因是头部损伤。

哪种疾病可以通过嗅觉被感知到?

很多种疾病都会产生特殊的气味。有些医生通过闻患者的体味就可以检查出各种疾病。

疾　病	气　味	疾　病	气　味
砷中毒	大蒜味	麻疹	刚拔下来的羽毛味
某些癌症	恶臭	瘟疫	苹果味
昏迷和糖尿病	汗味(丙酮)	假单胞菌感染	发霉的酒窖味
昏迷和肾脏功能损伤	氨味	败血症	恶臭
昏迷和肠梗阻	粪便的味道	水痘	恶臭
白喉	浓重的汗味	伤寒	新烤的面包味
湿疹和黄水疮	发霉的味道	黄热病	屠户屋里的气味

味　觉

味觉的特殊器官都有哪些?

味觉的特殊器官是位于舌头表面的味蕾,它们是舌头上小的被称为乳头的突起物,周围被深深的皱褶所包绕。味蕾是大约 100 个嗅觉细胞和 100 个支持细胞的复合物,嗅觉细胞可以品尝出所有的味觉,支持细胞可以将味觉细胞分隔开。味蕾也可以位于口腔的上部和咽喉部。成人大约有 1 万个味蕾。

味蕾的寿命平均是多长时间?

每个味蕾的寿命大约是 7—10 天。

味蕾是如何行使功能的?

味觉细胞包含了每一个作为受体的味蕾。味觉细胞和相邻的上皮细胞是一个球形的结构,上面有从味觉细胞伸出的被称为味觉纤毛的小的突触物。味觉纤毛是每个受体细胞的敏感部分。神经纤维构成的网状结构包绕并连接着所有的味觉细胞。受体细胞的刺激会在附近的神经纤维上产生一个神经冲动，神经冲动之后就会通过颅神经传导进入大脑进行信息整合。

已知的基础味觉有多少种?

通常认为只有 4 种基础的味觉：甜、酸、咸和苦。其他的被人们常常提到的味觉还有碱、金属味及鲜味。鲜味是谷氨酸单钠(MSG)的味道,这是一种在中餐中常用到的调味剂。通过将这 4 种基础的味觉结合在一起就可以组成不同的味道。有些人指出,当把嗅觉和味觉结合在一起时,人们就能够组合出 1 万个不同的感觉了。

什么是 Umami?

Umami,旨味,是由日本人发现的一种新的味道,它是从谷氨酸内提取出来的,是吃牛肉时感觉到的“牛肉味”,长期放置的奶酪的味道以及谷氨酸单钠的味道。Umami 的受体位于咽部。

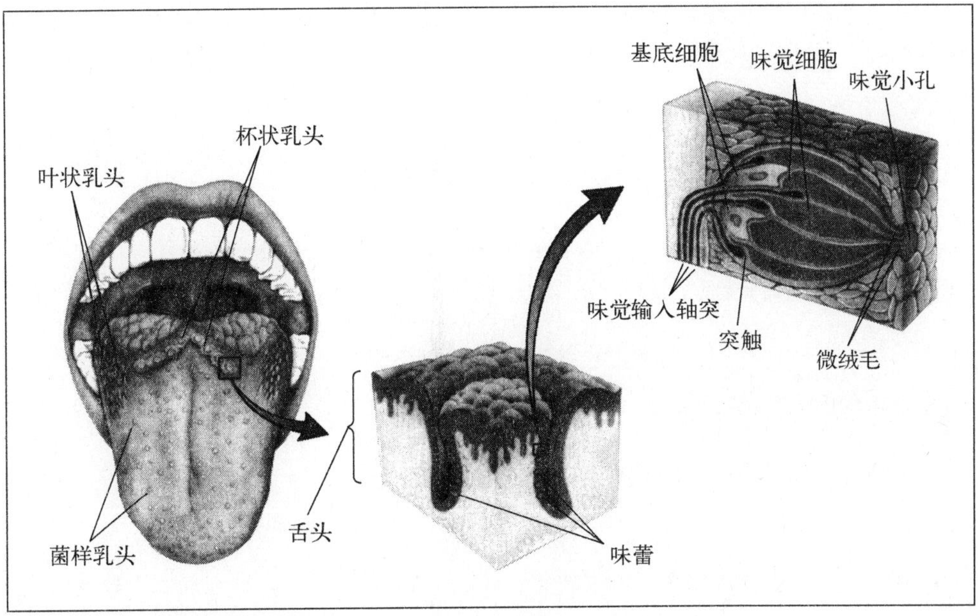

舌头表面覆盖着能够将神经信号传至大脑的味蕾。

舌头的哪些部位是与特殊的味觉有关的?

所有的味蕾都可以感受到4种基本的味觉。但是,每个味蕾都对某一种类型的味觉刺激是最敏感的。每个味蕾对哪种刺激类型最敏感取决于味蕾在舌头上的位置。甜味感受器集中于舌尖,而酸味感受器主要位于舌头的两侧。咸味感受器大多数位于舌尖和舌头的前端。苦味感受器通常位于舌头的后部。

随着年龄的增长,味觉会和嗅觉一样功能减弱吗?

味觉会随着年龄的增长而减弱,但是不会像嗅觉减弱的那么明显。味蕾的数目在50岁左右的时候开始减少,因此,对味道的感觉能力就有所下降。根据一项研究,到了60岁,大多数人就会损失一半的味蕾。也许这就是为什么老年人会把食物的味道做得特别重的原因。老年人通常会完全丧失对苦味或者咸味的感觉。

在一项遮住双眼的味觉测试中,如果不通过嗅觉,人们可以区别出洋葱和苹果的区别吗?

嗅觉和味觉这两种特殊感觉在结构和功能上都有着非常密切的关系。研究表明味觉有一部分是依赖于嗅觉的。当不能闻气味的时候,大多数被试者都不能在遮住双眼的时候区分出洋葱和苹果。这个实验也解释了为什么当一个人患感冒时吃什么东西都没有味道,因为嗅觉感受器细胞被厚厚的黏液覆盖而阻断了嗅觉功能。

听　觉

耳朵的两种功能是什么?

耳朵有两种功能:听声音以及维持平衡。

耳朵的主要组成成分是什么?

耳朵主要是由外耳、中耳和内耳组成。

外耳是由哪几部分构成的?

外耳是指耳朵可以看见的部分。它是由外部漏斗样的结构即耳郭和听道构成的，听道向内延伸大约 1 英寸(2.5 厘米)。听道止于鼓膜。

鼓膜有多厚?

鼓膜大约有 0.004 35 英寸(0.11 毫米)厚。

构成中耳的结构有哪些?

中耳是由鼓膜、鼓腔(颞骨内由空气填充的腔隙)和 3 块听小骨构成的。鼓腔通过听小管与鼻咽部(连接鼻腔和口腔后部的部分)相连接。

中耳内的 3 块骨头分别是什么?

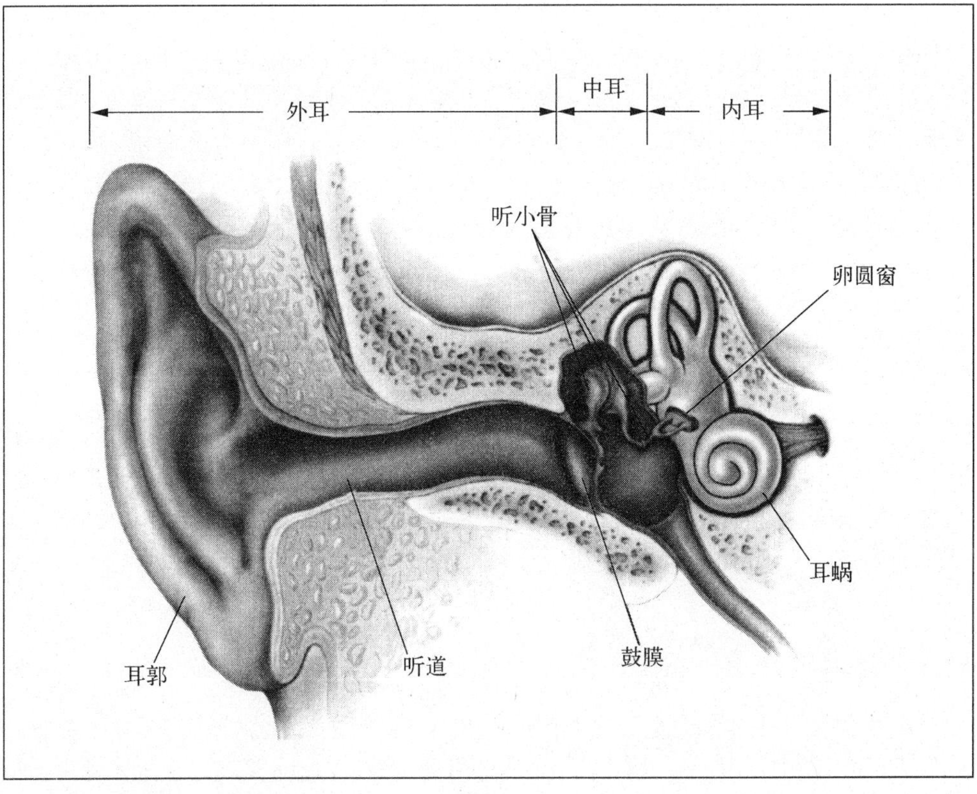

耳朵的解剖学结构。

位于中耳内的3块骨头，即听小骨，是锤骨、砧骨和镫骨。细小的韧带将它们与鼓腔壁相连接，它们外部有黏膜覆盖。一种特殊的肌肉，即镫骨肌，附着在镫骨上，可以增加它的颤动。这些骨头架起了连接鼓膜和内耳、传递震动的通道。

听小管是什么，它的功能是什么？

听小管连接着中耳和咽喉。这根小管将鼓腔和身体外部的气体通过咽喉部和口腔的通道进行着交换。它还可以辅助维持耳膜两侧的空气压力平衡，这对于形成正常的听力很重要。听小管的功能可以在纬度迅速改变时起作用。当一个人从高纬度到低纬度时，鼓膜外侧的压力会越来越大。这样，鼓膜就会被向外推，推离它以前的位置，听力就会受损。当空气的压力差足够大时，有些气体就会顺着听小管进入中耳。这使得耳膜两侧的压力平衡，耳膜可以回到原来的位置。如果经常在这个时候听音乐，那么正常的听力就会受损。当一个人从低纬度到高纬度时，空气就会反向运动。

声音是什么？衡量声音的单位是什么？

声音是空气或其他物质震动发出的。声音的强度与声波的能量有关，声音的大小与声音到达耳朵的信息整合有关。强度和大小都是以对数单位计量的，这个单位被称为分贝(dB)。刚好可以听到的声音被定义为强度为零分贝。每增加10分贝，说明声音的强度增加10倍。10分贝时表示声音的强度比阈值增加10倍，20分贝表示声音的强度比阈值增加了100倍。

迷路是什么？

迷路是内耳中的一个十分复杂的小室和小管的复合系统。每只耳朵里实际上都有两个迷路：骨性迷路和膜性迷路。骨性迷路的3个部分是前庭、耳蜗和半规管。前庭内有两个膜性囊，即球囊和椭圆囊，内含有对线性加速（比如，重力产生的拉力，车辆的加速度以及头部位置的改变等）作出反应的受体。

感觉到声音的几个步骤是什么？

声波是空气中的震动进入到耳道形成的。声音刺激骨膜，引起骨膜震动。在震动的骨膜后方，即中耳内，是3块小的骨头，它们受到骨膜震动的影响。这3块骨头会将震动传至耳蜗，之后通过耳蜗导管传至听觉神经。神经冲动进入大脑，大脑将这些冲动转化成人们可以明白的声音。

柯蒂氏器是什么?

柯蒂氏器(Corti)位于耳蜗导管内,是一个听觉器官。它含有大约2万个听觉感受器细胞以及很多个支持细胞。这些感受器细胞被称为毛细胞。柯蒂氏器位于基底膜上,它是耳蜗导管上一个弹性的纤维结构。随着压力波进入耳蜗导管,柯蒂氏器会引起基底膜的震动。基底膜在耳蜗(像是演奏高音的竖琴或者钢琴的琴弦)基底部很窄,很硬,在那里它会对高频率的声波产生反应。基底膜在靠近耳蜗上部(像是演奏低音的竖琴或者钢琴的琴弦)的地方要宽一些、柔软一些,对于低频率的声波作出反应。这样形成的震动会引起柯蒂氏器的震动,柯蒂氏器的震动又能够被毛细胞感知。根据声音量的大小,温柔的声音引起的毛细胞运动较少,大的声音引起的毛细胞运动较多。

那些过低的人们无法听到的声音是什么?

声波在空气或水中传播是要不断地变化着高压和低压区域的，这样就可以形成不同的频率和轻度。频率是用赫兹(Hz)来衡量的,它代表着每秒的周期数(cps)。人类听力的频率范围是20—2万赫兹。频率低于20赫兹的声音人们不能够听见,这些声音被称为次声。这些声音起始时是20赫兹,但是频率低于百分之一赫兹甚至千分之一赫兹时就可以被检测到。人耳对于频率在1 500—4 000赫兹之间的声音最敏感。在这个范围内,人们可以区分频率差异在2—3赫兹的声音。

最常见的声音频率是多少? 它们是如何影响人们的听力的?

下面的表格列出了一些常见的声音范围以及对听力的影响。

声　　音	分贝范围	对听力的影响
可听到的最低的声音	0	无
树叶沙沙作响	20	无
安静的图书馆或者办公室	30—40	无
正常的谈话；冰箱做功的声音；远距离的街道	50—60	无
交通拥挤时;真空净化器;喧闹的餐厅	70	无
交通十分拥挤;地铁;超市;电子草坪割草机	80—90	如果持续8个小时以上，会对听力产生伤害

续 表

声　音	分贝范围	对听力的影响
链锯	100	如果持续 2 个小时，会对听力造成伤害
摇滚音乐会	110—120	有产生永久性听力损伤的危险
枪击声	140	会立即造成听力损伤
喷气式飞机	150	会立即造成听力损伤
火箭发射	160	百分之百会造成听力损伤

耳聋的两种类型是什么?

耳聋的两种类型是传导性耳聋和神经性耳聋。在传导性耳聋中，声波沿着中耳的传导受到了影响损伤。在神经性耳聋中，从耳蜗到大脑听觉皮质神经冲动的传导受到了损伤。

造成听力损伤和耳聋的原因有哪些?

耳聋有可能是由于外耳、中耳或者内耳的声音传导机制功能受损或者内耳的声

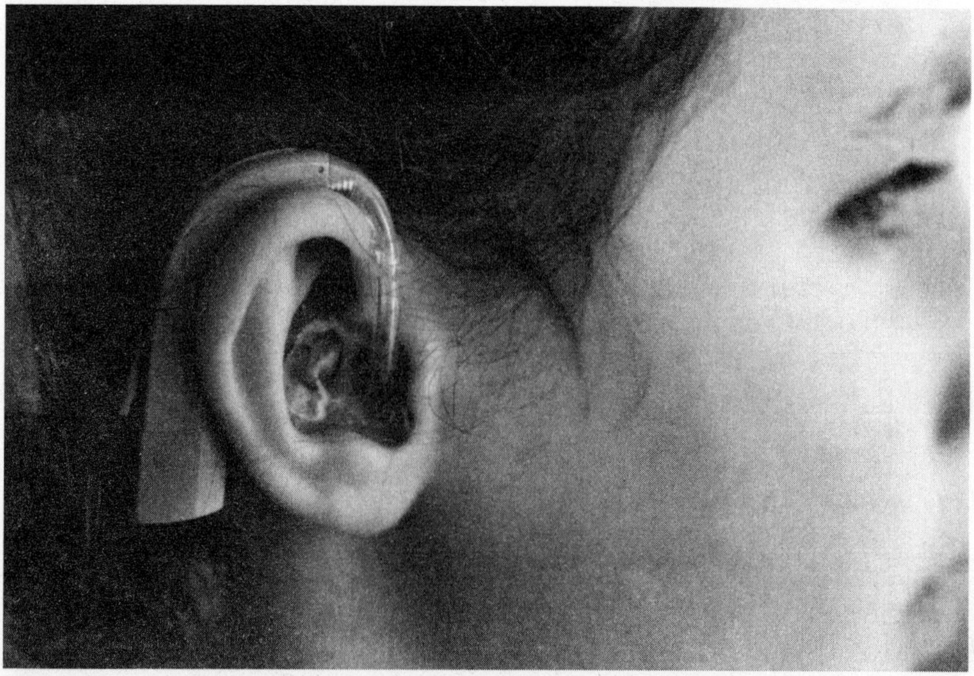

大多数人都觉得听力损伤是与年龄有关的，实际上也有很多原因影响着年轻人的听力。

音接受装置受损造成的。引起损伤的原因包括疾病、毒性物质、受伤(包括暴露于非常大的声音中,比如耳机放大的声音)或者遗传因素。

什么是老年性耳聋?

老年性耳聋是指与年龄相关的神经性听力损伤。老年性耳聋最初的症状是听不见高频率的声音,有可能 20 岁的时候就发病。大约到了 60 岁,人们的听力就有了很大的变化。有些人从 50 岁时起就开始有了明显的听力受损。而另一些人直到 90 岁听力都没有任何问题。总体来说,男性会比女性听力受损更多更严重。对于这一点的一个解释是男性的职业通常与吵闹的环境有关。

什么是耳鸣?

耳鸣是指在没有外部声音存在的时候，人耳或者大脑内听到或感觉到有声音存在。在绝大多数情况下,耳鸣是一种主观的声音,意味着只有患有耳鸣的人才能听到声音。通常患者会描述说“耳朵里能听到铃声响”。持续性耳鸣通常是听力损伤的指征。造成耳鸣的具体原因还不清楚,但是有很多种可能性,所有这些可能性都是会刺激或者加重耳鸣的情况的:包括噪音引起的听力损伤,耳道内耳垢的堆积,耳毒性药物的使用,耳或耳窦的感染,上下颌对齐不好以及头部或颈部的创伤。

平衡器官位于哪个部位?

平衡器官位于内耳内。耳砂位于迷路膜的前庭内。它们是由数层由膜覆盖的毛细胞构成的,膜内含有耳砂(耳石),即碳酸钙晶体。耳砂可以感觉头部向各个方向的直线加速运动，比如相对重力头部位置的改变，或者汽车或娱乐设施运动时的加速运动。内耳还含有水平半规管、后半规管和前半规管,它们可以感知头部的角度(加速)运动。每个半规管都有着特化的感觉区域,其内部含有毛细胞,每个半规管都对感知头部在不同的方向上进行的旋转运动非常重要。比如，水平半规管受体对于头部左右旋转十分敏感。

什么是美尼尔氏病?

美尼尔氏病是以布莱斯波·美尼尔(Prosper Meniere,1799—1862)的名字命名的,他是第一个于 1861 年发现这个疾病的人,这是一种以反复性眩晕、听力丧失以及耳鸣为特点的疾病。它可能是由内耳中原本正常存在的液体失去平衡造成的。内耳液体的增加或者液体吸收的量减少都会引起液体的不平衡，但是究竟为什么会造成这种情况还不清楚。通常美尼尔氏病发生在中年,而且男性的发病率要高于女性。

运动性眩晕是什么?

运动性眩晕(也被称为晕车或晕机)通常发生在身体向不同的方向加速或者外界水平视野消失的情况下。大脑接受的来自运动感受器的信息是相反的，比如来自眼睛或者中耳内的半规管提供的身体位置的信息是不同的。这种疾病的症状包括眩晕、疲劳、恶心,甚至呕吐。防止这种疾病发生的办法有：选择一个运动较少的地方,比如船内或者向远方看，向飞机外看。不同的处方以及非处方药物都可以防止或减轻运动性眩晕造成的恶心。

什么是耳垢?

耳垢是一种油性的、脂肪物质,是由耳道外部的耵聍腺分泌的。这种复合物通常被称为耳蜡,它们与外耳道内的毛发一起可以阻止外部物体接近精细的耳膜。灰尘、脏东西、细菌、真菌或者其他的对人体有害的外界物体都会附着在耳蜡上,不会进入耳朵。耳蜡内还含有一种特殊的酶——溶菌酶,它可以将细菌的细胞壁溶解。

耳蜡是否应该清除?

在大多数人体内,耳道是有自净作用的,没有必要清除耳蜡。但是,如果不清理耳道就会影响耳蜡的形成。有时候,需要专业的医生去清除受影响的耳蜡。

视　　觉

眼睛是由哪几部分构成的? 它们的功能是什么?

下表列出了眼睛的构成成分以及它们的功能：

结　构	功　能
巩膜	维持眼睛的形状;保护眼球;眼球肌附着的部位
角膜	折射射入的光;将光汇聚到视网膜上
瞳孔	光由此进入

续 表

结 构	功 能
虹膜	调节进入光的量
晶状体	折射并汇聚光线
房水	辅助维持眼睛的形状;维持眼内压;营养和缓冲角膜和晶状体
睫状体	将晶状体固定;改变晶状体的形状
玻璃体液	维持眼内压;将光传导至视网膜;将视网膜紧紧地固定在脉络膜上
视网膜	吸收光线;储存维生素 A;形成神经冲动,传递到大脑
视神经	将神经冲动传递至大脑
脉络膜	吸收光线;营养视网膜

眼睛的附属结构包括眉毛、眼睑、睫毛、结膜和泪腺。这些结构有着很多的功能,包括保护眼睛前部的结构,组织外界物体的进入,以及保持眼球湿润。

眼睛的生长与其他器官相同吗?

与其他大多数器官不同,眼睛从婴儿到成人阶段生长发育不是很多。眼球在出生时的平均直径是大约 0.68 英寸(17 毫米),在成年时大约是 0.84 英寸(21 毫米)。但是,因为新生的晶状体纤维在一生中都会不断地产生,所以晶状体的厚度是随着年龄的增加而改变的。出生时,晶状体的厚度是 0.14—0.16 英寸(3.5—4 毫米),到了 95 岁,晶状体的厚度就会达到 0.19—0.20 英寸(4.75—5 毫米)。

眼睛的颜色是由什么决定的?

眼球的颜色从浅蓝色到深棕色,这是遗传因素决定的。眼睛的颜色主要是由虹膜内的黑色素的量和分布决定的。如果黑色素仅仅存在于上皮细胞内,覆盖在虹膜表面的后方,虹膜就是蓝色的。当黑色素存在于上皮细胞内,同时虹膜体内的组织比普通情况下的要厚,眼睛的颜色就是灰色的。如果黑色素既存在于虹膜体内,又存在于上皮层内,虹膜就是棕色的。

为什么所有新生儿的眼睛都是蓝色的?

虹膜的颜色使人的眼睛呈现出不同的颜色。在新生儿中,色素集中于虹膜的皱褶内。当长到几个月大时,黑色素移至虹膜的表面,使得婴儿眼睛的颜色不再发生改变。

是什么原因使得人们的眼睛呈现出不同的颜色?

异色性是指虹膜一部分的颜色与虹膜其他部分的颜色不同的情况。这种情况,在人类中相对较少,通常是由于遗传因素造成的,尽管也有可能是疾病或者损伤造成的。在一些情况下,一个人虹膜的一部分与虹膜上其他部分的颜色不同,这种情况被称为部分异色性或者阶段异色性。

眼睛的哪个部位被人们称为“眼睛中的白色”?

巩膜,是外层的粗糙的膜,被人们称为“眼睛中的白色”。

眼睛上来回移动的漂浮物是什么?

漂浮物是半透明的斑点,在视野内漂浮。其中一些是来源于渗出视网膜的红细胞。血细胞膨胀成球形,有些形成串状,漂浮在视网膜周围的区域。其他的是由玻璃体液内的纤维结构造成的阴影,玻璃体液是一种位于视网膜后的果冻样的亚结构。如果遇到亮光时,眼前突然出现一片深色的云状的漂浮物,这就说明有视网膜脱落。

眼球肌肉使用的频率是多少?

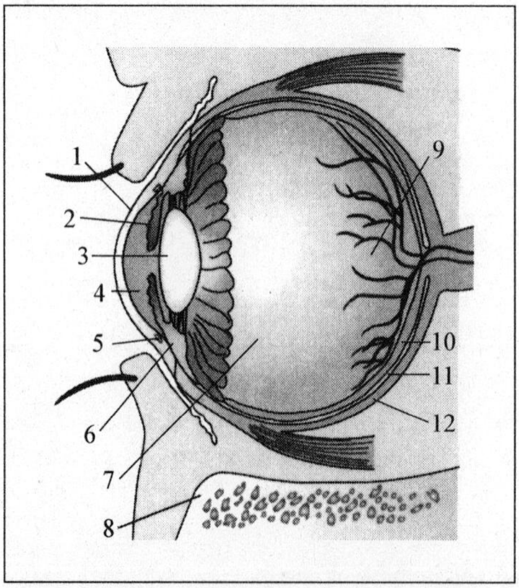

人眼的结构。1. 角膜;2. 虹膜;3. 晶状体;4. 前房;5. 施莱姆管;6. 睫状体;7. 后室;8. 骨性轨道;9. 玻璃体;10. 视网膜;11. 眼色素层;12. 巩膜。

眼球肌肉在 24 小时的周期内运动的次数大约是 10 万次。如果腿部进行相同强度的锻炼的话需要走 50 英里。眼球肌肉含有一种特殊的可以快速收缩的肌凝蛋白,这样它们就可以快速运动而不会感到疲劳。

视网膜的两层结构是什么?

构成视网膜的两层结构是外层的色素层,被称为色素上皮,它们附着在脉络膜上,内层的神经组织被称为感觉(或者神经)视网膜。神经组织内层是由 3 个独立的神经元层构成的。覆盖在脉络膜上的第一层是感觉感受器层,感光细胞被称为视杆细胞和视锥细胞以及其他不同类型的神经元。第二层是双极神经元层，神经细胞接受神经冲动，这些神经冲动是由视杆细胞和视锥细胞产生的。第三层，也是最内层，是由神经节神经元直接附着在视神经上。

为什么糖尿病会导致失明?

糖尿病视网膜病变是造成20—65岁人口中失明的主要原因。糖尿病患者的高血糖水平使得视网膜和脉络膜中的血管壁变脆，这会增加出血、结痂和视网膜脱落的可能性。

眼睛内的视杆细胞和视锥细胞在功能上有什么不同之处?

视杆细胞和视锥细胞是感光细胞，它们能将光先转化成化学能量，之后转化为电能，用于通过视神经将冲动传输至大脑的视觉中心。视杆细胞对于暗处的光线十分敏感，它们不能分辨颜色，但是它们是最先探知运动和形状的感受器，在人眼中，大约有1.25亿个。它们含有一种被称为视紫红质的色素。视锥细胞可以迅速的形成视觉，在强光下最敏感，使得我们可以看到颜色和细致的东西。视锥细胞可以分为3个不同类型的细胞，它们分别含有蓝敏素、绿敏素和红敏素。这些光色素可以吸收短波长（蓝色）的光、中波长（绿色）和长波长（红色）的光。在每只眼睛里都含有700万个视锥细胞。

一个人需要多长时间来适应暗处的光?

视杆细胞对暗处的光线十分敏感，但是对颜色和细致的东西不敏感。它们比视锥细胞对光的敏感性要强数百倍，这使得我们能够在暗处分辨出物体的形状和运动。这种类型的细胞需要大约15分钟来适应非常暗的光线。

夜盲很危险、很严重吗?

夜盲是指视网膜上的视杆细胞因为缺乏维生素A而受到严重损害时的情况。这使得在夜间驾驶十分不安全。如果在视杆细胞发生退行性变之前及时补充维生素A可以缓解这种疾病的症状。

多吃胡萝卜可以改善一个人在夜间的视物能力吗?

胡萝卜里面的维生素A对于视网膜内视杆细胞发挥正常功能十分重要，它能够改善人们在夜间的视物能力。当视网膜内的视杆细胞检测到物体运动和暗的光线时，视紫红质就会释放，之后视紫红质会分解成视蛋白和视黄醛色素。视黄醛是由维生素A衍生而来的，胡萝卜内含有相当大量的维生素A。

人类的视杆细胞有哪几种类型?

颜色的识别依赖于视锥细胞。人体内含有 3 种类型的视锥细胞：蓝色、绿色和红色。每种视锥细胞内都含有少量不同的光色素。尽管色素分子的视黄醛部分与视紫红质内的相同，但是每种光受体类型中的视蛋白有微量的不同。每种类型的视锥细胞在一定范围的波长内可以对光作出反应，但是它是以色素对波长吸收能力最强的部分来命名的。比如说，红光可以被这 3 种视锥细胞吸收，但是这些视锥细胞作为红光感受器来说对于红光更敏感。通过比较这 3 种类型的视锥细胞的反应能力，大脑可以检测出中等波长的颜色。总会有一个主要的视锥细胞将电信号编译的颜色信息以神经冲动的形式传递至大脑，但是其他两种颜色的视锥细胞也会被不同程度的激活，即使是一种很弱的光线。各种无限的结合可以创造出我们看到的数百万种颜色。

视锥细胞色素有几种?

视锥细胞色素有 3 种：红敏素、绿敏素和蓝敏素。红敏素对于红光最敏感，绿敏素对于绿光最敏感；蓝敏素对于蓝光最敏感。

三种颜色类型的视锥细胞数量相同吗?

一个视觉能力正常的人体内，视锥细胞是由 16%的蓝视锥细胞、10%的绿视锥细胞和 74%的红视锥细胞构成。尽管它们的敏感性有相互重叠的部分，但是每种类型都对于光谱中的一部分尤其敏感。

色盲是如何引起的?

色盲是不能分辨一种或多种颜色；这种情况可能是部分颜色无法识别，也可能对于所有颜色都不能识别。大部分的色盲都发生在男性，因为这是一种 X 连锁的遗传性疾病。色盲实际上是多种颜色识别异常的综合体。最常见的色盲是红绿色盲，美国约有 8%的男性患有红绿色盲。红色盲是不能识别红色，绿色盲是不能区别绿色。最罕见的一种色盲是不能识别蓝色。

一个人的视力是20/20是什么意思?

很多人认为20/20的视力是非常好的视力了,但实际上,它代表着站在20英尺(6米)可以看清楚东西的视力,这是正常人的平均视力。有些人视力甚至更好,可以达到20/15。20/15的视力表示他站在20英尺(6米)处能够看到东西的能力与正常视力的人站在15英尺(4.5米)处看到东西的能力相同。

光受体的反应速度有多快?

光摄入眼睛后,大脑可以在0.002秒内识别物体。

什么是光幻视?

如果在眼睛紧紧闭上的时候,看到的光线就是光幻视。理论上讲,幻觉的产生是因为眼球上的压力造成视网膜过于兴奋。

眼睛的盲点是什么?

眼睛的盲点是视神经穿过眼球的部位,即视盘,因为这个部位缺少视杆细胞和视锥细胞。盲点上形成的影像不能够被看到。

眼睛产生眼泪的结构是什么?

泪腺,是更大的泪腺附属器的一部分,可以产生眼泪,流过眼睛前部表面。大多数液体都蒸发了,但是过量的液体会寄居在眼角的小管内。眼泪可以润滑清洁眼睛。另外,眼泪中含有溶菌酶,可以将某些种细菌消除,并且辅助防止眼睛感染。

人们是如何眨眼的?

眨眼的频率是在改变的,但是人们平均每5秒钟就会眨一下眼(每分钟12次)。假设平均一个人1天睡8个小时,其余16个小时都是清醒的,那么他1天就会眨眼11 520次,或者1年眨眼420.48万次。平均每次眨眼持续的时间是0.05秒。

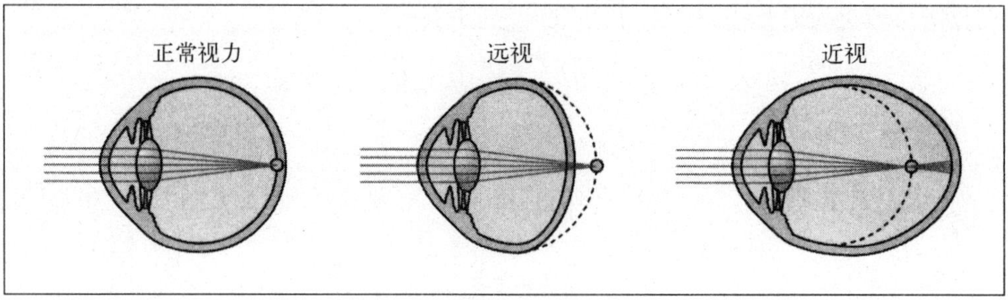

眼球和晶状体的形状决定了光线如何汇聚在视网膜上。

什么是近视?

近视是指看近处的东西可以看得清,但是看不清远处的东西。近视是眼睛的一种疾病,汇聚点离晶状体距离过近,看远处物体时,物体在视网膜前成像。这种情况可以通过配戴凹透镜(眼镜或者接触式透镜)来矫正,使得摄入眼睛的光线扩散,这样当光线进入眼睛后就会在视网膜上成像。

什么是远视?

远视是指看远处的物体看得清,但看不清近处的物体。这也是一种眼睛的疾病,是因为汇聚点离晶状体距离过远,看近处的物体时,物体在视网膜后方成像。远视眼的人晶状体会厚,才可以将远处的物体汇聚到一起。远视眼可以通过配戴凸透镜来矫正,将光线汇聚到视网膜上。

散光是什么?

散光是指角膜或者晶状体的曲度异常造成的光线汇聚在不同的平面上。正常的角膜或者晶状体的曲度类似于一个球形。患有散光的患者,角膜或者晶状体的曲度是椭圆形的,像一个汤勺。所以,图像的一部分会汇聚在视网膜上,而另一部分是模糊的,图像是扭曲的。

重影是如何引起的?

重影(复视)是指看到一个东西有两个影像。为了让大脑接收到清晰的图像,两只眼睛必须联合移动。复视通常是由于控制眼球运动的肌肉中有一块或者多块无力造成的。当这种情况发生时,正常的眼睛可以聚焦在物体上,但是受损的眼睛注视着其他地方。其他引起复视的原因还包括疲劳、酒精中毒、多发性硬化或者外伤。突然产生的复视可能提示着大脑或者神经系统的严重紊乱。

是谁首先提出通过接触式透镜来矫正人们的视力的?

伟大的意大利艺术家和发明家莱昂纳多·达·芬奇(1452—1519)首先于1508年提出用接触式透镜来矫正人们的视力。

什么是斜视?

斜视是指两只眼睛之间缺乏协调造成的现象。患有斜视的人,眼睛是向着不同的方向看的,不能同时聚焦在一点上。当两只眼睛不能聚焦在同一个影像上时,大脑就会忽略掉其中一只眼睛传来的信息。如果这种现象持续下去的话,大脑忽视信息的那只眼睛就一直都不能很好地看到东西。视力的丧失被称为弱视。治疗斜视的方法包括锻炼,以及其他的可以增加无力的眼球肌肉使它们重新一起协调工作的方法。还可以配戴眼镜矫正。如果机械的方法都不起作用的话,也可以通过外科手术使得眼球肌肉重新协调工作。

造成失明的最常见的原因是什么?

国际标准认为:如果一个人经过最好的矫正后视力只有 20/200 或者更低的话,那么这个人就是法律意义上的盲人。白内障是引起失明的最常见的原因。白内障是一种随着年龄增长或者感染、创伤、过度暴露在紫外线下而引起的晶状体呈云雾状的疾病。

平均一个人的视野范围有多大?

平均一个人的视野范围有 200°角。

是谁发明了双焦点透镜?

原始的双焦点透镜是于 1784 年由本杰明·富兰克林(1706—1790)发明的。那时,两个透镜是钉在一个金属框内的。1909 年,J. L. 波士将两个透镜焊接在一起。一体化双焦点透镜是于 1910 年由卡尔·赛斯公司的研究者们发明的。

眼睛中的哪个部分首先成功地进行了移植?

角膜是眼睛中最先成功获得移植的组织。1905 年 12 月 7 日,捷克的爱德华·科纳德·赛尔姆医生(1863—1944)完成了第一例角膜移植手术。这是第一例成功完成的人对人的角膜移植。有趣的是,角膜是身体里唯一的一个可以被从一个人移植到另一个人体内而不发生任何排斥反应的组织。

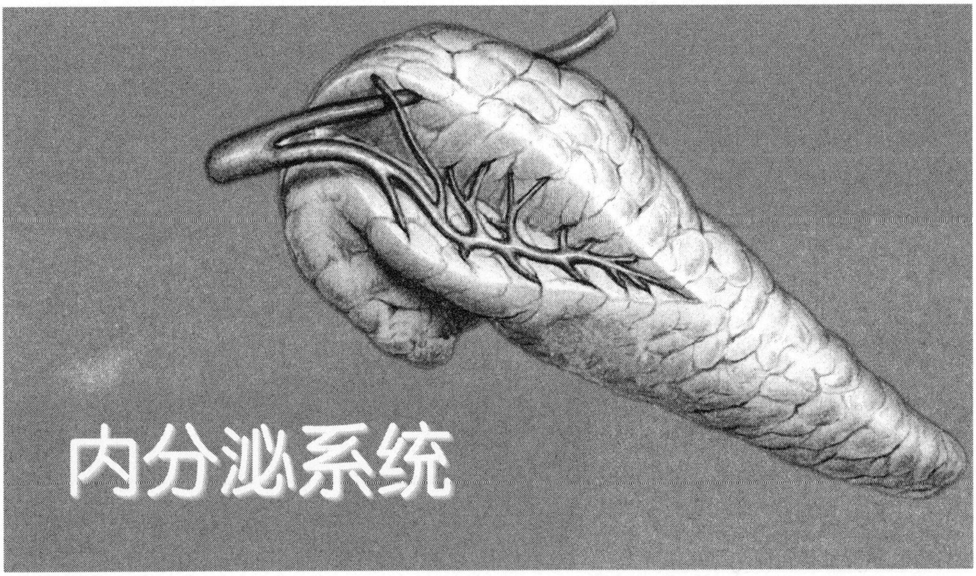

简　　介

内分泌系统的功能是什么?

内分泌系统与神经系统一起,控制协调着所有体内系统的功能。内分泌系统可以辅助维持内稳态以及代谢功能,使得身体对压力作出反应,并且协调着生长和发育过程,也包括性的发育。

内分泌系统和神经系统之间的相似之处是什么?

内分泌系统和神经系统都是通过协调细胞、组织、器官和系统的活性来维持内稳态的。这两个系统都通过负反馈机制进行调节。化学信号对于这两个系统来说都非常重要,尽管这两个系统中的传递和释放方式有所不同。

内分泌系统与神经系统之间有什么区别?

内分泌系统和神经系统都是调节系统,都允许细胞、组织和器官之间相互沟通联系。内分泌系统和神经系统之间的主要区别是对刺激的反应速度不同。总体来说,神经系统对刺激的反应速度非常的快,通常只有几毫秒,而内分泌系统对刺激作出反应需要数秒钟甚至有时候需要几个小时或者几天时间。另外,由神经系统释放的化学信号通常作用的距离非常的短(突触),而内分泌系统中的激素通常会由血液带到靶器官处。最后,神经系统的功能通常只维持一段时间,而内分泌系统的功能维持时间较长。内分泌调节的一个典型的例子是生长和生殖能力的发育。

内分泌系统的器官有哪些?

内分泌系统包括腺体和其他产生激素的组织。腺体是特化的细胞构成的,它们可以分泌激素进入到细胞间液中。之后激素会通过毛细血管和血液循环运输到全身。主要的内分泌腺体有垂体、甲状腺、甲状旁腺、松果体和肾上腺。其他的激素分泌器官位于中枢神经系统(下丘脑)、肾脏、心脏、胰腺、胸腺、卵巢和睾丸内。某些器官,比如胰腺,分泌的激素除了有内分泌功能外还有其他的功能。

激　　素

什么是激素?

激素是一种化学物质,它是由内分泌腺体分泌进入血液的。激素是通过血液运输到身体内其他组织中的某些特殊细胞,即靶细胞发挥作用。激素可以对远处的细胞活性产生一种特殊的效应。

什么是靶细胞?

靶细胞是对某种激素产生反应的细胞。靶细胞的外膜上有很多特殊的受体,这使得分泌的激素可以与细胞结合。激素和受体像钥匙和锁一样紧密结合。

激素可以分为哪几类?

科学家们将激素分为两类:一类是可以溶解在水里的(亲水性),另一类是不能溶解在水里(厌水性)但能够溶解在脂类物质中的。激素的化学结构决定着它们是水溶性的还是脂溶性的。水溶性的激素包括胺类、肽类和蛋白质类激素。固醇类激素是脂溶性的。

激素的主要类型有哪些？

激素的主要类型有胺类激素、肽类激素、蛋白质类激素以及固醇类激素。胺类激素是小分子激素，结构上类似于氨基酸。肾上腺激素和去甲肾上腺激素、生长激素、多巴胺、甲状腺激素和褪黑色素是典型的胺类激素。

肽类激素和蛋白质类激素是氨基酸链式结构。肽类激素有3—49个氨基酸，而蛋白质类激素有50—200个甚至更多的氨基酸构成。肽类激素的典型例子是抗利尿激素和催产素。更大型结构的促甲状腺激素和促卵泡形成激素是蛋白质类激素的典型例子。

固醇类激素是由固醇演变而来的。皮质醇和性腺激素（男性是雄性激素，女性是雌性激素）是固醇类激素的典型例子。

依照化学结构划分的激素类型

化学类型	水溶性或脂溶性	举例
花生酸	脂溶性	前列腺激素、白三烯
固醇类激素	脂溶性	醛固酮、皮质醇、雄性激素、钙三醇、睾酮、雌性激素、黄体酮
甲状腺激素	脂溶性	T3（三碘甲状腺氨酸）、T4（甲状腺激素）
胺类激素	水溶性	肾上腺激素和去甲肾上腺激素、褪黑色素、组胺
肽类激素和蛋白质类激素	水溶性	所有下丘脑释放的激素和抑制激素、催产素、抗利尿激素、生长激素、促甲状腺激素（TSH）、促卵泡生成素（FSH）、促黄体生成素、泌乳素、黑细胞刺激素、胰岛素、胰高血糖素、生长激素释放抑制激素、胰腺多肽、甲状旁腺激素、降钙素、胃泌素、肠促胰液素、胆囊收缩素、葡萄糖依赖型促胰岛素激素肽、瘦素

是谁首先发现了激素？

英国生理学家威廉·拜里斯（1860—1924）和厄尔尼斯特·斯塔林（1866—1927）于1902年发现了肠促胰液素。他们将这种化学物质命名为“激素”（来源于希腊语horman，意思是“启动”），他们发现这种化学物质可以从远距离刺激器官。他们利用麻醉狗做的著名的实验证明了稀释的氢氯酸与部分消化的食物混合在一起，可以刺激十二指肠（小肠的上部）分泌化学物质。这种被激发的化学物质（肠促胰液素）释放进入血液中，与胰腺的细胞接触。在胰腺内可以刺激消化液分泌，并且通过胰腺导管进入小肠。

内分泌腺体可以分泌哪些激素?

每种内分泌腺体可以分泌特殊的激素,如下表所示。

内分泌腺体和它们分泌的激素

腺　体	分　泌　的　激　素
垂体前叶	促甲状腺激素(TSH);肾上腺皮质激素(ACTH);促卵泡形成素(FSH);促黄体生成素(LH);泌乳素(PRL);生长激素(GH);促黑色素生成激素(MSH)
垂体后叶	抗利尿激素(ADH);催产素
甲状腺	甲状腺激素(T4);三碘甲状腺氨酸(T3);降钙素(CT)
甲状旁腺	甲状旁腺激素(PTH)
松果体	黑色素
肾上腺(皮质)	盐皮质激素,主要是醛固酮;糖皮质激素,主要是可的松(氢化可的松);皮质醇;可的松
肾上腺(髓质)	肾上腺激素(E);去甲肾上腺激素(NE)
胰腺	胰岛素;胰高血糖素
胸腺	胸腺激素
卵巢	雌激素,黄体酮
睾丸	雄激素,主要是睾酮

旁分泌激素与循环性激素有什么区别?

局部作用的激素不需要先进入血液就可以产生活性。它们对分泌激素的细胞或者邻近的细胞产生作用。局部分泌的致炎因子可以增加血管的通透性,产生局部水肿和发红反应。循环性激素比局部性激素更加广泛。一旦被分泌,它们就会进入血液然后被运输至靶细胞。

激素一旦被分泌进入血液之后活性可以保持多久?

血液中循环的激素活性只有不到1个小时。有些激素的活性只有两分钟。当激素在血液中分散并且与靶组织中的受体结合后,会被肝脏或者肾脏的细胞分解,此时激素就失去了活性。血浆或者组织液中可以分解激素的酶也可以引起激素失活。其他激素(比如,肾素)可以被酶激活,这些酶可以将具有活性的部分从更大的循环性前体细胞中分离出来。

细胞内的激素受体位于哪里?

激素受体有些位于细胞膜表面,有些位于细胞内。水溶性激素不能够轻易地通过浆膜扩散。因此,水溶性激素的受体位于细胞的表面。相反,脂溶性激素可以轻易地通过细胞膜。脂溶性激素的受体通常位于细胞内。

激素会影响一个人的行为吗?

内分泌功能和激素使得机体内的每个器官系统都相互作用。激素水平异常的人,有可能是某种激素分泌过多也有可能是某种激素分泌过少,会显示出行为异常的迹象或者患病的迹象。比如,性激素过早分泌的孩子会变得很暴躁,另外还会过早地呈现出性成熟的特征。成人中,激素水平的变化有可能对于智力、记忆、学习和情感状态有着明显的影响。

对于压力,激素的反应是什么?

应激反应,也被称为全身适应系统,分为3个基本的时相:1. 警惕阶段;2. 抵抗阶段;3. 衰竭阶段。警惕阶段是对压力立即产生的反应。肾上腺激素是警惕阶段过程中的主导激素。它是在有交感神经系统参与的情况下分泌的,产生“斗争还是飞行”的反应。非必需的集体功能比如消化、泌尿以及生殖活动会被抑制。

抵抗阶段是警惕阶段的延续,如果压力持续的时间超过数个小时的话,就会进入抵抗阶段。糖皮质激素是抵抗阶段的主导激素。内分泌物调节着3个综合的活动,来维持血液中葡萄糖的水平。这三个活动是:1. 储存的脂类和蛋白质的转化;2. 为神经组织保存葡萄糖;3. 肝脏合成释放葡萄糖。

如果身体不能在抵抗阶段对抗压力,那么就会进入衰竭阶段。衰竭阶段长时间的高水平激素会导致生命器官系统的衰竭。除非在此时尽快地逆转,否则会发生多器官的衰竭。

年龄的增长是如何影响内分泌系统的?

大多数内分泌腺体在人的一生中会一直行使功能分泌激素。激素分泌量变化最明显的是性激素。卵巢的体积减小,不再对 FSH 和 LH 产生反应,造成雌激素分泌量的下降。尽管其他激素的水平不会随着年龄的增长而变化,还会保持在正常范围内,但是有些内分泌组织对于刺激的灵敏性会减低。比如,老年人在吃完富含碳水化合物的饭之后不能再分泌那么多的胰岛素。有人指出,免疫系统功能的减低就是胸腺体积减小的结果。

垂体腺是如何得名的?

垂体这个词的意思是“黏液”,来源于拉丁文,之所以被称为这个名字,是因为人们错误地认为垂体可以将大脑内的黏液通过腭运输到鼻子。

垂 体 腺

垂体腺位于哪个部位?

垂体腺位于下丘脑正下方的垂体窝内(土耳其鞍),它是蝶骨内的一个凹陷的部位。垂体被颅骨三侧的骨头保护着,上方被一层粗糙的膜即鞍膜覆盖着。

垂体腺有多大?

垂体腺的大小和饱满的青豆差不多。大约有 0.39 英寸(1 厘米)长,0.39—0.59 英寸(1—1.5 厘米)宽,0.12 英寸(0.5 厘米)厚。

垂体腺两个部分之间的区别是什么?

垂体腺被分为前叶(腺垂体)和后叶。前叶占据了垂体的大部分,大约占了垂体整个重量的 75%。垂体前叶内含有内分泌细胞,可以直接产生分泌激素,通过垂体前叶周围广泛分布的毛细血管网进入循环系统。垂体后叶(神经垂体)不能分泌任何激素,但它含有下丘脑神经元两个不同部分的轴突。下丘脑分泌的激素可以通过轴突从下丘脑传递到垂体后叶。

垂体腺可以分泌多少种不同的激素?

垂体腺可以分泌 9 种不同的肽类激素。其中 7 种是由垂体前叶分泌的,另外两种是由垂体后叶下丘脑分泌的。垂体前叶分泌的激素是促甲状腺激素(TSH)、肾上腺皮质激素(ACTH)、促卵泡形成素(FSH)、促黄体生成素(LH)、泌乳素(PRL)、生长激素(GH)

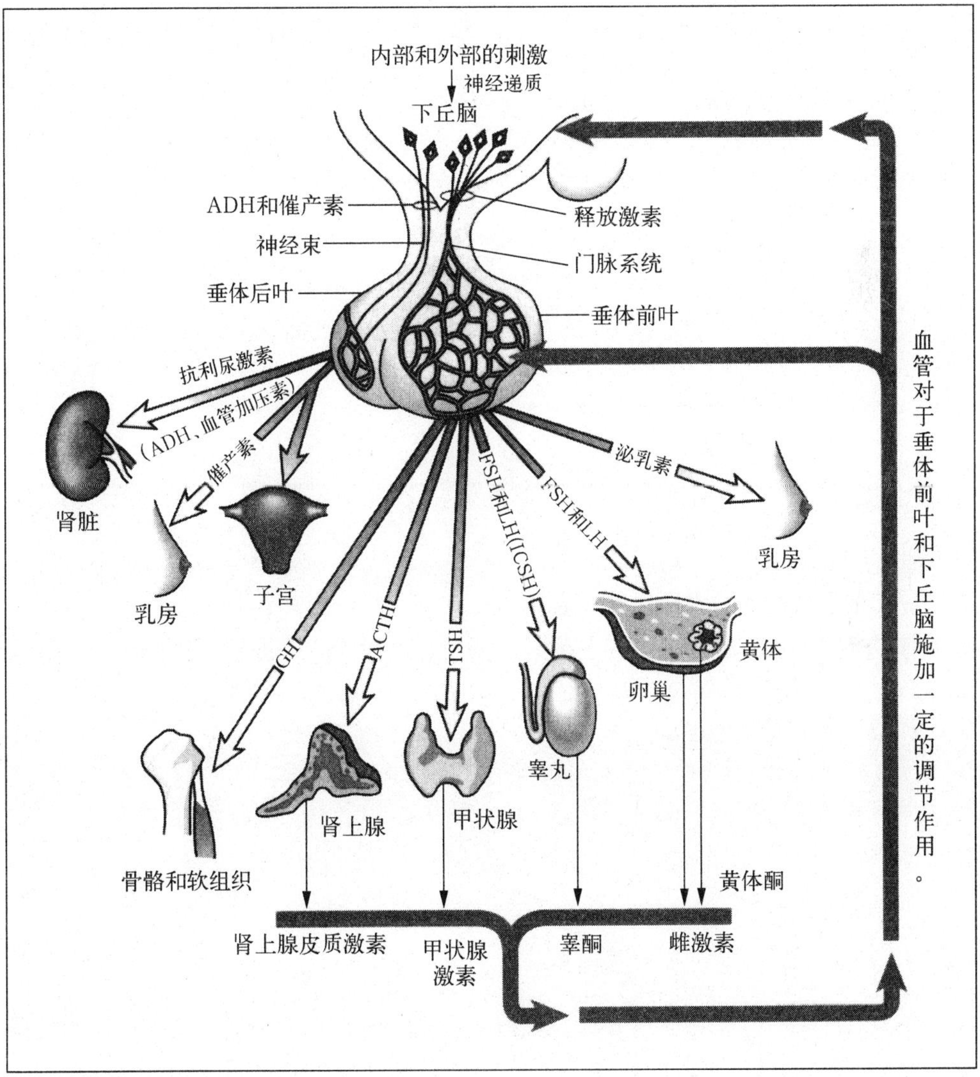

垂体分泌的激素影响全身各个器官。

以及促黑色素生成素(MSH)。垂体后叶分泌的激素是抗利尿激素(ADH)和催产素。

哪种垂体腺激素是促激素?

促激素(来源于希腊语 trophikos,意思是“转化”或者“改变”)是一种调节不同内分泌腺体分泌激素量的激素。这些激素“打开”或者激活靶向内分泌腺体。促激素包括促甲状腺激素(TSH)、肾上腺皮质激素(ACTH)、促卵泡形成素(FSH)、促黄体生成素(LH)。

促激素的靶器官是什么?

每个促激素的靶器官都是另一个内分泌腺。

垂体促激素和它们的靶器官

激　素	靶器官	激　素	靶器官
促甲状腺激素(TSH)	甲状腺	促卵泡形成素(FSH)	性　腺
肾上腺皮质激素(ACTH)	肾上腺	促黄体生成素	性　腺

促卵泡形成素(FSH)和促黄体生成素(LH)在男性和女性中的作用有什么区别吗?

促卵泡形成素和促黄体生成素都是性腺激素。在女性中,FSH 可以促进卵巢中卵泡细胞的生长和发育。卵泡细胞包绕着一个正在发育的卵原细胞。对 FSH 作出的反应,使得卵泡细胞生长发育直到卵泡破裂,排出一个等待受精的卵子。在男性体内,FSH 刺激睾丸中精子的形成。

促黄体生成素(LH)在女性中可以促进排卵,即卵巢释放卵子。它还可以刺激雌激素和黄体素的分泌,比如黄体酮。在男性体内,LH 可以促进雄激素的产生和分泌,包括睾酮。

性激素分泌不足会造成什么疾病?

性激素减低是由于性激素分泌不足造成的。性激素分泌不足的孩子性成熟会受到影响。性激素分泌不足的成人不能产生有功能的精子或者卵细胞(卵子)。

泌乳素的功能是什么?

泌乳素在女性体内有两种功能。首先,泌乳素与其他激素一同刺激乳腺内导管的发育。其次,泌乳素可以在女性生育之后刺激产生乳汁。大多数研究者认为泌乳素对男性没有作用,而有些研究者认为泌乳素可以辅助调节雄激素的分泌。

哪些细胞和组织会受到人类生长激素的影响?

人类生长激素,有时候就叫做生长激素(GH),会影响体内所有与生长有关的部分。骨骼肌、软骨细胞对于生长激素的水平尤其敏感。生长激素的一个直接的作用就是维持长骨内骨骺板的生长,骨骺板是骨骼生长的部位。

为什么饮用酒精性饮料会增加机体内液体的排泄?

酒精会抑制ADH的分泌。当ADH的分泌减少时,尿量就会增加。饮用过多的酒精会导致脱水,这是晕倒的一个主要的症状,就是因为排尿量增加造成的。

人类生长激素分泌紊乱会造成什么结果?

儿童时人类生长激素分泌不足会造成青春期生长发育速度缓慢。骨骺板生长速度缓慢会引起身材矮小,脂肪组织量比正常增多。相反,如果青春期过后生长激素的分泌不减少,那么这个人就会继续长高,引起巨人症。当生长激素在正常生长停止后还过度分泌,就会造成肢端肥大症(来源于希腊语 akros,意思是"四肢"及希腊语 megas,意思是"大的")。尽管骨骺板软骨已经停止生长,但是头部、手和脚的小骨头还会继续生长,骨骼会加厚而不会长长。

何时应该应用生长激素治疗手段?

生长激素治疗手段是指一周几次注射合成的生长激素,维持数年刺激生长。在骨骼愈合之前使用这种方法治疗最有效,因为这时骨骼还是在生长。但这种方法并非适合于每一个孩子,对于那些功能有障碍的孩子使用是有效的。

抗利尿激素的功能是什么?

抗利尿激素(ADH)或者血管加压素的主要功能是减少尿量的分泌,增加肾脏对水分的吸收。它在调节机体内液体平衡中起到重要的作用。

什么情况会增加抗利尿激素的分泌?

在液体丧失,比如脱水时抗利尿激素的分泌会增加。流血造成抗利尿激素分泌的增加,这样来维持体内液体的平衡。很多剧烈的锻炼、情感压力或者机械压力,以及药物的使用比如尼古丁或者巴比妥类药物,都会增加抗利尿激素的分泌,减少尿量的排泄。

催产素的功能是什么?

催产素(来源于希腊语 oxy,意思是“迅速”及希腊语 tokos,意思是“分娩”)可以在生产时刺激子宫壁内平滑肌组织的收缩。在妊娠晚期之前，子宫对于催产素并不敏感。当分娩时,平滑肌对于催产素含量的增多十分敏感。

分娩后,催产素可以刺激乳腺内乳汁的分泌。婴儿的吮吸可以刺激大脑内(下丘脑)的神经细胞释放催产素。一旦催产素进入循环系统,特殊的细胞会收缩,释放乳汁进入到集合室内,之后乳汁分泌出来。这种反射被称为乳汁分泌反射。

哪些外界因素会影响乳汁分泌反射?

乳汁分泌反射受到影响下丘脑功能的因素的影响。焦虑和压力可以抑制乳汁的分泌。有些母亲随着听到婴儿的啼哭就开始泌乳，婴儿啼哭使哺乳的母亲产生乳汁分泌反射。

甲状腺和甲状旁腺

甲状腺的生理特征是什么?

甲状腺位于颈部,气管前方,喉部的正下方(声带)。甲状腺由两叶构成,由一个细长的桥状的组织连接在一起，这个桥状的组织被称为甲状腺峡部。甲状腺的平均重量是 1.2 盎司(34 克)。过量的复合血液供应使得甲状腺呈现深红色。

甲状腺内的两种细胞是什么?

甲状腺内主要的细胞是滤泡细胞。这些细胞分泌产生 T4(甲状腺素)和 T3(三碘甲状腺氨酸)。在甲状腺滤泡细胞之间还有滤泡旁细胞。这些细胞并没有滤泡细胞那么多。它们分泌降钙素。

甲状腺激素储存在甲状腺的哪个部位?

甲状腺激素储存在甲状腺内的球形囊中,这些囊被称为滤泡。甲状腺滤泡在显微镜下呈球形囊状,是由单层立方上皮组织构成的,甲状腺激素以凝胶状的形式储存。

甲状腺的特点有哪些?

甲状腺是唯一将分泌物储存在主要细胞之外的腺体。另外,激素储存的形式不同于实际分泌进入血液的激素。酶在激素释放进入血液之前会将储存的化学物质分解。

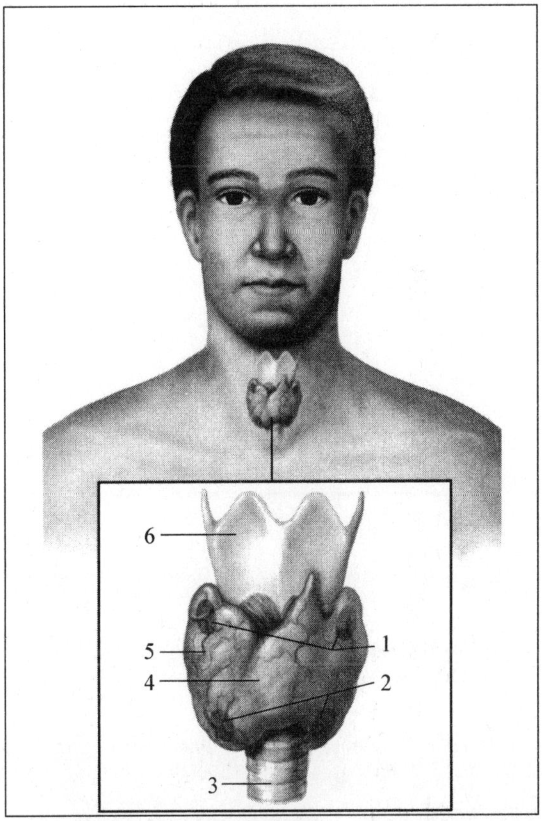

颈部的甲状腺和甲状旁腺:1. 上部的甲状旁腺;2. 下部的甲状旁腺;3. 气管;4. 甲状腺峡部;5. 甲状腺;6. 甲状软骨。

三碘甲状腺氨酸(T3)与甲状腺素(T4)如何区别?

甲状腺素,即T4,也被称为四碘甲状腺氨酸,内含4个碘原子。三碘甲状腺氨酸,即T3,内含3个碘原子。更普遍的激素是T4,占了甲状腺分泌激素量的90%。体内的T3非常集中,而且效应很强。两种激素有着相似的功能。肝内的酶可以将T4转化为T3。

甲状腺激素的功能是什么?

甲状腺激素影响着体内几乎所有的细胞。甲状腺激素对各种细胞和器官系统的主要效应是:

通过增加细胞利用氧气和食物产生能量的速度来加快新陈代谢;

使得心血管系统对于交感神经活性更加敏感;

加快心率,以及心肌收缩的力量;

维持呼吸系统改变氧气和二氧化碳浓度的正常敏感性;

刺激红细胞的形成,增加氧气的运输;

刺激其他内分泌组织的活性;

保证儿童骨骼的正常发育。

产热效应是什么?

产热效应是新陈代谢速率增加以及细胞氧气消耗增加造成的结果。当新陈代谢

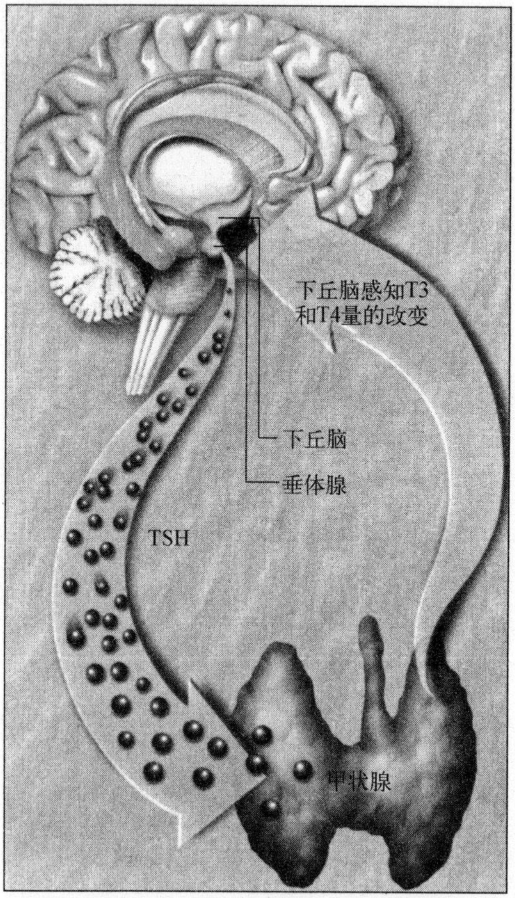

甲状腺分泌 T3 和 T4 激素。当激素水平过低时，垂体腺会分泌更多的 TSH 激素；而当 T3 和 T4 水平过高时，垂体腺就会少分泌一些 TSH。医生可以通过测量 TSH 的量，来观察甲状腺的健康状况。

速率增加时，就会产生更多的热量，机体体温就会增高。因为能量是用卡路里衡量的，所以被称为产热效应。

为什么每日饮食中摄入含碘的盐对人们来说很重要?

含碘的盐可以提供每日饮食中碘的需求，碘对于甲状腺激素的合成来说是十分必要的元素。1.5 克盐可以提供 67 毫克的碘，推荐成人每日食用 5 克盐。

为什么降钙素很重要?

降钙素可以辅助调节血液中钙的含量。当血液中钙离子的含量增加时，血液中降钙素的量就会增加，使得钙离子的量下降。当钙离子的量减少或者恢复到正常水平时，降钙素的分泌就会停止。降钙素可以刺激骨骼的生长，尤其是可以刺激儿童骨骼的发育，所以十分重要。

甲状腺功能亢进会引起什么疾病?

甲亢是由于甲状腺功能过于活跃而引起的疾病。患有甲亢的患者分泌过量的甲状腺激素和三碘甲状腺氨酸，这会增加机体新陈代谢的速度和功能。甲亢的症状包括没有节食就引起的突然间的体重减轻、心率加快、神经紧张、易怒、颤抖、呼吸速率增加、小肠运动频率增加以及月经周期改变。

甲亢最常见的原因是什么?

造成甲亢最常见的原因是格雷夫斯氏(Graves')病。它是一种自身免疫性疾病，免疫系统分泌的抗体刺激甲状腺分泌过多的甲状腺激素。在格雷夫斯氏病中，抗体错误地袭击甲状腺，有时也会袭击眼后的组织和小腿的皮肤。有些患者患有突眼症，即格雷夫斯氏病相关的眼球突出。治疗的手段包括抗甲状腺药物、放射性碘或者手术。放射性碘是治疗甲亢最常用的方法。有些甲状腺细胞会吸收放射性碘。治疗几周后，吸收放射性碘的细胞就会萎缩，甲状腺激素的水平就会恢复到正常。

什么是甲状腺肿?

甲状腺肿是指甲状腺肿大。甲状腺肿通常与甲状腺功能低下（甲低）有关，也有其他情况会引起甲状腺肿。

造成甲状腺功能低下的最主要的原因是什么?

甲状腺功能低下是由于缺乏甲状腺激素引起的。通常说来，甲低的患者新陈代谢会减慢，容易疲劳。其他的症状包括自觉寒冷、皮肤和毛发干燥、便秘、体重增加、肌肉痉挛以及月经流量增多。这些症状可以通过注射合成的甲状腺激素进行治疗。

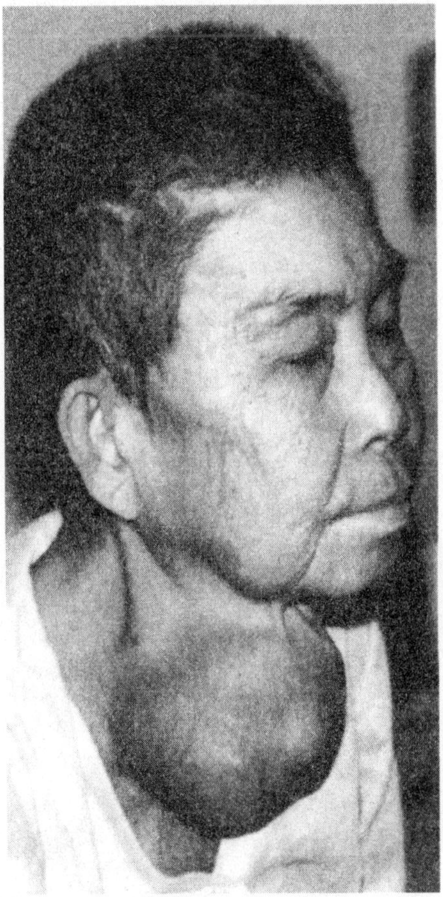

患有甲状腺肿的男性患者。

甲状旁腺位于哪个部位?

甲状旁腺位于甲状腺后表面内。通常有4个甲状旁腺（即两对）分别位于甲状腺的两侧。甲状旁腺是很小的、豆状的腺体，重量总共只有0.06盎司（1.6克）。每个大约有0.1—0.3英寸（3—8毫米）长，0.07—0.2英寸（2—5毫米）宽，0.05英寸（1.5毫米）厚。

甲状旁腺是何时发现的?

甲状旁腺是由瑞典医生伊万·维克多·萨德斯托姆（1852—1889）于1880年发现的。也是人体内最后被发现的一个重要的器官。

甲状旁腺的主要功能是什么?

甲状旁腺分泌甲状旁腺激素(PTH),PTH的主要功能是调节血液中钙和磷的含量。

甲状旁腺激素是如何增加血液中钙的水平的?

甲状旁腺激素(PTH)增加血液中钙的含量有4种方式。

1. PTH可以刺激破骨细胞分解骨组织,从骨骼中释放钙离子。
2. PTH抑制成骨细胞,降低骨骼中钙离子沉积的速率。
3. PTH增加小肠内钙和磷的吸收,并且与肾脏钙三醇分泌相符合。
4. PTH促进肾脏内钙的重吸收,减少尿液中钙的排泄。

甲状旁腺激素与降钙素的关系是什么?

甲状旁腺在血液中钙离子含量增加时分泌降钙素。当血液中钙离子含量下降时,甲状旁腺增加甲状旁腺激素的分泌,直到血液中钙离子水平恢复到正常。血液中钙离子水平的稳态是通过降钙素和甲状旁腺激素相互作用维持的。

所有的甲状旁腺都对保持稳态很必要吗?

不是的,并非所有的甲状旁腺对于保持稳态都是必要的。一个腺体中一部分分泌的激素就可以维持正常的钙浓度。当钙含量异常增高时,这种情况被称为甲状旁腺激素亢进。这种情况主要是由于肿瘤引起的,手术摘除过度活跃的部分通常可以纠正激素量的不平衡。

引起甲状旁腺激素低下的主要原因是什么?

甲状旁腺激素低下通常是由于损伤,或在手术中摘除了甲状旁腺,或者甲状旁腺肿瘤引起的。现在很多人都怀疑,在发现甲状旁腺之前,很多患者都是死于甲状腺手术,因为如果甲状旁腺在手术中不慎被摘除,将造成钙浓度的异常降低。

肾 上 腺

肾上腺的生理学特征是什么?

肾上腺(来源于拉丁文,意思是“位于肾脏的上方”)位于每个肾脏的顶部。每个肾上腺的重量大约是0.19盎司(7.5克)。肾上腺是黄色的,椎体形。每个肾上腺都由两部分构成,几乎可以被看做是独立的腺体。肾上腺内部是肾上腺髓质(来源于拉丁文marrow,意思是“内部”)。外部包裹着肾上腺髓质,是肾上腺皮质(来源于拉丁文,意思是“树皮”),因为它的外表与树皮很相似。肾上腺皮质占据了肾上腺的大部分,重量大约是整个腺体的90%。

肾上腺皮质分泌了多少种不同类型的激素?

肾上腺皮质可以分泌20多种不同的固醇类激素,被称为肾上腺皮质固醇,或简称皮质醇。肾上腺皮质被分为3个主要的区域,每个区域都分泌一种类型的皮质醇。外部的区域是球状带,分泌盐皮质激素。中间的区域是束状带,是皮质醇激素分泌的主要部位,分泌糖皮质激素。内部的区域也是最小的区域,是网状带,分泌少量的性激素。

皮质醇的功能是什么?

皮质醇对于人类和生命来说十分重要。每种皮质醇都有其独特的功能。

皮质醇及其功能

激　素	靶器官或靶细胞	功　　能
盐皮质激素	肾　脏	增加尿液中钠离子和水分的重吸收;刺激尿液中钾离子的分泌排泄
糖皮质激素	大多数细胞	从骨骼肌中释放氨基酸,从脂肪组织中释放脂类;促进肝糖原和葡萄糖的合成;促进脂类在外周的利用;抗炎反应
雄　激　素		促进男孩和女孩阴毛的生长;在成年妇女中,促进肌肉的发育,血细胞的形成,维持性欲;在成年男性中,肾上腺分泌的性激素功能并不是很重要,因为雄激素主要来源于男性生殖腺分泌

最重要的糖皮质激素是什么?

氢化可的松、皮质酮和可的松是3种最重要的糖皮质激素。氢化可的松,是含量最多的糖皮质激素,占糖皮质激素活性的95%。

最主要的盐皮质激素是什么?

盐皮质激素负责调节体液中无机盐离子的浓度。主要的盐皮质激素是醛固酮。它可以增加尿液中钠离子重吸收进入血液,还可以刺激钾离子分泌进入尿液中排出。醛固酮在血液中钠离子浓度下降或者血压下降，或者血液中钾离子浓度增加时分泌进入血液。

糖皮质激素对于机体的影响是什么?

糖皮质激素对于机体有很多不同的影响。

糖皮质激素最重要的作用是刺激葡萄糖的合成以及糖原的形成，尤其是肝脏中糖原的合成。

它们还可以刺激脂肪组织释放脂肪酸,作为能量来源。

它们可以降低生理上和心理上压力的影响,比如惊恐、流血或者感染,因为肝脏中葡萄糖的供给可以为组织提供 ATP 的来源。

它们可以降低过敏反应和炎症反应。

它们可以降低白细胞以及其他免疫系统内组分的活性。

糖皮质激素分泌异常可以造成哪两种疾病?

埃迪森氏病和库辛氏综合征是由于糖皮质激素分泌异常造成的两种疾病。埃迪森氏病是由于肾上腺不能分泌足够的可的松，或者在某些情况下不能分泌足够的醛固酮而造成的。埃迪森氏病的常见症状包括慢性加重性疲劳、肌肉无力、食欲减退以及体重减轻。治疗埃迪森氏病的方法有置换疗法,即用肾上腺不分泌的激素去替代分泌不足的激素。

库辛氏综合征是由于机体组织长期处于过高的可的松水平下。症状有很多种,但是大多数人都会表现为上身肥胖,特征性满月脸,颈部脂肪增多,胳膊和腿部消瘦。皮肤会变得薄而易受损,容易发生青紫而愈合较难。库辛氏综合征的症状通常会由于长时间使用糖皮质激素治疗而产生,包括氢化可的松。

肾上腺髓质对于人体重要吗?

肾上腺髓质对于“战斗或逃跑”反应有辅助作用,对于维持生命并不是必要的。

肾上腺髓质分泌的两种主要的激素是什么?

肾上腺髓质可以分泌肾上腺激素和去甲肾上腺激素。肾上腺激素占肾上腺髓质分泌激素量的75%—80%，其余的是去甲肾上腺激素。这些激素与交感神经系统分泌的激素相似，但是它们的效应要持续时间更长，因为它们在血液中停留的时间较长。

胰 腺

胰腺位于哪个部位?

胰腺（来源于希腊语，意思是“都是肉”）位于腹盆腔内胃和小肠之间。它是一个长的器官，大约有6英寸（12—15厘米）长。

为什么胰腺被称为复合腺体?

胰腺是一个复合腺体，因为胰腺具有内分泌和外分泌的功能。作为一个内分泌系统，胰腺可以分泌激素进入血液。胰腺中只有1%的部分是内分泌腺体，其余99%的部分起到的是外分泌的功能。

胰腺中哪些细胞是分泌激素的?

胰岛（朗格汉斯岛）是一群细胞，分泌激素。在整个成人的胰腺中分散排列着20万—200万个胰岛。

是谁最先发现了胰岛?

保罗·朗格汉斯（1847—1888）在19世纪60年代末期首先给出了胰岛在显微镜下的细微结构。他注意到了胰腺中的这些唯一的多角形细胞。直到1893年G. E. 朗格斯才发现胰腺中这些多角形的细胞是内分泌细胞，可以分泌胰岛素。

朗格汉斯岛中含有多少种不同类型的细胞?

每个朗格汉斯岛中都含有4种不同类型的细胞。这4种类型的细胞包括α细胞、β细胞、δ细胞和F细胞。最重要的2种细胞是产生胰高血糖素的α细胞和产生胰岛素的β细胞。

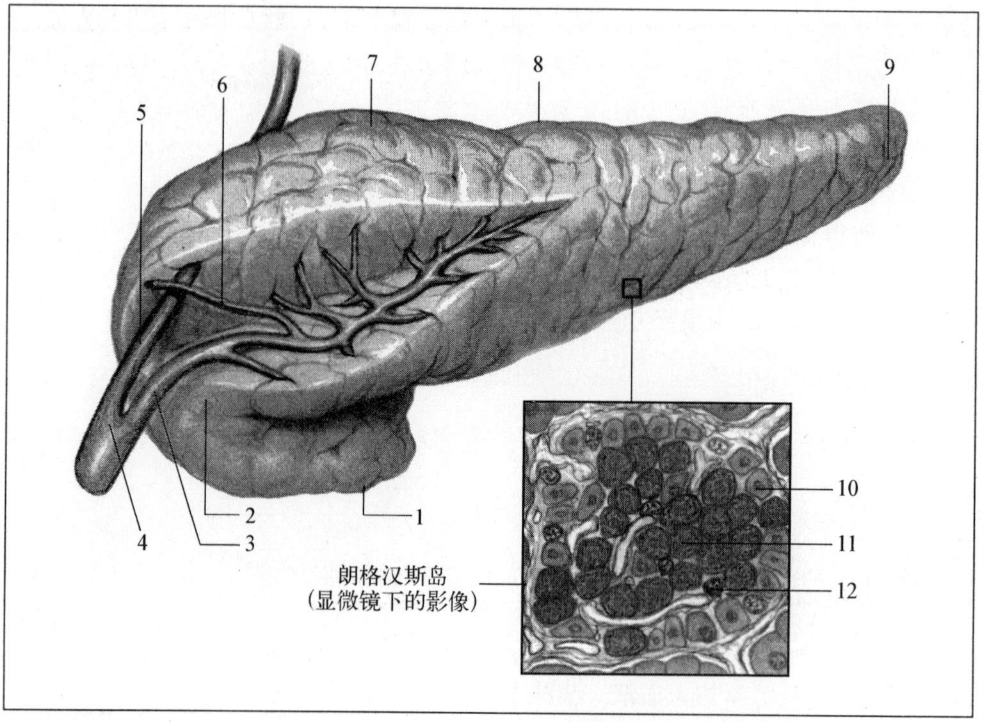

胰腺的几个部分：1. 钩突；2. 胰头；3. 主胰腺导管；4. 肝胰壶腹；5. 胆总管；6. 副胰管；7. 胰颈；8. 胰体；9. 胰尾。朗格汉斯岛包括：10. α 细胞；11. β 细胞；12. δ 细胞。`

胰高血糖素的功能是什么？

胰高血糖素是在血糖水平降低到正常值以下时分泌的。胰高血糖素可以刺激肝脏将糖原转化为葡萄糖，这样可以使得血糖水平增高。胰高血糖素还可以刺激肝脏中的氨基酸和乳酸合成葡萄糖。胰高血糖素可以刺激脂肪组织中脂肪酸的释放。当血糖水平上升时，胰高血糖素的分泌会减少，这是根据负反馈机制进行的调节。

是谁发现的胰岛素？

胰岛素是由弗雷德里克·拜庭（1891—1941）、约翰·麦克莱德（1876—1935）和查理斯·拜斯特（1899—1978）发现的。尽管早期的研究者已经怀疑到胰腺分泌的物质可以控制糖的代谢，但是直到 1922 年才被证实，当时拜庭、麦克莱德和拜斯特宣布了他们的研究成果。1923 年的诺贝尔生理学或医学奖授予了拜庭和麦克莱德。拜庭将其获得的奖金中的一半分享给了拜斯特，而麦克莱德则与詹姆斯·贝特汉姆·柯利普（1892—1965）共同分享了奖金，他们是共同合作的小组成员。

胰岛素的功能是什么?

当血糖水平升高到正常值以上时，胰岛素就被分泌进入血液。胰岛素的一个最重要的效应是协助葡萄糖转运通过细胞膜，使得葡萄糖可以由血液弥散进入身体中大多数的细胞内。它还可以刺激葡萄糖合成糖原。葡萄糖之后就会储存在肝脏中，当血糖水平下降时，就会释放出来。

胰岛素的结构是何时被人们发现的?

胰岛素的完整结构，即肽类激素，是1955年由弗雷德里克·森格(1918—　)发现的。它是第一个完整结构被确定的蛋白质。森格由于这项研究成果于1958年获得了诺贝尔生理学或医学奖。

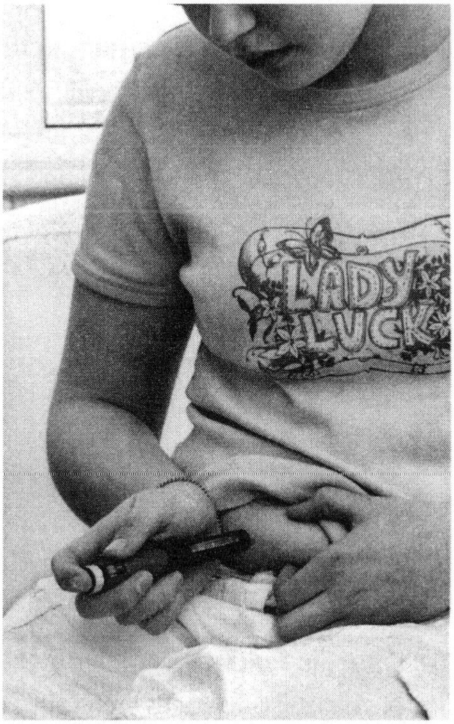

合成胰岛素被广泛的用来改善糖尿病患者的生活质量。

机体不能产生或者利用胰岛素而引起的疾病是什么?

糖尿病是一种代谢紊乱疾病。是当胰腺不能产生或者产生的胰岛素过少，或者细胞不能对产生的胰岛素作出正确的反应时引起的疾病。葡萄糖在血液中累积，尿中排出的糖增多。这样，机体就不能从葡萄糖获取能量。

尿崩症与糖尿病的区别是什么?

糖尿病是由于胰岛素分泌量不足引起的，而尿崩症是由于垂体分泌的抗利尿激素(ADH)不足造成的。肾脏储存水分的能力受到损害，过多的尿就会排出体外。

人胰岛素是何时被合成的?

人胰岛素是于1978年由亚瑟·里格斯和克莱其·伊塔库拉(1942—　)利用大肠杆菌和DNA重组技术首先合成的。首个人胰岛素(Humulin)直到1982年才上市。尽管被称为人胰岛素，当今使用的大多数胰岛素还是合成胰岛素。它们几乎与人胰腺分泌的胰岛素相同。

松果体腺

松果体腺位于哪个部位?

松果体(来源于拉丁文 pinea，意思是“松果”)是一个位于中脑第三脑室后方的小腺体。

松果体的功能是什么?

松果体的生理功能还不清楚。它能分泌褪黑激素，它与人体的生物钟有关。褪黑激素大多数是在夜间分泌的，在白天有光的时候分泌量减少。褪黑激素的释放可以受到人工模拟的白天和黑夜的影响，比如屋内亮着光也可以模拟白天，它对睡眠的影响可以解释为什么有些药物可以导致睡眠。

褪黑激素是于何时被发现的?

褪黑激素是由阿龙·B.莱纳(1920—　)于 1958 年首先发现的。理查德·J.沃特曼对于褪黑激素功能的深入研究做了大量的贡献。

什么是季节性情绪失调?

季节性情绪失调(SAD)是抑郁的一种，它可以在冬天阳光较少时影响人们的心情。一种假设是说因为冬天日照时间少，所以褪黑激素的分泌就受到了影响，导致生理性疾病比如意志消沉或者疲劳。SAD 的其他症状包括急于获得碳水化合物，使之体重增加以及情绪变化。很多研究者认为光疗对于 SAD 十分有效。光疗，也被称为光照疗法，是指坐在一个接近产生强光的特殊光学盒子的附近。大多数光学盒子可以发射出 2 500—1 万勒克斯的光线，这个强度介于起居室 100 勒克斯的光线和晴朗白天 10 万勒克斯光线之间。

哪种激素可以有效地治疗时差综合征?

时差综合征是由于一个人的生物钟与当地时间不同步造成的。一般来说，一个人每改变一个时区就要花一天的时间来适应时差综合征带来的问题。褪黑激素既可以用于饮食补给,也可以用来在旅途中引导睡眠。当向东旅行时在旅行之前、之中或者之后服用都很有用。最好是在以前时区时提前正常睡眠时间 5—7 个小时服用。旅行者可以在使用褪黑激素之前咨询医生。妊娠或哺乳期妇女和儿童不建议使用。

生 殖 器 官

哪一个生殖器官可以分泌激素?

性腺(来源于希腊语 gonos,意思是“后代”)男性和女性都能够分泌激素。男性由睾丸分泌激素,而女性由卵巢分泌激素。

生殖腺分泌的激素是什么?

雄激素睾酮是男性最重要的激素,由睾丸分泌。睾丸还分泌抑制素,它可以抑制卵泡刺激素(FSH)的分泌。卵巢分泌的 3 种重要的激素是雌激素、孕激素和弛缓素。

性激素的功能是什么?

睾酮是由来自垂体腺分泌的促黄体生成素(LH)刺激产生的。它可以调节精子的产生,也可以调节男性性器官的生长和发育。睾酮还可以刺激男性第二性征的发育,包括面部和阴毛的发育。它可以通过扩大声带引起男性声音变粗。

雌激素是由垂体分泌的卵泡刺激素(FSH)刺激产生的。它们可以辅助调节月经周期、乳腺发育以及女性第二性征的发育。促黄体生成素(LH)刺激孕激素的分泌。黄体酮使得子宫在受精发生后为着床做准备。它还可以加速胚胎在子宫内的运动。弛缓素可以在分娩时辅助松弛宫颈和产道。它可以引起耻骨联合韧带在分娩时更加富有弹性。

什么是同化类固醇?

应该称为同化类雄激素固醇,同化类固醇是一种增加合成反应,尤其是肌肉内的合成反应的激素。它们是原始雄性激素睾酮的合成形式。它们可以促进骨骼肌(同化效应)的生长以及男性性征(雄性激素效应)的发育。

同化类固醇是如何被滥用的？

同化类固醇通常被青少年、成人和专业或业余运动员滥用，他们的目的是为了增加肌肉，增强运动能力。尽管同化类固醇对于某些疾病可以起到治疗的效果，但是用于治疗的药量要比用于提高运动能力的量少10—100倍。

其他激素来源

瘦素是何时被发现的？

瘦素是最近才发现的一种激素。珍妮弗·弗莱德曼（1954— ）和他的同事在1994年12月发表了一篇论文，宣布他们发现了一种在老鼠和人体内的基因，被称为肥胖基因，这种基因是用于编码之后他发现的一种激素，他称这种激素为瘦素（来源于希腊语 leptos，意思是“瘦的”）。瘦素是一种由机体内脂肪组织合成的激素，可以调节食物的摄取和能量的利用。缺乏瘦素的人通常饮食量惊人，而且体形肥胖。

胸腺位于哪个部位？

胸腺位于中纵膈，通常位于胸骨后方，两肺之间。它是一个由两叶构成的淋巴器官，血运丰富，但缺乏神经。胸腺的外层皮质有很多淋巴细胞，而内层髓质含有的淋巴细胞较少。

胸腺的功能是什么？

胸腺可以分泌多种激素，被称为胸腺激素，它可以刺激T细胞的产生和发育。T细胞在免疫功能中起到了重要的作用。

还有其他哪些器官具有内分泌功能？

很多器官在行使其主要功能时都具有内分泌功能。有些器官已经在这一章内进行了详细的介绍，另一些在下表中列出。

其他器官分泌的激素

器官	激素	效应
小肠	胃泌素	促进胃液的分泌，增加胃的运动能力
	肠促胰液素	刺激胰液和胆汁的分泌
	胆囊收缩素	刺激胰液的分泌；调节胆囊中胆汁的释放；在吃饭后产生饱的感觉
肾脏	促红细胞生成素	刺激红细胞的产生
	钙三醇	刺激钙和磷的吸收；刺激钙离子从骨骼的释放，抑制PTH的分泌
心脏	心房钠尿肽(ANP)	增加肾脏水分和盐的排泄；增加口渴感；抑制ADH和醛固酮的分泌
脂肪组织	瘦素	抑制食欲

为什么胸腺被称为"萎缩的腺体"？

胸腺在婴儿时期最大。到了青春期达到了最大功能阶段，之后胸腺的体积就开始以每年3%的速度变小而持续到中年。到老年时，胸腺组织萎缩，大部分被脂肪组织所取代。

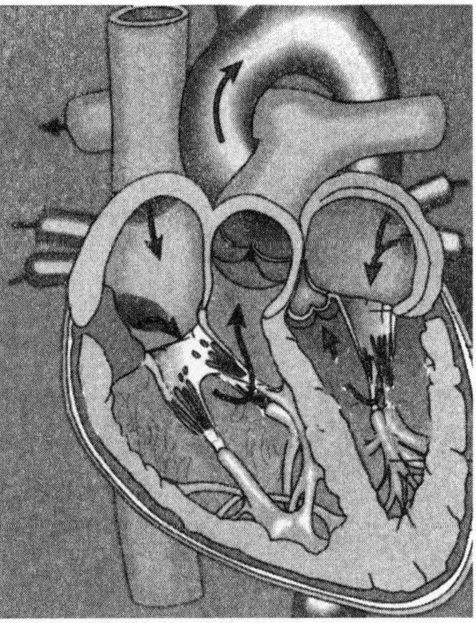

心血管系统

简　介

心血管系统的功能是什么?

心血管系统在心脏、肺和组织细胞之间提供了一个运输系统。心血管系统最重要的功能是为组织提供营养物质,并将废物移除。

心血管系统和循环系统之间的区别是什么?

心血管系统是指心脏(cardio)和血管(vascular)。循环系统是包括血液、血管、心脏、淋巴和淋巴管的更系统的名词。

心血管系统是由哪些结构和器官构成的?

理论上讲,心血管系统的结构包括心脏和血管。血液,一种结缔组织,在心血管系统中有着重要的作用,通常被包括在心血管系统内。

心血管疾病通常有哪些?

心血管疾病是对心脏和血管疾病的总称。有一些心血管疾病是先天性的(发生在出生的时候),而另一些疾病是后天获得的。心脏病会影响到心脏、供血给心肌的动脉或者保证心脏内的血液向正确的方向流动的瓣膜。心脏病的例子是冠状动脉心脏病(动脉的疾病,供应心脏的血液)、瓣膜病(影响心脏瓣膜的疾病),先天性心脏病和心衰。血管疾病包括动脉粥样硬化、高血压、中风、动脉瘤、静脉血栓(静脉内血块的形成)和静脉曲张。

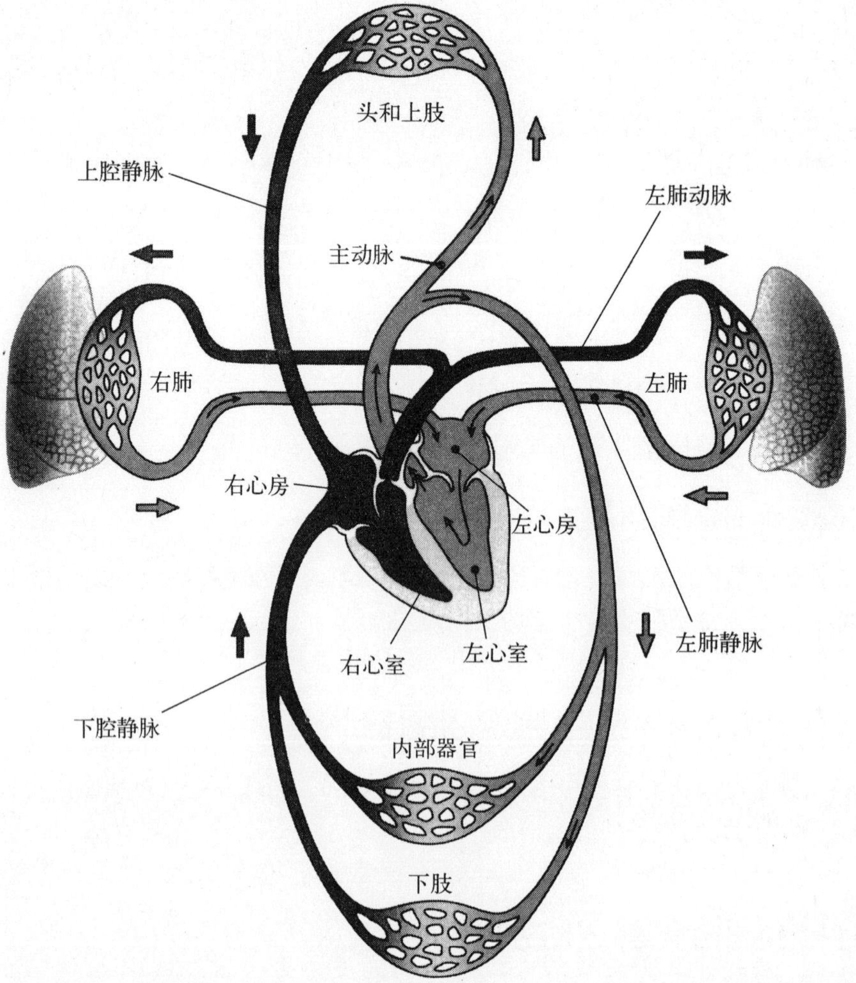

基础心血管构成的简易图。(摘自 Cohen, B.J., Wood, D.L.《米勒氏人体的健康与疾病》第 9 版,Philadelphia: Lippincott, Williams & Wilkins,2000)

运动是如何影响心血管系统的?

身体缺少活动是心脏病、中风和冠状动脉心脏病的一个主要的危险因素。有规律的有氧锻炼(走路、跑步、散步)不仅可以增加身体健康程度和运动能力,还可以阻止心血管疾病的发生。有规律的体育活动还可以控制血脂。有规律有氧运动的其他好处还包括缓解高血压,降低甘油三酯水平以及增高 HDL(有益的)胆固醇水平。健康人每周应该每天至少 30 分钟中度至重度的有氧锻炼。30 分钟的锻炼可以被分为每 10 分钟或每 15 分钟一个阶段,但是应该达到最大心率的 50%—75%。

血　　液

血液的组成成分是什么?

血液是一种结缔组织,因为血液既含有液体又含有固体(细胞)成分。液体是血浆,血浆蛋白和细胞(红细胞、白细胞和血小板)悬浮于液体基质内。

血液的功能是什么?

血液的功能可以被分为 3 个主要的类别: 运输、调节和保护。

血液的功能

功　能	举　　例
运　输	气体(氧气和二氧化碳)、营养物质、代谢废物
调　节	血压、正常 pH,液体容积/压力
保　护	抵抗血液损失,抵抗感染

血液正常的 pH 值是多少?

动脉血的正常 pH 值是 7.4,而静脉血的正常 pH 值约为 7.35。动脉血的 pH 值比静脉血稍高是因为其中含有更少的二氧化碳。

为什么血液是黏稠的?

血液之所以是黏稠的,是因为它比水要浓稠,黏度是水的 5 倍。使血液黏稠的主要是其中的红细胞。当这些细胞数量增加时，血液会变稠，流动速度就会有所减慢。相反，如果红细胞的数量减少，血液就会变稀，流动速度会加快。

红细胞是在哪里形成的?

红细胞的形成，或者红细胞生成，发生在脊椎、胸骨、肋骨、颅骨、肩胛骨、髋骨和近端四肢骨的红骨髓中。红细胞一开始是大的不成熟细胞(原红细胞)，7 天之后，它们就会变成更小的成熟红细胞，之后进入血液循环。

红细胞形成的速率受到哪些因素的影响?

红细胞形成的速率是由红细胞生成素刺激的，红细胞生成素是由肾脏分泌的激素。红细胞生成素可以增加红细胞的分裂和未成熟红细胞的成熟。如果血氧水平降低，比如贫血、疾病或者高纬度地区，红细胞生成素就会释放。

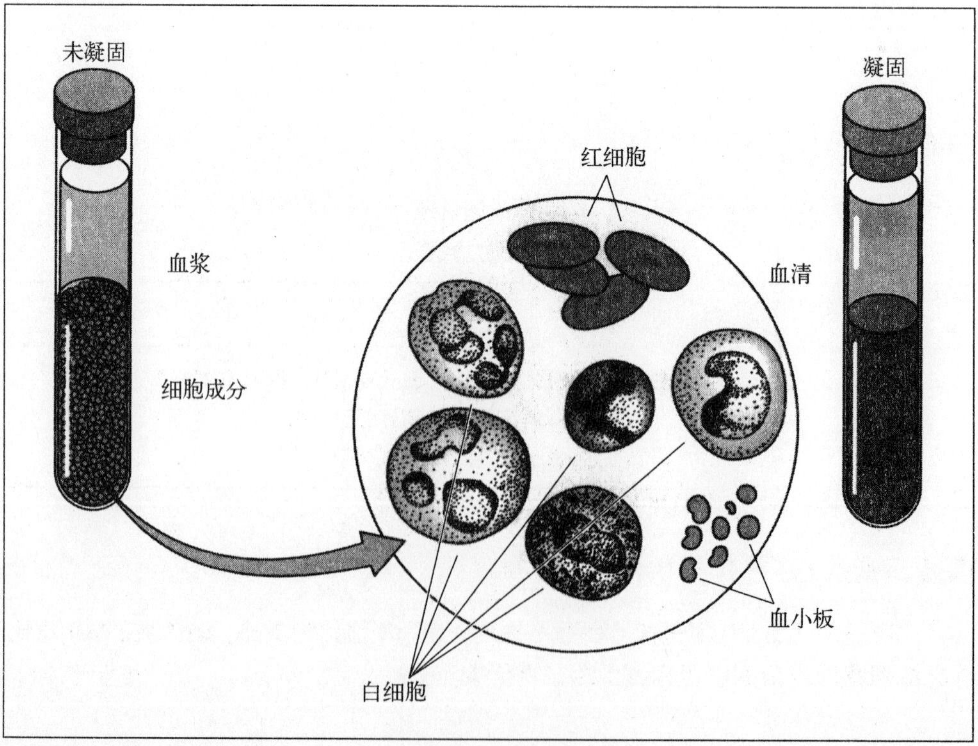

几种类型的血细胞，包括血小板、白细胞和红细胞，它们起到了免疫、愈合和氧气运输的功能。(摘自 Willis, M.C.《医学术语：卫生用语的系统学习》。Baltimore:Lippincott, Williams & Wilkins, 2002)

红细胞有多少个?

红细胞占体内所有细胞的 1/3,占血液中细胞的 99.9%。如果人体内所有的红细胞都一个个叠起来的话,可以有一座 3.1 万英里(4.989 万千米)的塔那么高。

红细胞的厚度有多少?

500 个红细胞的厚度大约是 0.04 英寸(0.10 厘米)。

为什么红细胞的寿命如此的短?

红细胞的平均寿命是 120 天。红细胞通过体内不同的血管时会受到机械压力,会对红细胞造成很大的损伤。大约过了 120 天后,细胞膜就会破损,红细胞就会死亡。

为什么红细胞是盘状的?

红细胞可能是人体内最特殊的细胞了。它们是双凹的圆盘状(炸面圈),中央凹陷。这种形状很有意义,因为盘状可以增加表面积和容积的比例,增加气体的交换速率,使得红细胞可以在通过狭窄的血管时堆叠在一起,一个挨一个。同时,因为一些毛细血管只有0.000 157 48英寸(0.004毫米)粗,红细胞可以通过改变形状顺利通过狭窄的血管。

红细胞更新的速率有多快?

每秒钟有大约 200 万—300 万的红细胞进入血液,取代相同数量的破损细胞。

血液是如何运输氧气的?

红细胞内含有血红蛋白,可以在血液内运输氧气和二氧化碳。血红蛋白是一种由 4 个多肽链构成的复合蛋白,每条多肽链对于氧气的结合都有着独特的能力。令人惊奇的是,每个红细胞内大约有 2.8 亿个血红蛋白分子,它们可以运输 10 亿个氧分子。每条多肽链有一个分子的血红素,血红素中心含有一个铁离子。正是铁离子与氧气结合。

影响红细胞的主要疾病有哪些?

主要的红细胞疾病是贫血,血液氧气的携带能力降低。贫血是某些疾病的症状,这些疾病包括红细胞数目减低、血红蛋白含量减低或血红蛋白合成异常。红细胞数目的减少有可能是因为出血(过多的血液流失)、铁离子缺乏或氧气量减少引起的。高纬度或者肺炎的某些类型可以导致氧气量的降低。

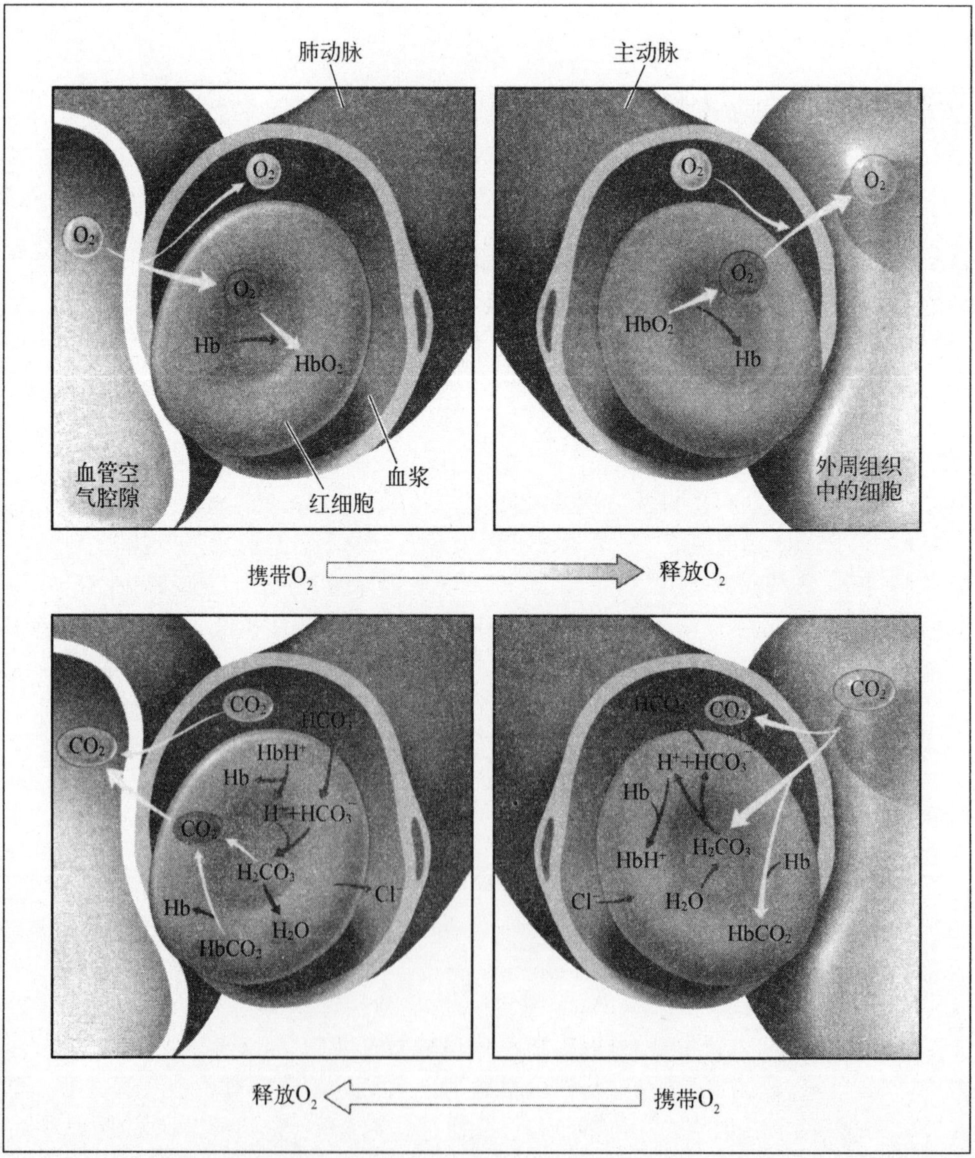

红细胞可以在循环系统内运输氧(O_2)和二氧化碳(CO_2)。(摘自 Premkumar K.《解剖学与生理学联合图谱》Baltimore:Lippincott, Williams & Wilkins,2004)

镰刀形细胞贫血症是什么?

镰刀形细胞贫血症是一种遗传性疾病，是由于组成血红蛋白的β链的287个氨基酸中有一个发生了突变造成的。这个轻微的改变会引起血红蛋白链的异常折叠，这样血红蛋白就会形成坚硬的棒状。这样形成的红细胞会在携带上氧气或者血液中氧含量减少时变成新月形(因此得名“镰刀形细胞”)。这些新月形的红细胞很脆弱，非常容易破损，在小血管中形成血块。

什么是地中海贫血?

地中海贫血是一种遗传性血液疾病，可以引起轻度贫血。地中海贫血引起的贫血并非是由于缺乏铁元素而引起的，而是因为红细胞中的血红蛋白量有问题引起的。患有地中海贫血的患者体内缺乏血红蛋白或红细胞，所以不能够在全身运输氧气。轻度或者中度的地中海贫血不需要任何治疗。在美国，严重的地中海贫血大多数是β地中海贫血，也被称为Cooley氏贫血。治疗方法通常包括不断地输入含有铁螯合剂的血液，将体内积存的铁移除。

什么是人造血液?

人造血液是指一种血液成分可以被用来为机体提供液体容量并且在血管内运输氧气。血液替代物的两个特点是它必须比真正的血液要稀，而且对氧气的亲和力必须要更低一些，这样氧气才容易被释放。人造血液的益处是它可以减少人们对血液的需求，而且在丢失大量血液的时候不会发生排斥。

什么是违规增血?

违规增血是指利用人工的方法增加红细胞的数目。红细胞生成素，一种由肾脏和肝脏分泌的激素，可以增加红骨髓内红细胞成熟的速率。运动员在比赛前将红细胞生成素(EPO)的基因工程形式注射进体内，可以使红细胞数目增加45%—65%。有了更多的红细胞，肌肉就有了更多的氧气供应，可以提升运动员的耐力。但是，一旦运动员脱水，血液就会变得过于黏稠，造成凝血、中风或者其他严重的心脏疾病。

白细胞是什么?

白细胞占总细胞容积的不到1%。白细胞的主要功能是免疫防御。根据白细胞的结构特点分为两种类型：内含膜包裹颗粒的粒细胞和不含膜包裹颗粒的非粒细胞。大约每立方毫升的血液中含有 0.45 万—1 万个白细胞。白细胞计数是指 5 种类型白细胞每个所占的百分比。

白细胞

分类	类型	功能	正常值
粒细胞	中性粒细胞	化学趋化作用，向着炎症部位运动；可以杀死细菌	50%—70%
	嗜酸性粒细胞	杀死寄生虫；可以在过敏反应中刺激化学物质的释放	1%—3%
非粒细胞	嗜碱性粒细胞		0.4%—1%
	淋巴细胞		25%—35%
	单核细胞		4%—6%

白细胞都储存于机体的哪些部位？

机体内大多数的白细胞都储存在结缔组织中或者淋巴器官中。当有病原侵入或者遇到损伤时，白细胞就会释放。

随着年龄的变化，白细胞计数会发生什么变化？

出生时，新生儿的白细胞数目较多（每立方毫米的血液中含有 0.9 万—1 万个白细胞），但是出生后两周，白细胞的数目就会下降到成人的水平（每立方毫米的血液中含有 4 500—1 万个白细胞）。老年人的白细胞总数中也有所减少。

白细胞数目有哪些重要的意义？

如果一个人的白细胞数目少于 500，那么他患感染的可能性就很高。白细胞减少症是一种疾病，患者白细胞数目很低。白细胞增多症也是一种疾病，白细胞数目超过 3 万意味着这个人患有严重的感染，或者患有严重的血液疾病，比如白血病。

什么是血细胞渗出？

血细胞渗出是指白细胞在构成血管壁的细胞之间漏出的能力。一旦这些白细胞流到血液之外，它们就会以一种阿米巴样运动通过间质的间隙。中性粒细胞和单核细胞是这些白细胞中最活跃的细胞。这些白细胞可以吞噬细菌、细菌内的有机分子以及其他的大型生物比如寄生虫。中性粒细胞和单核细胞被细菌毒素和其他相关的物质填充后就会死亡。

血小板的功能是什么?

血小板非常小，直径只有 1.575×10^{-3} 英寸（0.004 毫米）,有 3.9×10^{-5} 英寸(0.001 毫米)厚。血小板的功能包括：1. 运输与凝血有关的酶和蛋白质;2. 形成血小板栓子,减少血液流失;3. 在血块形成后收缩血块，可以防止血管的破裂。

血小板是于何处产生的?

血小板产生于骨髓中，骨髓中直径 0.006 3 英尺（0.16 毫米）的巨大细胞逐渐分解，细胞浆就形成了一个小组织。这个小组织中有 4 000 个可以被一个巨大细胞释放出来,形成成人的血小板。

如果血液不凝固会发生什么情况?

如果血液凝固的慢或者根本不凝固，这个人就会因为很小的伤口丢失大量的血液。最常见的两种凝血障碍是血友病和血管性血友病。血友病患者多数为男性，是由于特殊的凝血因子缺乏造成的。血管性血友病是由于与凝血有关的血浆蛋白缺

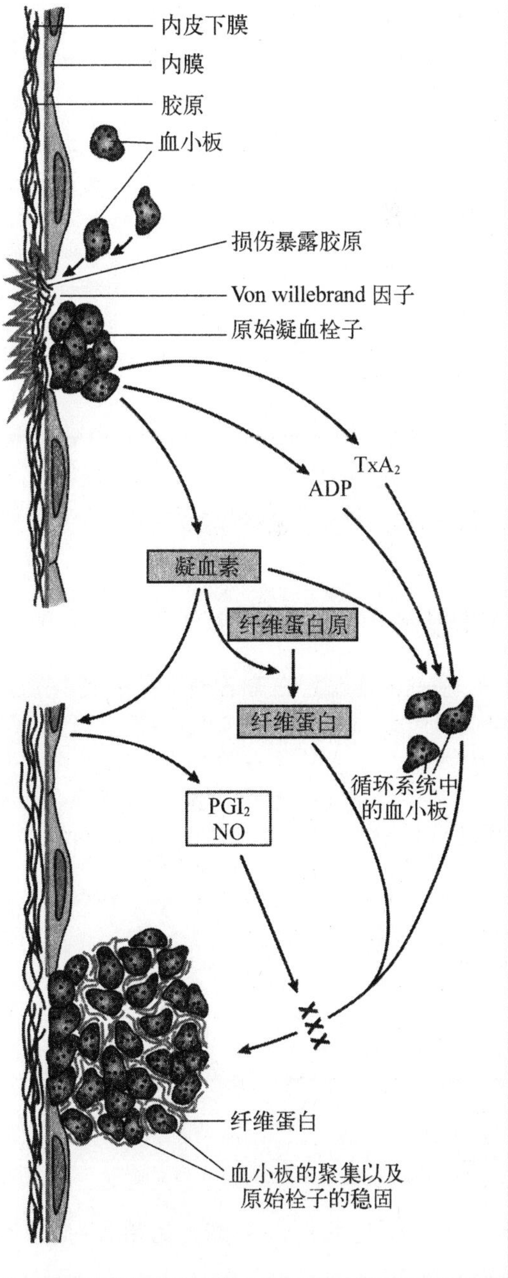

血小板细胞通过形成血块来修复人体的损伤。(摘自 Rubin, E., M.D., Farber, J.L., M.D. 《病理学》第 2 版,Philadelphia: Lippincott, Williams & Wilkins, 1999)

乏造成的。在两种疾病中,病情的严重程度取决于特殊蛋白质的含量多少。

抗凝剂是什么?

抗凝剂是一种可以阻止血小板在血管内皮上聚集的物质。内皮细胞通常可以分泌一氧化氮和前列环素，它们可以防止血小板聚集在一起。另一种天然抗凝剂是肝素,它位于嗜碱性粒细胞内(白细胞的一种类型)和内皮细胞的表面。它可以阻碍血块形成的过程。

血浆是什么?

血浆是血液中的液体部分。它占总血液的46%—63%。血浆中大部分是水,其中含有可溶性物质,增加了血浆的黏稠度。可溶性物质中大部分(92%)是血浆蛋白。非蛋白成分包括代谢废物、营养物质、离子和可溶性气体。

主要的血浆蛋白有哪些?

主要的血浆蛋白有3种。血浆蛋白是由肝脏产生的,不含有γ球蛋白,γ球蛋白是由淋巴组织或细胞分泌的。

主要的血浆蛋白

种　类	%(重量)	功　能
白蛋白	60	对于维持渗透压有着重要的作用
球蛋白	36	α、β球蛋白——运输蛋白质;γ球蛋白——在免疫反应中释放的抗体
纤维蛋白原	4	血块形成

血浆和血清的区别是什么?

血浆是全血中除去细胞的部分,血清是血浆除去凝血蛋白。血清不能使血液凝固。

平均每个成年人都有多少血液?

一个成年男性大约有5.3—6.4夸脱,或者1.5加仑(5—6升)血液,而一个成年女性含有4.5—5.3夸脱，或者0.875加仑(4—5升)血液。血液量的不同取决于性别、体形、液体和电解质浓度以及体内脂肪的含量。

哪条静脉通常用于采血?

通常从肘正中静脉(肘内部)采集新鲜血液，这个过程叫做静脉穿刺。如果只需要很少量的血液，可以在手指尖、耳垂、脚趾尖或者脚跟(婴儿)采血。

血液的成分是如何被分离开的?

血液经过离心，可以将血液中的两部分：血浆(55%)和有形成分(45%)分离开。进一步的离心可以将血浆分为蛋白质、水和可溶性物质。将可溶性物质进一步离心可以分离出血小板、白细胞和红细胞。

采集的血液样品可以用于做哪些检测?

下面的这个表格列出了通常所做的血液检测。

血液检测	目的	正常值
血球容积量(HCT)	血细胞在全血中所占的百分比%	37%—54%
血红蛋白浓度	血红蛋白浓度	12—18 g/dl*
红细胞数目	红细胞数目/微升全血	4.2—6.3百万/毫升
白细胞数目	决定着循环中白细胞的总数	600—9 000

* g/dl=克/分升

是谁发现了ABO血型系统?

奥地利生理学家卡尔·兰德斯泰纳(1868—1943)于1909年发现了ABO血型。兰德斯泰纳研究了为什么一个人的血输给另一个人时有时会成功但有时会引起患者死亡。他得出的结论是血液一定有很多种类型。如果两个不同血型的人之间输血，红细胞就会黏在一起，阻塞血管。兰德斯泰纳因为发现了血型，从而获得了1930年的诺贝尔生理学或医学奖。

男性还是女性的血球容积量更高?

男性的血球容积量更高,因为男性的血液有着更强的携带氧气的能力,这样才能为发达的肌肉提供充足的氧气。

正常血液中二氧化碳的含量是多少?

动脉血中二氧化碳的正常值范围是每升19—50毫米,静脉血中是每升22—30毫米。

什么是Rh因子?

除了ABO血型,血型还可以按照Rhesus因子或者Rh因子进行分类,这种因子是一种遗传的血液特性。1939年,菲利普·莱文(1900—1987)和R.E.斯特森;1940年,卡尔·兰德斯泰纳(1868—1943)和A.S.怀纳分别发现了Rh因子,Rh系统将血液分为Rh阳性和Rh阴性。妊娠期妇女要特别地检查Rh因子。如果母亲是Rh阴性,那么父亲也要检查血型。体内含有不兼容Rh因子的孕妇的胎儿患有致命的血液疾病。这种疾病可以通过输血进行治疗。

胎儿成红细胞增多症的发病率是多少?

胎儿成红细胞增多症,是新生儿的一种溶血性疾病,是现今的一种极其罕见的疾病,因为医生都会非常仔细地检查Rh因子。Rh阴性的妇女若怀有一个Rh阳性的胎儿,那么就要给其注射一种被称为RhoGAM的药物。这种注射液实际上是由抗Rh抗体构成的,它们可以结合在胎儿体内每一个Rh阳性的细胞上,使其与母体的细胞隔绝,这样就不会引起母亲免疫系统的反应。RhoGAM必须在接触Rh阳性细胞后72小时内注射,这种情况见于分娩、终止妊娠、流产或者施行羊膜穿刺。

输血时可以使用的血型是什么?

下面的表格列出了每种血型最匹配的血型。

受者的血型	供者的血型	急救时可使用的供者的血液类型
A	A	A、O
B	B	B、O
AB	AB	AB、A、B、O
O	O	O

多长时间可以献血一次?

如果供者身体健康,那么每 50 天可以献血一次。血浆每两周可以献一次,血小板每年最多可以献 24 次。

每种血型相关的抗原和抗体是什么?

下面的表格解释了血型和抗原、抗体之间的关系。

血　型	红细胞表面的抗原	血浆中的抗体
A	A	抗 B 抗体
B	B	抗 A 抗体
AB	A 和 B	既没有抗 A 抗体,也没有抗 B 抗体
O	既没有 A 也没有 B	既有抗 A 抗体,又有抗 B 抗体

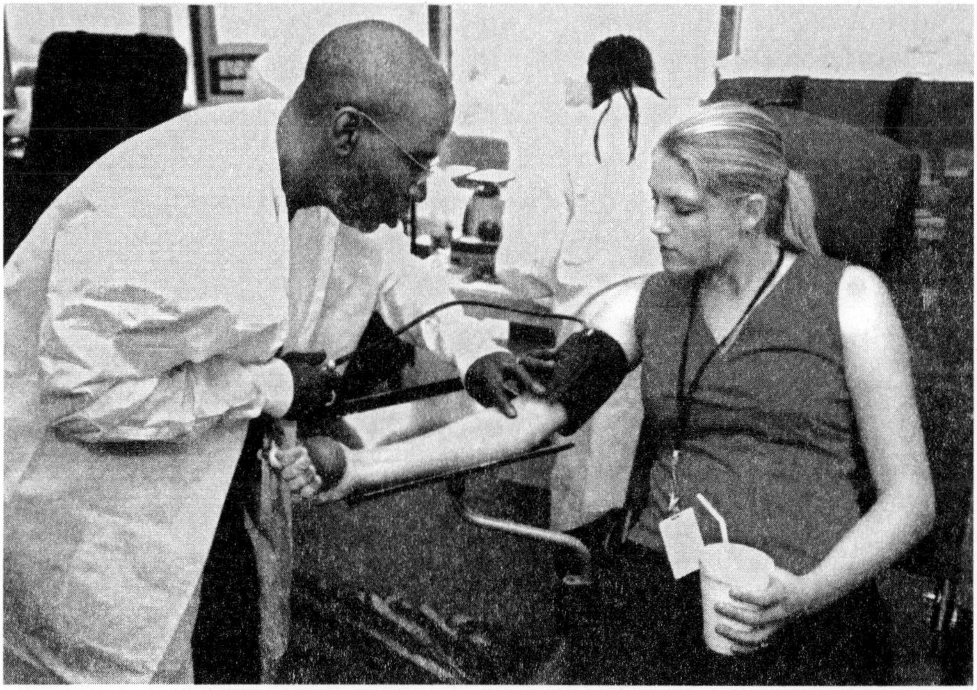

每 50 天可以献一次全血。(iStockphoto.com/David H. Lewis)(iStockphoto.com/David H. Lewis)

心　　脏

心脏有多大？心脏位于哪个部位？

心脏的大小因人而异。一个成年人平均的心脏大小约 5.5 英寸(14 厘米)长,3.5 英寸(9 厘米)宽,大约有一个人的拳头大小。心脏位于横膈的上方,左右肺之间。心脏的 1/3 位于胸部的右侧,而其余的 2/3 位于胸部的左侧。

心脏大约有多重？

婴儿心脏的重量大约占身体的 1/30。成人的心脏重量大约占整个身体体重的 3/100;男性约有 310 克,女性约有 225 克。

心肌与骨骼肌有什么不同？

心肌是有很多很长的束状的带有分支的细胞通过润盘连接在一起的。润盘是相邻的心肌细胞细胞膜相连接的部位。心肌细胞内还有很多小的间隙，这些间隙内有直接的电子连接，可以允许离子自由地在细胞之间流动。内部的基质可以将很多心肌结合成为一个非常大的细胞,被称为合体细胞(拉丁文的意思是“结合的细胞”)。心肌细胞和骨骼肌的另一个区别是心肌细胞内有起搏细胞，它可以不通过神经刺激就可以产生自律性收缩。心肌细胞的收缩所需的时间比骨骼肌细胞的收缩时间要长 10 倍,心肌细胞不能像骨骼肌细胞一样产生持续的收缩。

心脏壁的三层结构是什么？

心脏壁是由三层不同的结构构成的：外层是心外膜,中间是心肌膜,内部是心内膜。

心包炎是什么病？

心包炎是心包的炎症,心包是心脏外面的膜。通常心包炎是由于病毒或者细菌的感染造成的,使得心包膜的各层黏附在一起。患心包炎十分痛苦,因为它可以限制心脏的运动。轻度的心包炎不需要治疗,只需要卧床休息并且服用抗炎药物即可。稍重一些的心包炎就需要住院治疗,或者施行手术,引流液体。如果是细菌感染引起的心包炎，需要使用抗生素治疗感染。

什么是心绞痛？

心绞痛（来源于拉丁文，意思是“绞痛”和“胸部”）是一种严重的胸部疼痛，发生在心肌缺少氧气供应的时候。心绞痛预示着冠状动脉缺少氧气和足够的血液供给心肌。

心脏是如何防御损伤的？

因为心脏一直在跳动，所以心脏外面有一层心包囊保护着心脏免受摩擦的损伤，心包囊的外层是纤维层，内层是浆液层。内层可以分泌液体，心脏跳动时起到润滑作用。心肌的合体细胞形成了一层连续的肌层包裹着心脏的各个腔。

心脏内的不同腔室是什么？

心脏分为上方的两个腔，即心房（单数形式是 atrium）以及下方的两个腔，即心室。心房是接受血液的腔，血液通过大血管流回心房。心室是泵出血液的腔，血液通过心室泵入大血管内。

什么是二尖瓣脱垂？

二尖瓣脱垂（MVP）是一种由于二尖瓣（僧帽瓣）在心脏跳动时向左心房内突出而引起的血液由心房漏入心室的疾病。这种疾病可能是由于遗传因素或者葡萄球菌感染而引起的。有时可以通过手术修复二尖瓣。大多数轻度患者不需要进行任何治疗。

为什么左心室要比右心室大？

尽管左右心室储存的血液量是相同的，但左心室要更大一些，因为左心室的壁更厚。这些厚壁可以保证心脏在将血液泵出到全身时维持一定的压力。因为右心室仅仅将血液泵入邻近的肺组织，所以不需要那么大的喷射力。

进出心脏的主要血管有哪些？

进入心脏右侧的血管主要有上腔静脉和下腔静脉，它们将含氧量很低的血液运回右心房。血液通过肺动脉离开右心室进入肺。含氧量高的血液通过左右肺静脉流回左心房。所有的血液都会通过主动脉离开心脏的左侧。

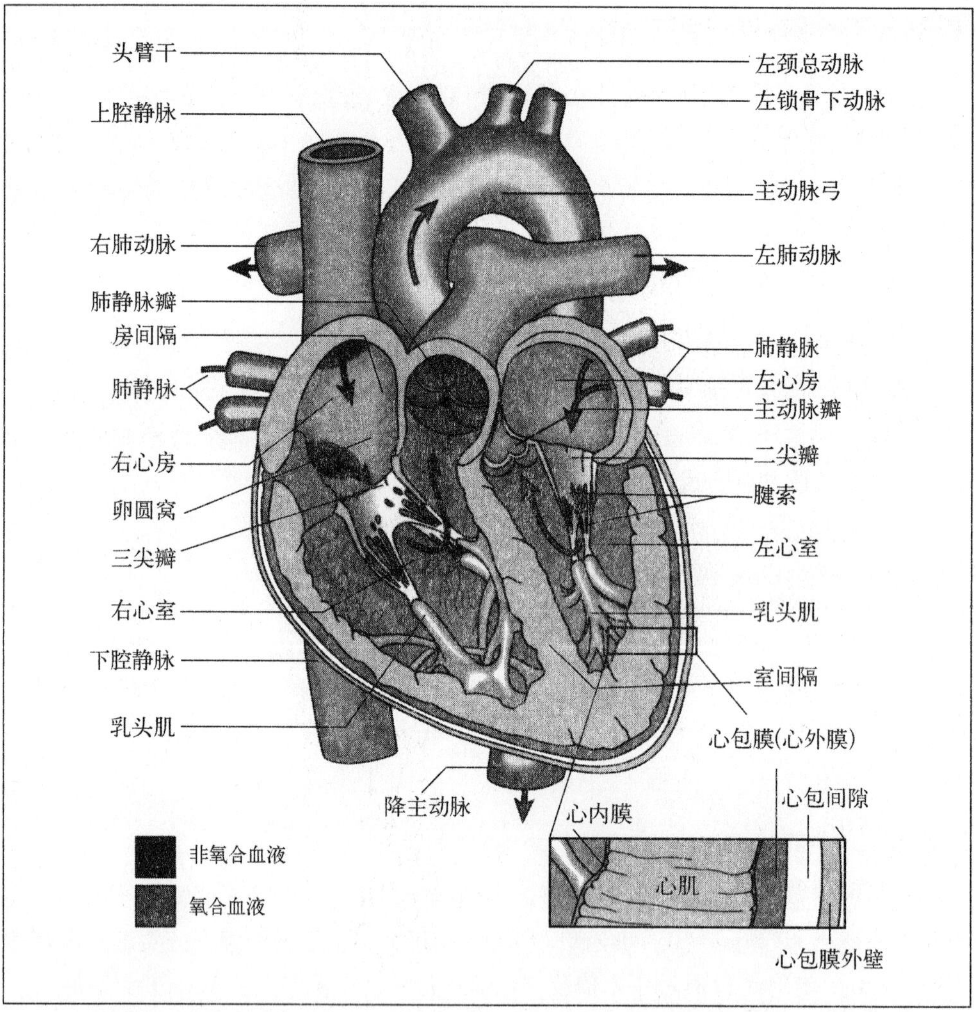

心脏的解剖结构。(摘自 Smeltzer, S.C.O., Bare, B.G.《布鲁纳 & 萨德斯氏医学外科学护理练习册》第 9 版,Philadelphia: Lippincott, Williams & Wilkins, 2002)

是谁首先实施了心脏移植手术?

世界上首例心脏移植手术是1967年在南非由克里斯蒂安·N.伯纳德医生(1922—2001)完成的。美国的首例心脏移植手术是在1968年由斯坦福大学的诺尔曼·沙姆薇(1923—2006)医生完成的。

首例人工心脏移植是何时完成的?

首个人工心脏是于1981年由罗伯特·K.扎维克医生(1946—)制造的。1982年,巴尔尼·克拉克成为接受了人工心脏移植手术的第一人。克拉克在手术之后生存了112天。

什么是循环辅助设备?

循环辅助设备也被称为心室辅助设备,是一种机械循环仪器。这些设备可以用来在短期内使患者的心脏得以休息从而治愈。不仅如此,这些设备还可以用来为那些等待心脏移植的患者提供长期的循环维持。一共有3种主要的设备:逆搏动设备、心肺辅助设备和左心室辅助设备。

人心跳的速度有多快,跳动的频率是多少?

婴儿心跳的速度大约是每分钟130次;10岁时,一个人的心跳速度就减慢到每分钟90次。而到了成年,心跳的速率就会减慢到男性每分钟70次,女性每分钟78次。心脏每年都会跳动大约4 000万次,大约一生要跳动30亿次。

心脏发出的"咚哒"声音是如何形成的?

心跳的声音可以通过听诊器听到。心跳时特有的声音"咚哒"是由于两套瓣膜的闭合引起的。"咚"的声音是由于房室瓣闭合发出的;而"哒"的声音是由于半月瓣闭合引起的。

是谁发明了听诊器?

听诊器是1816年由法国的医生莱恩·T.H.莱尼克(1781—1826)首先发明的。听诊器这个词来源于希腊语,意思是"研究胸部"。

心脏可以泵出多少血液?

平均每个心脏收缩时都会泵出2.4盎司(70毫升)血液。心脏每天都要向全身泵出7 397夸脱(7 000升)血液。

人心脏产生的压力有多大?

人心脏在向全身泵出血液的时候产生的压力可以将血液喷出 30 英尺高。

心肌是怎样供血的?

心肌有着独立的血液循环——冠状动脉循环。供应心室的血管是两条大冠状动脉,为左心室供应最充足的血液,因为左心室的工作负担最重。

心脏内的血流是怎样流动的?

瓣膜系统可以防止房室内和出入心脏的大血管内血液的反流。房室瓣位于右心房和右心室之间(三尖瓣)以及左心房和左心室之间(二尖瓣)。当心室收缩时,血液会向着心房的方向流动,这些瓣膜就会闭合。半月瓣就像是一个三脚架,在血液流向右心室(肺动脉瓣)和左心室(主动脉瓣)后关闭。当心室舒张时,房室瓣开放,半月瓣闭合。当心室收缩时,房室瓣闭合,半月瓣开放。

心脏的起搏细胞位于哪个部位?

心脏的起搏细胞位于右心房的窦房结(SA)内。窦房结内的细胞每分钟可以产生 75 次脉冲。起搏细胞通过分布于左右心房的神经纤维系统调节心率。

运用于临床的第一个人工心脏起搏器是在什么时候发明的?

第一个运用于临床的心脏起搏器是 1952 年由保罗·托尔(1911—1999)与电机公司合作在波士顿发明的。心脏起搏器佩戴在患者体外的带子上,通过附着在患者胸前的两个金属电极与电插销来刺激患者的心脏。威尔森·格雷特拜斯与伊尔·贝肯一同合作发明了安置在体内的心脏起搏器。首个人工心脏起搏器移植手术是 1960 年由威廉姆·扎达克医生和安德鲁·格智医生完成的。

心脏的电学活性是如何被监测的?

心脏的电学活性可以通过心电图进行监测。电极被放置在胸部的不同部位,每次当心脏跳动时,心肌电活性就会以波的形式体现出来。这种检查可以通过监测器上波形的变化体现出心脏电活性的轻微改变。心电图可以用来检测并诊断心律不齐(这是一种心脏传导系统异常引起的疾病)。

首个人工制造的体外心脏起搏器是什么时候发明的？

首个人工制造的体外心脏起搏器是1950年由加拿大电气工程师约翰·霍普斯(1919—1998)制造的。因为起搏器体积太大，所以患者戴上很不舒服。

心脏病表现出的症状有哪些？

尽管有些心脏病是突然发生的，但大多数心脏病起病都比较缓慢，而且伴有轻微的疼痛。以下是心脏病的一些症状：

1. 胸部不适，通常位于胸部正中，持续数分钟；
2. 上身其他部位不适，比如有一只胳膊或两只胳膊疼痛，背部、颈部、下颌或者胃部不适；
3. 呼吸急促；
4. 其他症状比如恶心、头晕或者出冷汗。

超声心电图是什么？

超声心电图是一种无创性的研究心脏内部血管和心脏运动的方法。这种方法利用超声光束，直接将其通过探头探入患者胸部。探头利用超声波，从心脏的后方直接反射回来，形成图像。超声心电图可以显示心脏内部腔室的三维结构、瓣膜运动、血流和心包积液、血块或肿瘤的存在。

运动是如何影响心脏的？

有规律的运动可以增加心脏每次跳动时向外泵出的血液量，所以为了维持心脏的输出量，心脏每分钟跳动的次数也相应减少。运动可以使心脏泵出的血液量增加300%—500%，心率可以增加到每分钟160次。有规律锻炼的人在静息时心率比较缓慢。

血　管

血管是什么？它们有什么功能？

血管形成了一个环路，将血液从心脏运至全身的其他器官、组织和细胞，之后又回到心脏。血管包括动脉、小动脉、毛细血管、小静脉和静脉。动脉携带着氧气从心脏以很高的压力泵出。动脉越来越细,更细一些的动脉被称为小动脉。随着小动脉接近毛细血管,血管壁会越来越薄。毛细血管是所有血管中直径最小的。它们将小动脉和小静脉连接在一起。小静脉从毛细血管延续形成静脉。

当人们在打喷嚏的时候心脏会停止跳动吗?

人们在打喷嚏的时候心脏是不会停止跳动的。打喷嚏却会影响到心血管系统。它会改变胸内的压力。这种压力的变化会影响流向心脏的血流,影响心脏的节律。因此,打喷嚏会造成一次心跳与下一次心跳之间的延迟,通常会被人们认为是"跳过的心跳"。

动脉和静脉之间的区别是什么?

动脉和静脉都由三层组织构成:内皮(内皮细胞)、中层(平滑肌)和外层(结缔组织)。但是,动脉壁要更厚一些,这使得它能够耐受住从心脏流出的高压力的血液。很多静脉都有静脉瓣防止血液反流回心脏。

动脉瘤是什么?

动脉瘤是指动脉薄弱的壁上的隆起,通常位于主动脉上。动脉瘤就像是花园内水管上的膨出物。如果动脉瘤长到很大的时候就会破裂,如果动脉瘤位于大脑内的动脉上就会引起中风;如果动脉瘤位于主动脉,破裂后就会造成大出血,大出血通常可以致命。

动脉粥样硬化和动脉硬化有什么区别?

动脉硬化也被称为动脉强直,通常发生在动脉壁增厚或者钙沉积形成的时候。如果冠状血管发生硬化,就会被称为冠状动脉疾病。动脉粥样硬化是另一种类型的动脉硬化,脂类尤其是胆固醇会沉积在动脉壁上。动脉粥样硬化的危险因素包括吸烟、高脂/高胆固醇饮食以及高血压。

人体内最大的动脉是什么?

主动脉是人体内最大的动脉。在成人体内,主动脉大约就像是公园中的喷水管一样粗。主动脉的内径大约有 1 英寸(2.5 厘米),壁厚约 0.079 英寸(0.2 厘米)。

人体内最大的静脉是什么?

人体内最大的静脉是下腔静脉,它可以将身体下肢的血液运回心脏。

毛细血管床是什么?

毛细血管床是一种像蜘蛛网似的结构，连接体内某一部分的动脉系统和静脉系统。毛细血管床可以接受来自多根动脉的血液。

毛细血管的功能是什么?

毛细血管可能是血管内最重要的成分了，因为它们是心血管系统中最重要的交换部位。气体、营养物质和代谢副产物都是在毛细血管内的血液和机体细胞周围的组织液之间进行着交换。交换的物质通过弥散、滤过和渗透穿过毛细血管壁。

毛细血管有多大?

毛细血管的直径大约有 0.000 3 英寸(0.007 6 毫米),大约与一个红细胞一样大小。毛细血管只有大约 0.04 英寸(1 毫米)长。如果体内所有的毛细血管都首尾相接的话,总长度就会达到大约 2.5 万英里(46 325 千米),这比地球在赤道位置处的周长还要长一些,赤道处的地球周长是 2.49 万英里(46 139 千米)。

人体内所有血管(包括动脉、小动脉、毛细血管、小静脉和静脉)的总长度有多长?

循环系统内所有血管的总长度大约是 6 万英里(9.65 万千米)。如果首尾相接的话,身体内血管可以绕地球两周多。

在任何一个时间里,身体内血流最多的地方是什么?

不同类型血管内的血流量有着很大的不同。由于静脉具有可扩张的特性,静脉可以拓宽到相同直径动脉的 8 倍。在静息时,静脉系统可以承受总血液量的 65%—70% 的血液,而心脏、动脉和毛细血管承受 30%—35%的血液。静脉系统内 1/3 的血液储

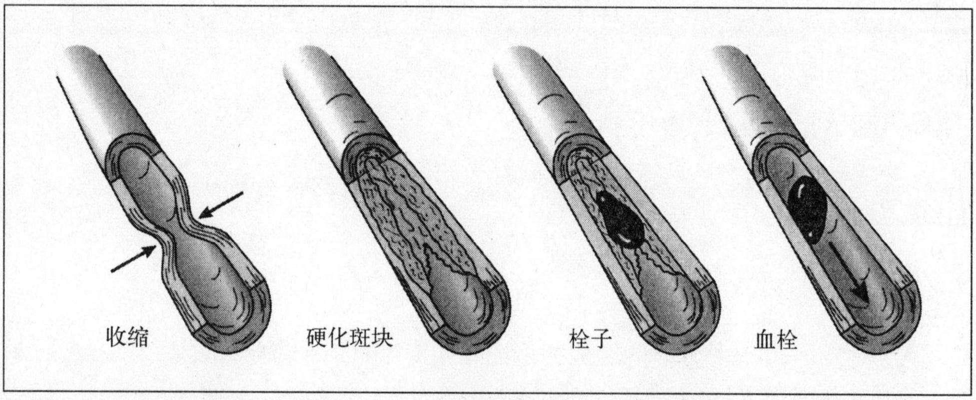

收缩、斑块的形成，或者凝血块都会影响静脉或动脉内的血流。（摘自 Willis, M.C.《医学术语：卫生用语的系统学习》。Baltimore:Lippincott, Williams&Wilkins, 2002）

存在肝脏、骨髓和皮肤内。

什么是静脉曲张？

静脉曲张是指静脉扩张，通常发生于大腿和小腿的浅静脉。静脉曲张通常是由于静脉内的瓣膜过于拉伸从而不能充分闭合造成的。受到影响的静脉会充满血液。静脉曲张通常不会伴随着严重的疾病。

为什么静脉的血液看上去是蓝色的？

因为静脉血内缺乏氧气，所以看起来不会和动脉血一样是鲜艳的红色。静脉血看上去颜色很深，是深红色的，甚至发紫。通过皮肤看到的静脉血是蓝色的，这是因为光线穿过皮肤和缺氧的血液时进行了合成。

动脉流血和静脉流血有什么不同？

每种类型的血管（动脉、静脉、毛细血管）都有着独特的出血的特点。动脉出血的特点是喷射出鲜红色的血液；心脏每搏动一次就会泵出一定的血液。动脉出血很严重，而且很难控制。静脉出血一般很平稳，而且血液是深红色的，几乎是栗色的。因为毛细血管很细，所以毛细血管出血时血流很慢，是渗出的，比动脉出血和静脉出血更容易受到感染。

循　环

什么是脉搏?

脉搏是动脉交替的扩展和反冲,在动脉接近身体皮肤表面的部位可以感受到,因为从心脏向主动脉射入的血液是有节律的，这就造成了血管内压力的时高时低。脉搏可以反映出心脏搏动、血管和循环的很多重要信息。脉搏快说明有可能存在梗死或者脱水。在紧急情况下,脉搏的压力可以帮助医生判断患者是否还有心跳。

脉搏在哪个部位最容易被触及?

脉搏可以在接近身体表面或者骨骼处触及。人体内最容易触及脉搏的部位是:

腕部(桡动脉);

颞动脉(耳前);

颈总动脉(沿着下颌的下边缘);

面动脉(下颌骨的下边缘);

肱动脉(肘部弯曲处);

腘动脉(膝部后方);

胫后动脉(踝部的后方);

足背动脉(脚上方的表面)。

人脉搏的速率参考值是多少?

以下是正常参考值:

年　龄	脉搏速率	年　龄	脉搏速率
新生儿	100—160 次/分	10 岁一成人	60—100 次/分
1—10 岁	70—120 次/分	运动员	40—60 次/分

血管中血流的速度有多快?

血流量是指在一定时间内通过一根血管或者多根血管的血液总量。它是以每分钟流过的毫升数计算的(ml/min)。血流在静息状态下通过 100 克肌肉组织的量大约是 3—4 ml/min，但是在运动时就可以增加至 80 ml/min。在一定的时间内血液流过的距离被称为血流的速度。血流速度是通过厘米/秒(cm/s)计量的。总的来说，血流速度在大血管内要快，而在直径小的血管内血流速度要慢。主动脉内的血流速度是大约 30 cm/s，在小动脉内是 1.5 cm/s，在毛细血管内是 0.04 cm/s，在小静脉内是 0.5 cm/s，在腔静脉内是 8 cm/s。

静脉是如何将血液回流入心脏的?

胸部的静脉依赖于肺的呼气和吸气过程和横膈的运动将血流泵回心脏的。其他泵的机制还有骨骼肌的收缩，这使得全身肌肉内的静脉会收缩。但是，当骨骼肌舒张时，静脉内的半月瓣会阻止血液的回流。

Korotkoff 声是什么?

Korotkoff声是在量血压时听到的声音。这个声音是以一位俄罗斯医学家尼古拉·卡洛特科夫(1874—1920)的名字命名的，他于1905年首次描述了这个声音，当时，他是在利用听诊器听通过动脉的血流声时发现的这种声音。

血压值代表着什么意思?

血压是通过血压计来监测的。血压是当心脏将血液泵入血管时靠近心脏的大血管内的压力。它是以毫米汞柱作为计量单位。血压值的两个数分别代表着两个不同的压力：收缩压和舒张压。收缩压(血压值中前一个数字)是指心室收缩时血液冲击动脉壁的压力。舒张压(血压值中后面的一个数字)是指血液流经小动脉时听到的声音的最低点。血压值在 120/80 mmHg 以下是正常的。

高血压是什么?

高血压是一种持续的状态，当血压值高于 140/90 mmHg 时就是高血压。据统计，50 岁的人群中大约有 30%的人患有高血压。

低血压是什么?

低血压就是血压值偏低，是指收缩压低于 100 mmHg。最常见的情况是治疗高血压过量时引起的。

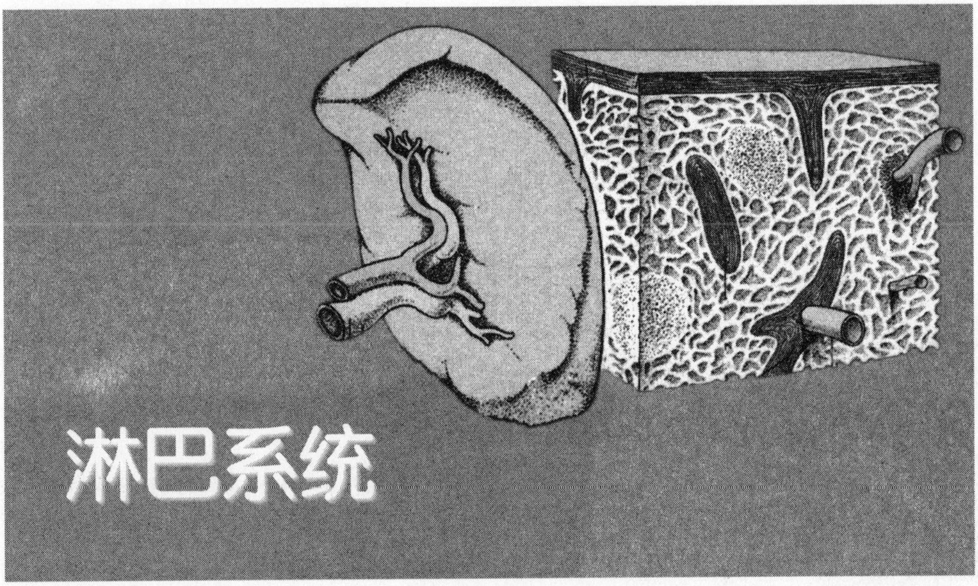

淋巴系统

简　介

医学的哪个分支是研究机体对外界物质的防御功能的?

免疫学是一门专门研究可以产生免疫反应的细胞和组织的学科。

淋巴系统的主要功能是什么?

淋巴系统对维持组织和血液中液体平衡具有重要作用,此外,它还具有抵御引起疾病的因素的作用。淋巴系统的主要功能包括: 1. 集合组织液,包括多余的水分和蛋白质,并将它们回流入血液;2. 运输脂类和其他不能直接进入血液的营养物质;3. 保护机体免受外界细胞和微生物的侵袭。

淋巴系统的 3 个主要成分是什么?

淋巴系统是由淋巴管、淋巴液和淋巴器官构成的。这些成分一起构成了一个网状结构,汇集大多数体液,这些液体是由血液中渗出的,积存在细胞之间的间隙里。

淋巴系统的主要细胞是什么?

淋巴系统的主要细胞是淋巴细胞。一共有3种类型的淋巴细胞:T细胞、B细胞和NK细胞。T细胞占循环淋巴细胞的大约80%。它们是胸腺依赖性细胞,是产生细胞免疫的主要细胞。B细胞从骨髓中演化而来,占循环中淋巴细胞的10%—15%。它们参与抗体介导的免疫反应。NK(自然杀伤)细胞占循环淋巴细胞的5%—10%。它们负责对外来细胞、受到病毒感染的正常细胞和存在于正常组织中的癌细胞发起进攻。

为什么吞噬作用对人体很重要?

吞噬作用不仅仅可以使机体将致命的入侵者清除,而且还对机体健康组织的维持至关重要。如果没有吞噬作用这个机制,无功能的物质就会堆积在身体内,并且妨碍机体行使正常功能的能力。吞噬作用重要性的一个典型例子是人体内脾和肝脏中的巨噬细胞,可以每天清除100多亿个衰老的血细胞。

免疫系统中其他细胞的作用是什么?

白细胞,包括巨噬细胞、中性粒细胞、嗜酸性粒细胞、嗜碱性粒细胞和肥大细胞,在免疫系统中都具有重要的作用。尤其是巨噬细胞,它是清除很多病原体的一种重要的吞噬细胞。

肥大细胞是什么?

肥大细胞是结缔组织的特化细胞。它们可以释放肝素、组胺、白细胞介素和前列腺环素来刺激炎症反应的发生。

人体内有多少个淋巴细胞?

人体内大约有10千亿个淋巴细胞,重量超过2.2磅(1千克)。它们占循环的白细胞的20%—30%。

淋巴细胞的生存时间有多长?

淋巴细胞的生存时间比较长。超过80%的淋巴细胞可以生存4年,有些可以生存 20 年以上。它们在血液中、淋巴管和淋巴器官中存留的时间不同。新生的淋巴细胞是由骨髓和淋巴组织产生的。

淋巴液的组成成分是什么?

淋巴液与血浆的成分相似。主要的化学成分的区别是淋巴液不含有红细胞。淋巴液中含有的蛋白质浓度要比血浆中的低，因为大多数蛋白质分子太大了而不能从毛细血管壁中穿过。淋巴液中含有水、某些血浆蛋白、电解质、脂类、淋巴细胞、凝血因子、抗体、酶、糖、尿素和氨基酸。

人体内有多少淋巴液?

机体内含有的淋巴液大约有 1—2 夸脱(1—2 升),占体重的 1%—3%。

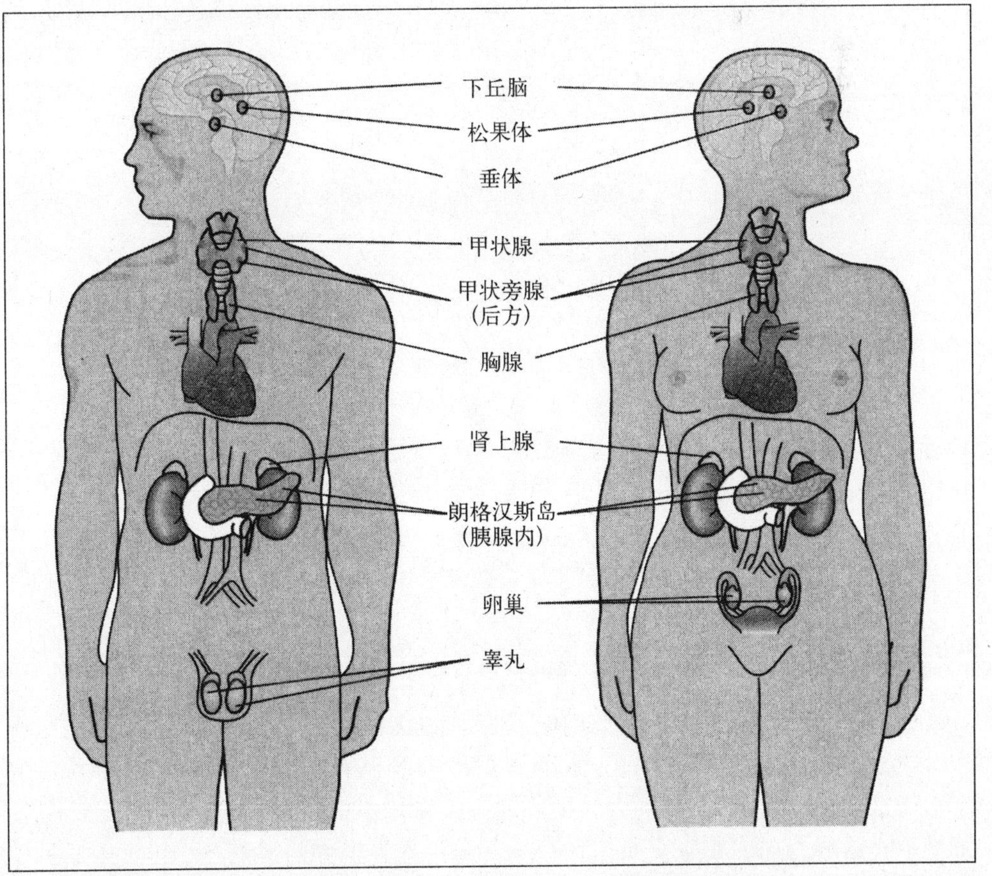

体内的淋巴器官。(摘自 Smeltzer, S.C., Bare, B.G.《医学外科学护理练习册》第 9 版，Philadelphia: Lippincott, Williams & Wilkins, 2000)

淋巴系统中的液体是如何回流至循环系统的?

淋巴系统将大约3夸克(3升)的液体从组织运输回循环系统。

什么是自身免疫性疾病?

自身免疫性疾病是指一个人体内的免疫反应是针对自身的细胞和组织的。大多数自身免疫性疾病的原因都尚未知晓。自身免疫性疾病可以影响几乎每一个器官和系统。这些疾病有可能是全身性的(影响和损害很多器官)或者局部性的(仅仅影响一个器官或组织)。

不同系统的自身免疫性疾病

机体系统	自身免疫性疾病
血液和血管	自身免疫性溶血性贫血;恶性贫血;多发性结节性动脉炎;系统性红斑狼疮;魏格纳氏肉芽肿
消化道(包括口)	自身免疫性肝炎;白塞(Behcet)病;克罗恩病;原发性胆汁性肝硬化;硬皮病;溃疡性结肠炎
眼睛	干燥综合征;Ⅰ型糖尿病;葡萄膜炎
腺体	甲亢突眼(Graves)病;甲状腺炎;Ⅰ型糖尿病
心脏	心肌炎;风湿热;硬皮病;系统性红斑狼疮
关节	关节强直性脊柱炎;风湿性关节炎;系统性红斑狼疮
肾脏	肾小球肾炎;系统性红斑狼疮;Ⅰ型糖尿病
肺	风湿性关节炎;伯克氏肉样瘤;硬皮病;系统性红斑狼疮
肌肉	皮肌炎;重症肌无力;多发性肌炎
神经和大脑	格林巴利综合征;多发性硬化;系统性红斑狼疮
皮肤	斑秃;天疱疮;牛皮癣;系统性红斑狼疮;白斑病

为什么重症联合免疫缺陷性疾病(SCID)被叫做"泡泡中的男孩"病?

重症联合免疫缺陷性疾病(SCID)是一种遗传性疾病,特点是缺乏T淋巴细胞和B淋巴细胞的功能。自然杀伤细胞(NK)的功能也有可能缺乏。患有这种疾病的患者通常会经常的受到感染,因为他们的免疫系统不能对抗任何的感染或者疾病。曾经患有这种疾病的儿童需要住在一种完全与外界世界隔离的屋子里——一种塑料泡泡里。现在新研究出的治疗方法可以避免使用这种隔离,比如骨髓移植或者基因治疗。

免疫缺陷性疾病中免疫系统都受到了怎样的伤害？

免疫缺陷性疾病中免疫系统通常在一个或两个方面受到损害。免疫系统可以发育不正常，比如重症联合免疫缺陷性疾病(SCID)，也可以是免疫反应受到某种阻碍，比如获得性免疫缺陷性疾病(AIDS)。使用免疫抑制剂进行治疗，比如放射性药物或某些特殊药物，也可以造成免疫缺陷性疾病。

淋巴管和淋巴器官

不同的淋巴管都有哪些？

最小的淋巴管是毛细淋巴管，起源于外周组织。它们比毛细血管的直径要大，但是壁比较薄。毛细淋巴管的结构比较特殊，可以使组织液流入毛细淋巴管，但是不能流出。从毛细淋巴管流出的淋巴液会流入更大的淋巴管，流向身体的躯干。淋巴管继续相互汇合，最终形成两条大导管：右淋巴导管和胸导管。

所有组织都有毛细淋巴管分布吗？

身体里的每个组织和器官内都有毛细淋巴管分布。不含血管的组织内(无血液供应的组织)没有毛细淋巴管分布，比如软骨、表皮、眼睛的角膜、中枢神经系统、脾脏的一部分和红骨髓。

大的集合管是指哪些导管？

右淋巴导管和胸导管是大型的集合管。头部右侧、右上肢、胸部右侧和肺、心脏右侧以及肝脏的右上部分的淋巴液汇入右淋巴导管。右淋巴导管内的淋巴液汇入右锁骨下静脉，回流入血液内。胸导管最大的集合管，接受来自身体 3/4 的淋巴液，包括头部左侧、颈部、胸部、左上肢和肋骨下的所有部分。胸导管汇入左锁骨下静脉。

淋巴液在身体内是沿着什么路线流动的？

血液从动脉流向毛细血管，一部分会渗入组织间隙。一旦液体离开组织间隙进入毛细淋巴管就被称为淋巴液。淋巴液从毛细淋巴管沿着淋巴管和淋巴结流向淋巴导管，最后汇入右淋巴导管或者胸导管。最终淋巴液会汇入锁骨下静脉，回流入血。

淋巴组织和淋巴器官有什么不同?

淋巴组织是含有大量淋巴细胞的结缔组织。淋巴器官是被纤维膜包裹与周围淋巴组织分隔开的器官。

当来自四肢的淋巴循环受到阻碍时会发生哪些情况?

淋巴水肿是由于来自四肢的淋巴循环受到阻碍引起的。组织液堆积，四肢会逐渐肿胀。淋巴水肿可以是暂时的也可以是慢性的，这取决于瘢痕组织的形成或反复的细菌性感染。造成淋巴水肿的最常见的原因是治疗某些癌症，包括乳腺癌和睾丸癌。当淋巴结被清除后，就有着引起淋巴水肿的危险。手术或者淋巴组织的切除都会引起慢性淋巴水肿。象皮肿就是一种慢性的淋巴水肿。

机体内大多数的淋巴结位于哪些部位?

淋巴结位于结缔组织中，比如消化道、泌尿道和生殖道上皮中。淋巴结很小，是卵圆形的，大约直径有1毫米，通常没有纤维囊包裹。消化系统上皮内淋巴组织的集合被称为黏膜相关性淋巴组织(MALT)，因为它们是位于消化道上皮中的黏膜内的。小肠和阑尾内的淋巴组织群被称为集合淋巴结，或者 Peyer 氏斑。扁桃体是指口腔、鼻腔和咽喉部淋巴组织的集合。

淋巴系统的癌症有哪些?

起源于淋巴组织的癌症被称为淋巴瘤(来源于拉丁文 lympha，意思是“水”——因为淋巴液的外观很像水，希腊语 oma，意思是“肿瘤”)。淋巴瘤的两种类型是霍奇金淋巴瘤(也被称为霍奇金病)和非霍奇金淋巴瘤。霍奇金淋巴瘤和非霍奇金淋巴瘤都可以分为很多种亚型。

霍奇金淋巴瘤通常会起源于身体的哪些部位?

因为淋巴组织位于全身的各个部位，所以霍奇金淋巴瘤可以起源于几乎身体的各个部位。霍奇金淋巴瘤起源的最常见的部位是胸部、颈部或者胳膊下方。淋巴瘤会沿着淋巴液从一个淋巴结侵袭到另一个淋巴结。

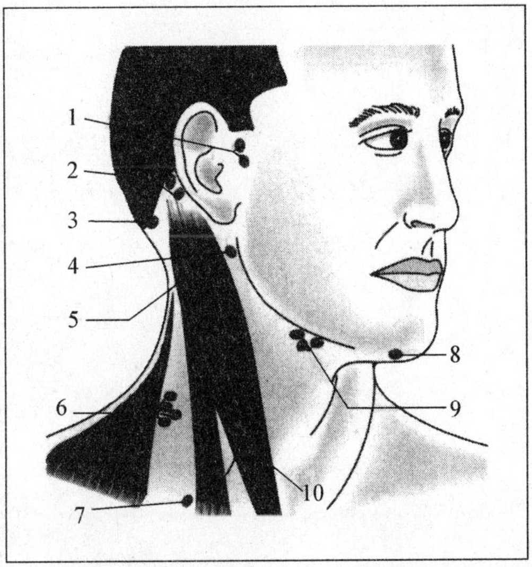

许多淋巴结位于颈部：1. 耳前的；2. 枕骨的 3. 后耳；4. 扁桃体；5. 颈浅；6. 颈椎后路；7. 锁骨上的；8. 额下的；9. 下颌下的；10. 颈深链

是谁首先描述了霍奇金淋巴瘤这个疾病？

霍奇金淋巴瘤是英国医学家托马斯·霍奇金（1798—1866）1832年在论文《关于某些吸收腺体和脾脏奇特表现的论述》中首次描述的，这篇文章发表于伦敦《医学中心学报》杂志上。直到1865年，英国医学家萨谬·威尔克斯（1824—1911）才将此病命名为霍奇金病。威尔克斯独立地描述了相同的疾病，他对于霍奇金病的早期研究非常熟悉，在《淋巴腺和脾脏肿大（或者霍奇金病）特点的病历》的论文中将这个疾病命名。

在转移癌中淋巴系统起到什么作用？

淋巴管通常是癌细胞转移的通道。癌细胞通常会进入淋巴结，在那里引起继发性癌症。对淋巴结的检查和分析可以提供癌症扩散的重要信息，以辅助医生决定适合的治疗方法。

一个人有多少个扁桃体？

大多数人有5个扁桃体。包括一个咽扁桃体，通常指的是位于咽喉后上方壁上的腺状的结构；还有一对腭扁桃体，位于口腔的后方；一对舌扁桃体，位于舌基底部。

扁桃体切除术通常是切除哪一个扁桃体？

在扁桃体切除术中最常切除的是腭扁桃体。正常情况下，扁桃体的功能是防御感染。但是，当扁桃体经常感染时，它们就不能对无创性治疗作出反应（比如抗生素），医生会建议患者切除感染的组织。

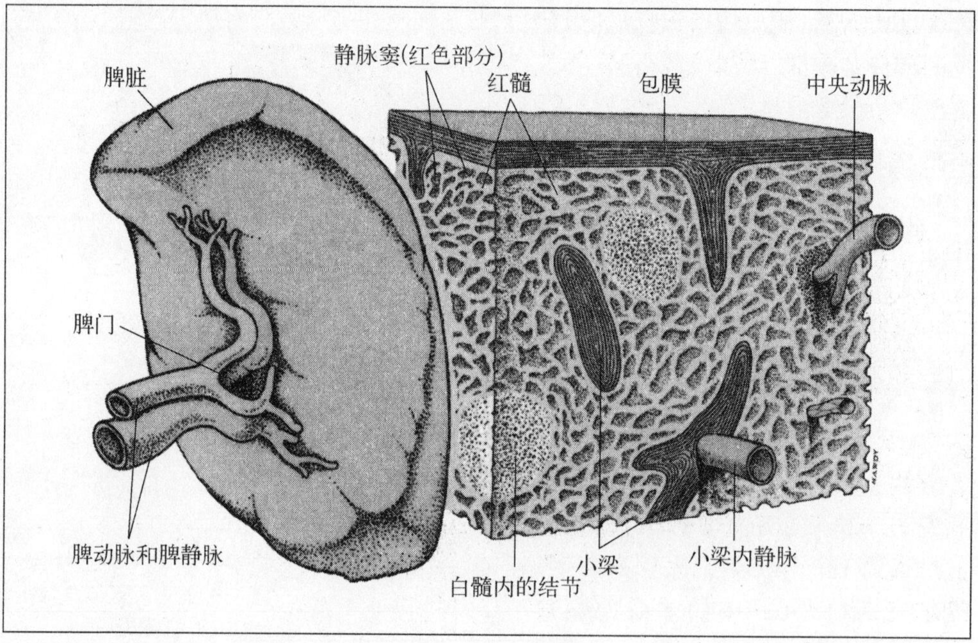

脾脏右侧横断面的具体结构。(摘自《Stedman 医学辞典》第 27 版,Baltimore:Lippincott, Williams & Wilkins,2000)

什么是阑尾炎?

阑尾是一个小小的、有盲端的、由淋巴组织构成的管道。它是大肠的一部分,尽管它的组织和大肠的组织不同。阑尾炎是指阑尾的感染,起始于淋巴结内。治疗方法通常切除阑尾,可以通过传统的手术治疗也可以通过腹腔镜治疗。

主要的淋巴器官有哪些?

主要的淋巴器官包括淋巴结、胸腺和脾脏。人体内大约有 600 个淋巴结,直径最大为 1 英寸(大约 25 毫米),沿着淋巴管分布。淋巴结在颈部、腋下、腹部和腹股沟处分布最集中。胸腺既是内分泌器官,可以分泌激素,也是淋巴器官。它是由大量的淋巴细胞构成的,绝大多数都是特化的 T 细胞。脾脏是最大的淋巴器官。脾脏大约有 5 英寸(12 厘米)长,重达 5.6 盎司(160 克)。

脾脏的功能是什么?

脾脏的主要功能是血液滤过以及通过吞噬作用将异常的血液细胞移除。脾脏还可以从破损的血细胞中储存铁离子,之后将其反流回血液循环,被骨髓重新利用去合成新的血细胞。脾脏内的免疫反应起始于由 B 细胞和 T 细胞对血液中抗原的反应引起的免疫反应。

脾脏受损有多严重?

脾脏受损,通常是由于腹部左侧的冲击伤引起的,可以是致命的损伤。因为脾脏是很脆弱的器官,脾脏破裂会引起严重的内出血,循环系统休克甚至死亡。一旦脾脏破裂,唯一的治疗方法就是通过脾脏切除术将其切除。

脾脏切除术后脾脏的功能会受到哪些影响?

没有脾脏的人还可以正常的行使功能,因为骨髓和肝脏可以行使脾脏的功能。但是,这些人更容易患细菌感染。

肿大的腺体是指什么?

肿大的腺体通常是指肿大的淋巴结。淋巴结原来是指淋巴腺(来源于拉丁文,意思是"橡果"),因为它们与橡果很像。与真正的腺体不同,淋巴结不能分泌液体,所以它们后来被人们称为淋巴结(来源于拉丁文 node,意思是"小结")。"肿大腺体"这个词后来被沿用,用来指身体某个特定的部位沿着淋巴管轻微肿大的淋巴结。通常这是由于炎症反应或者外周组织感染引起的。

非特异性免疫

什么是非特异性免疫?

非特异性免疫不会区分不同的入侵者。防御结构,比如皮肤和呼吸道、消化道的黏膜;吞噬性白细胞,炎症,发热以及化学物质都是非特异性免疫结构。非特异性免疫是体内首先对外来物质作出反应的机制。

皮肤是如何作为防御结构保护人体的?

表皮和真皮紧密排列的细胞组成了一道屏障,可以防止病原入侵机体。皮肤的酸性(pH3—5)和皮脂构成了一种不适合微生物生存的环境。出汗可以辅助冲洗掉皮肤上的微生物。与其相似,眼泪也可以将眼睛里的异物冲洗掉。

黏膜是如何抵御外来微生物的?

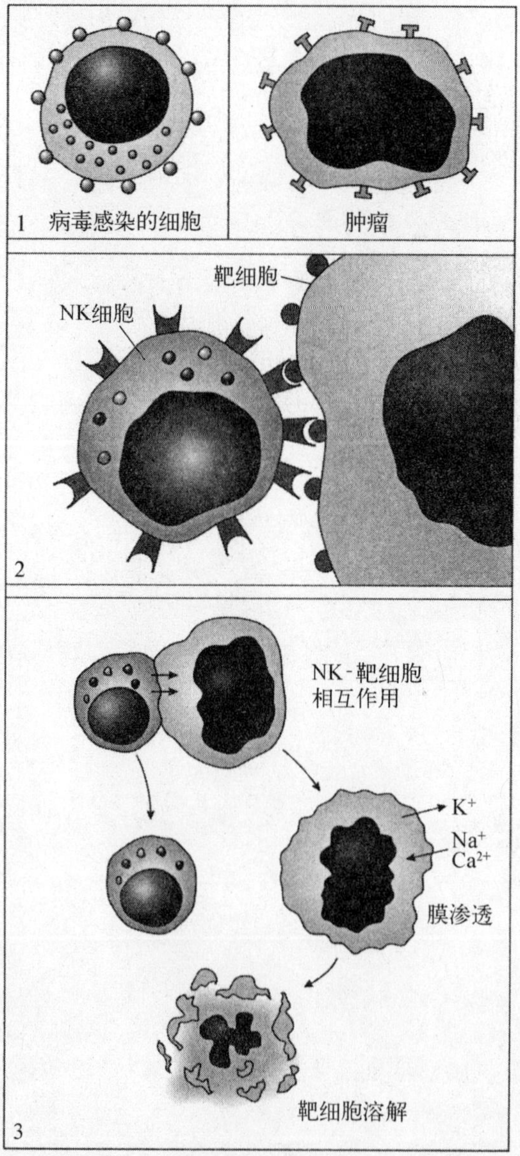

自然杀伤细胞(NK)瞄准病摧毁体内的异常细胞或入侵细胞。(摘自 Rubin, E., M.D., Farber, J. L., M.D.《病理学》第 2 版,Philadelphia: Lippincott, Williams & Wilkins, 1999)

黏膜位于机体很多腔内的上皮层上,比如鼻腔、呼吸道和消化道。因为黏液具有黏性,所以可以黏附住很多微生物,防止它们吸附在上皮上或者进入组织。这些黏膜中有些具有纤毛,可以将黏附的颗粒排除体外。

炎症的 4 个症状是什么?

炎症或炎症反应的症状包括红、肿、热、痛。炎症是对由于损伤、刺激、病原、细胞扭曲或损伤以及温度的极度变化引起的组织损伤产生的反应。

炎症反应分为三步:1. 血管扩张,使得更多的血液可以流向受损的组织,血管通透性也随之增加;2. 吞噬细胞迁移到受损组织的部位;3. 修复。

自然杀伤细胞是什么?

自然杀伤细胞(NK)是一种特化的淋巴细胞,它可以识别异常的细胞,将其破坏。NK 细胞也可以将某些肿瘤细胞破坏。

哪种化学物质参与了非特异性免疫反应?

干扰素和补体是非特异性抗病毒和抗细菌物质。干扰素是一种小蛋白,是由病毒感染的细胞分泌的。它们是对抗很多不同病毒引起的感染的重要物质。补体是一组由 11 个特殊蛋白构成的物质，位于血浆中。这些蛋白质可以补充或者提高某些免疫反应、过敏反应以及炎症反应。

补体激活的两种途径是什么？

补体激活的两种途径包括经典途径和替代途径。经典途径是由抗原抗体反应激活的。替代途径是在没有抗原存在时对外界物体的反应。

感染时发热有什么作用？

正常人体的温度是 37.2℃(98.6℉)。发热是指体温高于正常温度。某些病原和细菌毒素会刺激致热原(调节体温的蛋白质)的释放，比如白细胞介素-1。机体温度的增加会增加新陈代谢的速率，可以加速身体内的反应，辅助对抗感染。发热还可以抑制某些生物的生长。发热可以刺激肝脏积聚某些细菌需要的物质，辅助减少细菌的生长。

特异性免疫

什么是特异性抵抗？

特异性抵抗(或者特异性免疫)是机体产生某些特异性细胞或特异性抗体去摧毁特殊的抗原。

什么是抗原？

抗原是一种可以激发免疫反应，引起机体形成并产生特异性抗体的物质。

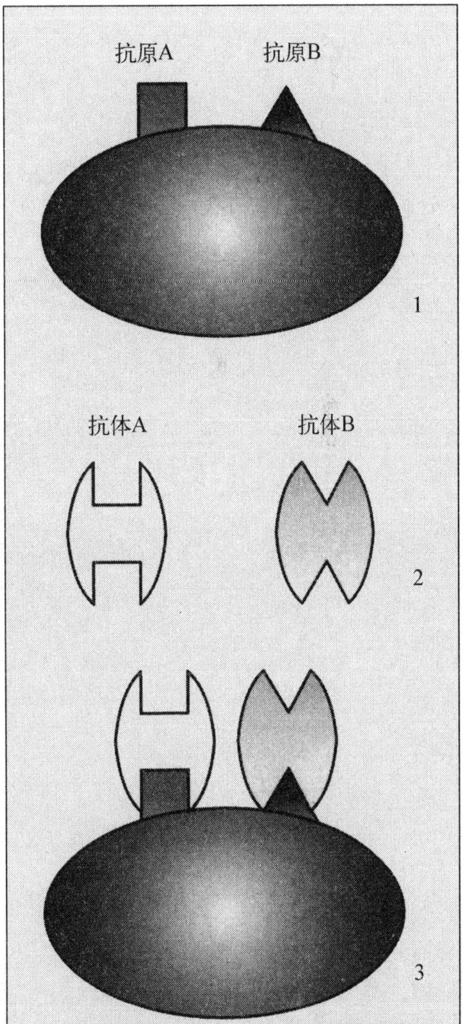

抗原是如何行使作用的：1. 入侵的有机体细胞表面含有抗原 A 和抗原 B；2. 抗体 A 和抗体 B 是对抗原 A 和抗原 B 做出反应时分泌的；3. 特殊的抗体可以与相应的抗原结合，使它们变得无害。（摘自 Smeltzer, S.C., Bare, B.G.《医学外科学护理练习册》第 9 版，Philadelphia: Lippincott, Williams & Wilkins, 2000）

什么是抗体?

抗体是一种由B细胞分泌的对抗抗原的蛋白质。抗体可以中和抗原,抗原刺激抗体的生长。

已经确定的抗体有多少种?

已知的抗体一共有5种,即免疫球蛋白(Igs)。

免疫球蛋白的类型

类型	描述
IgG	占血液中所有抗体的80%;位于血液、淋巴液和小肠内;是唯一能够从母体通过胎盘进入胎儿的抗体;能抵抗很多病毒、细菌和细菌毒素
IgA	占血液中所有抗体的10%—15%; 大多数位于分泌物中, 比如汗液、泪液、唾液和黏液中;在病原进入内部组织之前对其发起进攻;在压力减小抵抗的时候水平会降低
IgM	占血液中所有抗体的5%—10%;位于血液和淋巴液中;是与抗原接触后首个被分泌的抗体;包括ABO血型中的抗A抗体和抗B抗体,它们可以在输血遇到不符合的血液时与A抗原和B抗原相结合
IgD	占血液中所有抗体的0.2%;位于血液、淋巴液和B细胞表面;在B细胞的激活中具有重要作用
IgE	占血液中所有抗体的不到0.1%;位于肥大细胞和嗜碱性粒细胞表面;刺激细胞释放组胺和其他可以加速炎症反应的化学物质; 在过敏反应中起到重要作用

T细胞与B细胞的区别是什么?

T细胞和B细胞都是淋巴细胞,都对特异性抗原产生反应。T细胞来源于骨髓中的细胞,之后会迁移到胸腺,在那里发育成熟。它们对于细胞介导的免疫和对机体内特异性外来物质的抵抗有着重要的作用。B细胞在红骨髓内发育。它们对于产生和分泌特异性抗体有着重要的作用。

所有的B细胞都能产生相同的抗体吗?

不是,每个B细胞都是被编码分泌一种特异性抗体的。比如,一种B细胞产生的抗体可以阻挡病毒,防御流行性感冒,而另一种不同的B细胞分泌的抗体可以抵御细菌引起的肺炎。

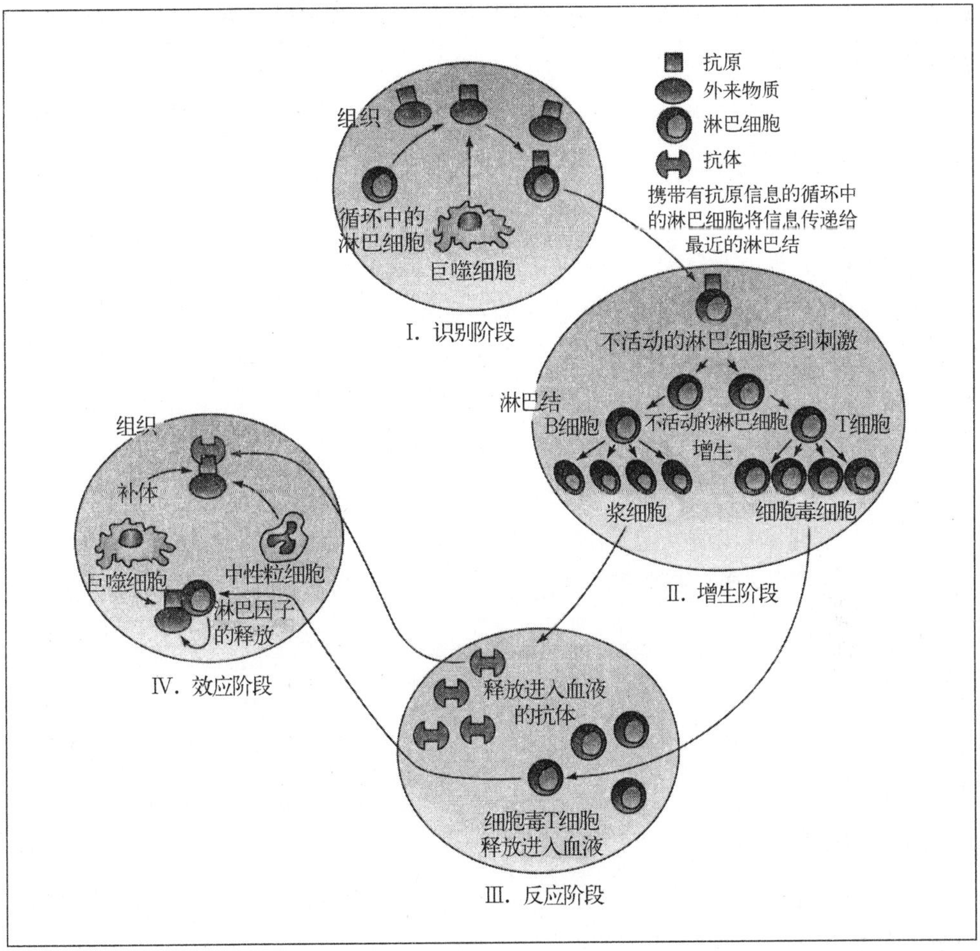

抗体、抗原和淋巴细胞一同对抗疾病。(摘自 Smeltzer, S.C., Bare, B.G.《医学外科学护理练习册》第 9 版，Philadelphia: Lippincott, Williams & Wilkins, 2000)

什么是浆细胞?

浆细胞是一种非常大的产生抗体的细胞，来源于 B 细胞。每个来源于 B 细胞的浆细胞都可以产生数百万个相同的抗体来抵御抗原(病毒、微生物或者其他的外来组织/物质)。

免疫的两种类型是什么?

免疫可以是先天性的也可以是后天获得的。先天性的免疫功能在一出生时就存在，不需要与抗原接触。某些先天性免疫是特异性的。比如，人们不易患猫或者狗患的疾病。另外,某些人还不易患另一些人容易患的疾病。获得性免疫功能是在出生时不具备的,但是接触到特殊抗原时可以产生。

主动性免疫与被动性免疫的区别是什么?

主动性免疫是当机体接触到一定的抗原后产生抗体的过程。主动性免疫可以在接触到外源性抗体或者通过注射防疫针人工形成。

被动性免疫是通过从一个人体内运输抗体进入另一个人体内形成的。被动性免疫的例子有当母体抗体经过胎盘进入胎儿时,它就能为胎儿提供保护。母体的抗体也可以在哺乳时由母亲转移给婴儿。人工被动免疫发生在当抗体被注射进入人体的时候。被动免疫常常被用于治疗狂犬病、破伤风和毒蛇咬伤。

是谁发明了制造单克隆抗体的技术?

制造单克隆抗体的技术是由乔治·科勒(1946—1995)和凯撒·米尔斯特恩(1927—2002)发明的。他们于1984年获得了诺贝尔生理学或医学奖。

什么是单克隆抗体?

单克隆抗体是指在实验室中由一个单一的B细胞产生的相同的抗体。研究者通过向大鼠体内注射靶抗原,之后将大鼠体内的B细胞和其他的长期生存的细胞融合在一起来研制单克隆抗体。产生的杂交细胞就成为一种抗体的加工厂,可以产生很多相同的抗体分子,都是对靶抗原具有特异性的。单克隆抗体可以用来治疗癌症、某些病毒感染、炎症疾病、某些心血管疾病和器官移植排斥。

"抗生素"这个词是什么时候首次使用的?

抗生素是一种化学物质,或是来源于某种生物,它可以抑制或妨碍其他生物的生长。抗生素是指它的目的是摧毁一种生命形式。在1889年,保罗·弗莱明(1861—1932)使用抗生素这个词来形容细菌抵抗物。他分离出绿脓菌素,这种物质可以抑制试管中细菌的生长,但是用于疾病治疗中却是致命的。直到20世纪40年代中期,塞尔曼·瓦克斯曼(1888—1973)首先给抗生素一个明确的定义:抗生素是微生物在代谢中产生的,具有抑制他种微生物生长、活动,甚至杀灭他种微生物的性能的化学物质。后来,瓦克斯曼因为发现了链霉素获得了1952年的诺贝尔生理学或医学奖。链霉素是第一个有效治疗结核病的抗生素。

抗生素是如何治疗感染的?

抗生素的功能是损害细胞壁，或者干扰细菌细胞壁的蛋白质或者 RNA 的合成。比如,青霉素可以减弱细胞壁,使得细菌内部的压力增加引起细菌的肿胀和最终的破裂。不同类型的抗生素对不同的细菌更加有效。

为什么利用药物治疗病毒感染很困难?

抗生素不能治疗病毒感染,因为病毒没有那些抗生素可以作用的结构(比如,细胞壁)。总的来说,使用药物治疗病毒感染而不伤害到宿主细胞很困难,因为病毒利用宿主细胞进行复制合成。很多种抗病毒药物都已经研制出来用于有效的对抗某些病毒的感染。

抗病毒的药物

疾　病	病毒病原	抗病毒药物
获得性免疫缺陷性疾病	人类免疫缺陷病毒	叠氮胸苷(AZT),去羟肌苷,二脱氧化胞嘧啶
慢性肝炎	乙型肝炎或者丙型肝炎	α-干扰素
生殖器疱疹,带状疱疹,水痘	疱疹病毒	无环鸟苷,碘汞酸钾,曲氟尿苷,阿糖腺苷
流行性感冒	流感病毒	金刚烷胺

淋巴系统

哪种自然产生的物质可以对抗病毒感染?

干扰素可以保护邻近细胞不受病毒的损伤。干扰素是由于病毒接触的机体细胞产生的一种糖蛋白。1957 年，埃里克·伊萨克（1921—1967）和基恩·莱德曼(1924—　)确定了一个由 20 多种物质构成的群体,之后逐渐被人们命名为 α、β、γ-干扰素。

"获得性免疫缺陷性疾病"是何时被首次使用的?

美国的公共卫生组织于 1982 年开始使用 "获得性免疫缺陷性疾病"(AIDS),用于形容那些曾经的健康人群现在患有的机会性感染、卡波奇氏肉瘤(一种癌症)以及卡氏肺囊虫肺炎等疾病。

文献记录的最早的人类免疫缺陷病毒(HIV)引起的病历是在什么时候?

已知最早的HIV-1是来自1959年刚果共和国一个男子的血液。自从20世纪70年代中期起病毒就在美国出现了。1979—1981年,纽约和洛杉矶的医学家报道了很多男性患者,这些患者与其他男性有性关系,因而患上了具有正常免疫系统功能的人不易患上的肺炎、癌症和其他疾病。

HIV 的症状和体征有哪些?

HIV 感染后的警示性症状包括夜间盗汗,持续性发热;严重的体重减轻;持续性腹泻;皮肤上或皮下、口中、鼻中或眼睑上有红色、棕色、粉色或紫色的斑点;持续性干咳;腋窝、腹股沟或颈部淋巴结肿大;舌上、口中或者咽喉部有白色斑点或者异常斑点;记忆力衰退、抑郁以及其他精神疾病。但是,只有通过实验检测 HIV 才能最终确诊一个人是否被感染了 HIV 病毒。

如何诊断 HIV?

诊断 HIV 唯一精确的方法是通过抗体测试进行检验。被 HIV 感染的患者的免疫系统会产生 HIV 抗体来抵抗感染。尽管这些抗体对于摧毁 HIV 病毒是没有效果的,但是抗体的存在说明 HIV 病毒感染。

人类免疫缺陷病毒(HIV)和 AIDS 的区别是什么?

AIDS 这个词是指 HIV 感染的最严重阶段。疾病控制中心(CDC)对 AIDS 的定义是指所有 HIV 感染的患者，这些患者每立方毫米的血液中 CD4+T 细胞少于 200 个(正常成人每立方毫米血液中含有 CD4+T 细胞 1 000 个或者更多)。这个定义也包括了 26 种患有 HIV 感染的患者通常容易得的病（大多数是机会性感染）。

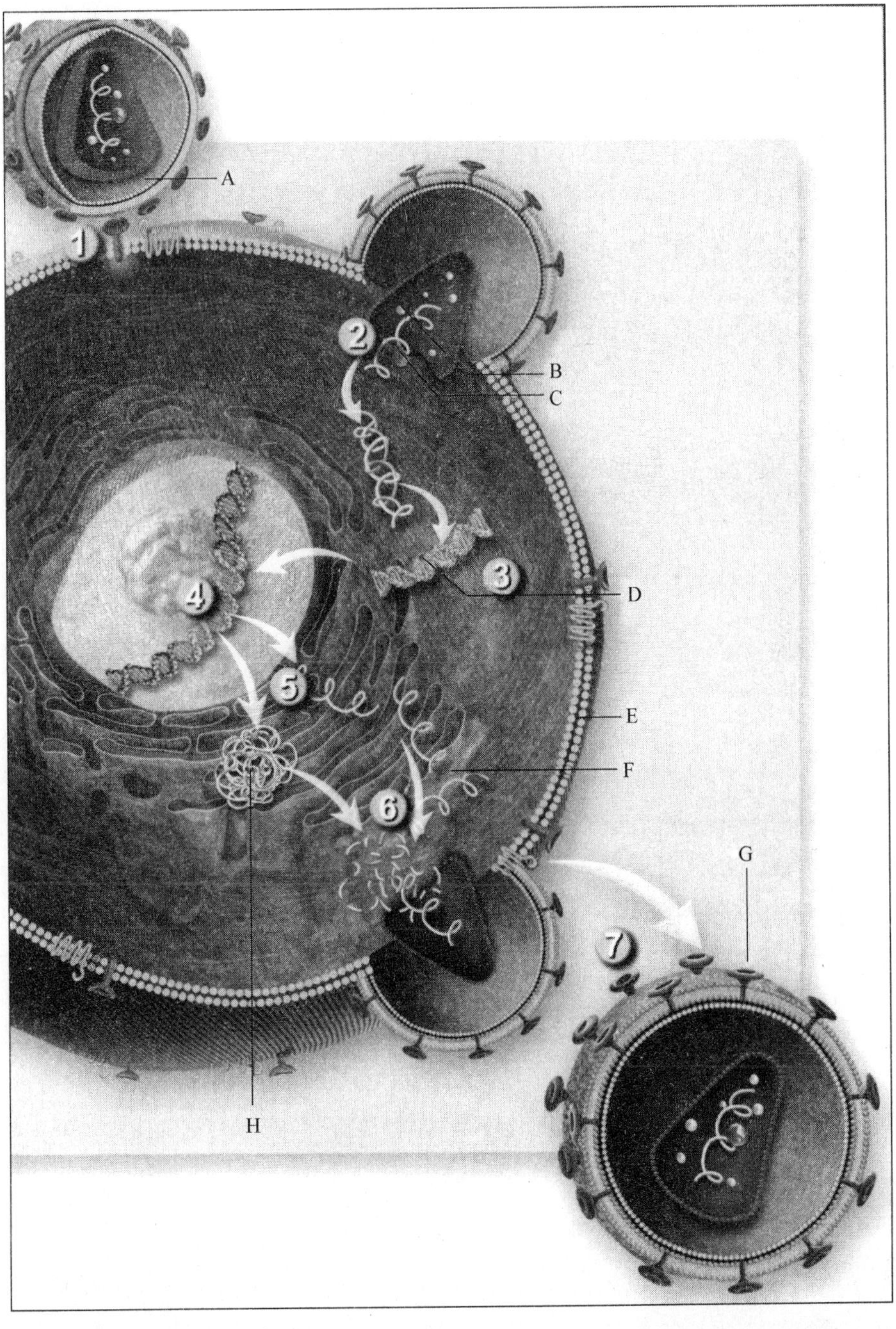

HIV 的生命周期：1. HIV 与 T 细胞结合；2. 病毒 RNA 释放进入宿主细胞；3. 逆转录作用将病毒的 RNA 转化为病毒 DNA；4. 病毒 DNA 进入 T 细胞核，将自己整合入 T 细胞的 DNA；5. T 细胞开始复制含有 HIV 成分的细胞；6. 蛋白酶（一种酶）辅助形成新的病毒颗粒；7. 新生成的 HIV 病毒体（病毒颗粒）由 T 细胞释放；A. HIV 病毒体（病毒颗粒）；B. 病毒 RNA；C. 逆转录作用；D. 病毒 DNA；E. T 细胞；F. 病毒 RNA；G. 新合成的 HIV 病毒体；H. HIV 蛋白质。（《解剖学图谱》）

AIDS的并发症有哪些?

患有 AIDS 的患者的免疫系统受到严重的抑制,很脆弱,所以机体不能抵御某些细菌、病毒、真菌、寄生虫以及其他微生物。患者很容易患有机会性感染。另外,患有 AIDS 的患者容易患有多种癌症,尤其是那些由病毒引起的癌症(比如卡波奇氏肉瘤和宫颈癌)或免疫系统癌症(比如淋巴瘤)。这些癌症对于患有 AIDS 的患者来说病情会更严重,更难治疗。

有多少人感染了HIV/AIDS?

根据世界卫生组织(WHO)的调查,全球 HIV 感染的患者一共约有 4 030 万人。2005 年又新增 490 万人患有 HIV 感染(包括成人和儿童)。

HIV/AIDS的全球分布(2005)

地　区	感染人数(万人)	新确诊病例(万)
北　美	120	4.3
加勒比海	30	3
拉丁美洲	180	20
西欧和中欧	72	2.2
北非和中东	51	6.7
撒哈拉地区非洲	2 580	320
东欧和中亚	160	27
东　亚	87	14
南亚和东南亚	740	99
大 洋 洲	7.4	0.8
总　计	4 027.4	497

最早的疫苗是什么?

1796年,爱德华·詹纳(1749—1823)利用女仆体内提取的牛痘为一个男孩接种。(疫苗这个词来源于拉丁文,意思是“牛”,就是因为这件事情得名的)。几周之后,这个男孩感染了天花。天花是由于一个人因为接触了患有水痘的人皮肤上的结痂引起的。这个男孩没有发展为水痘。詹纳确信使用疫苗接种对于预防疾病是有效的。牛痘疫苗使天花这种传染病销声匿迹。

HIV 病毒是如何从一个人传染给另一个人的?

HIV 可以通过无保护性地与感染者性交或者通过直接接触被感染的血液而传播。严格的检测血液供应以及使用加热设备对采集的血液进行消毒，可以减少通过输血而传播 HIV 的几率。但是,与感染者共用针头或者注射器也是 HIV 病毒传播的一种方式。过去,HIV 通常会在分娩时由母亲传给婴儿。现在可以通过治疗手段将母婴传播的几率降低到 1%。

注射疫苗的目的是什么?

注射疫苗的目的,或者免疫法的目的,是人工激活免疫功能,这样可以通过自然接触抗原来产生对抗原的抵抗力。疫苗可以在实验室中利用无生命的抗原或者致病性极弱的抗原研制。

为什么流感疫苗每年都要打?

每年都会研制出新的流感疫苗,因为流感病毒的基因链每年都会发生变化。在流感高发季节之前 9—10 个月,科学家们就会用灭活的流感病毒研制新的疫苗。疫苗的制备是基于现在流行的流感病毒的基因链。其中包括在即将到来的冬天会流行的 A 型流感病毒和 B 型流感病毒。另一个原因是经过一年之后,机体的免疫能力会下降,就不能有效地抵御抗原。

儿童时注射的疫苗都有哪些?

新生儿出生后几个月就会注射很多疫苗。现在,推荐儿童注射的疫苗包括：乙肝疫苗、白喉疫苗、破伤风疫苗、百日咳疫苗(DtaP)、B 型流感嗜血杆菌疫苗(Hib)、脊髓灰质炎疫苗、麻疹疫苗、腮腺炎疫苗、风疹疫苗(MMR)、水痘疫苗、肺炎球杆菌疫苗和流感疫苗等。

有活性的削弱的疫苗和无活性(灭活的)的疫苗有什么区别吗?

有活性的削弱的疫苗内含有有活性的微生物，在实验室里，它们的致病性被削弱,就不会再引起疾病。因为它们与真实的感染十分相似,所以它们可以激活强有力的细胞免疫和抗体的释放。有活性的削弱的疫苗通常只用一个或两个剂量就能提供终生的免疫。有活性的削弱的疫苗通常对病毒的效果优于对细菌的效果。

无活性的(灭活的)疫苗通常对细菌更有效。科学家们通过利用化学物质、加热或者射线使得致病的微生物失去活性，从而研制疫苗。大多数无活性的疫苗比起有活性的疫苗刺激产生的免疫反应要弱很多。因此，需要多注射几次，被称为激发注射，以此来维持对某种细菌的免疫。

通过注射疫苗可以抵御哪些疾病?

很多疾病（比如脊髓灰质炎和水痘）都可以通过注射疫苗来根除。可以通过注射疫苗预防的疾病有：

炭疽；
细菌性脑膜炎；
水痘；
霍乱；
白喉；
B型流感嗜血杆菌（Hib）；
甲型肝炎；
乙型肝炎；
流感；
麻疹；
腮腺炎；
百日咳；
肺炎链球菌引起的肺炎；
脊髓灰质炎；
狂犬病；
风疹（德国麻疹）；
破伤风；
黄热病。

有能够预防HIV的疫苗吗?

科学家们正努力在HIV阴性的人群中研制可以预防HIV的疫苗。科学家们也试着研制治疗HIV阳性患者疾病，改善他们的免疫系统功能的疫苗。到目前为止还没有可以投入使用的疫苗预防治疗HIV感染。

为什么接受器官移植的患者需要服用免疫抑制剂?

如果移植物是外源性的，那么人体就会对移植的器官产生排斥作用。移植器官的细胞与宿主体内的细胞不同，所以会引起免疫反应。接受移植器官的受体会产生T细胞，抵抗新器官的外源性细胞。这些T细胞迁移到移植部位攻击组织。因此，免疫抑制药物通常用来防止对新器官排斥。

医生是如何判断供者和受者是否相符合的？

研究者研制出了一种组织记录技术可以确定器官供者和受者之间是否相符合。每个人都有独特的一套细胞和组织“标记”被称为HLA抗原。乔治·斯奈尔（1903—1996）、基恩·多塞特（1916— ）和巴如·本尼斯莱夫（1920— ）因为在确定和研究细胞和组织标记物的基因结构中所作的突出贡献，获得了1980年的诺贝尔生理学或医学奖。受者和供者之间细胞核组织标记物越相似，引起组织排斥作用或者移植物—宿主疾病的可能性就越小。

过 敏 反 应

什么是过敏反应？

过敏反应是指对某些对正常人无害的物质产生的反应。过敏原即引起过敏反应的物质，可以是食物、药物、植物，也可以是动物、化学物品、灰尘或者霉菌。

大多数过敏反应产生的抗体是什么？

免疫球蛋白E（IgE）是在大多数过敏反应中产生的抗体。IgE的每种类型都对应着特异的过敏原。当暴露于某种过敏原时，IgE抗体会将它们自身附着在肥大细胞（正常的人体细胞，可以分泌组胺和其他化学物质）或者嗜碱性粒细胞上。当之后再次暴露于相同的过敏原时，抗原就会与肥大细胞上的抗体相结合，人体就会产生过敏反应，引起细胞释放组胺和其他炎症性物质。

过敏是一种遗传性疾病吗？

对过敏原的高敏感状态不会遗传。但是，对过敏原易过敏的倾向在很多人中是遗传的。有研究发现如果父母都不过敏，那么孩子过敏的可能性只有10%—20%。如果双亲之一过敏，那么孩子过敏的可能性就会增加到30%—50%，如果父母都过敏，那么这个几率就会增加到40%—75%。对于这种现象的一种解释是，对过敏原产生IgE

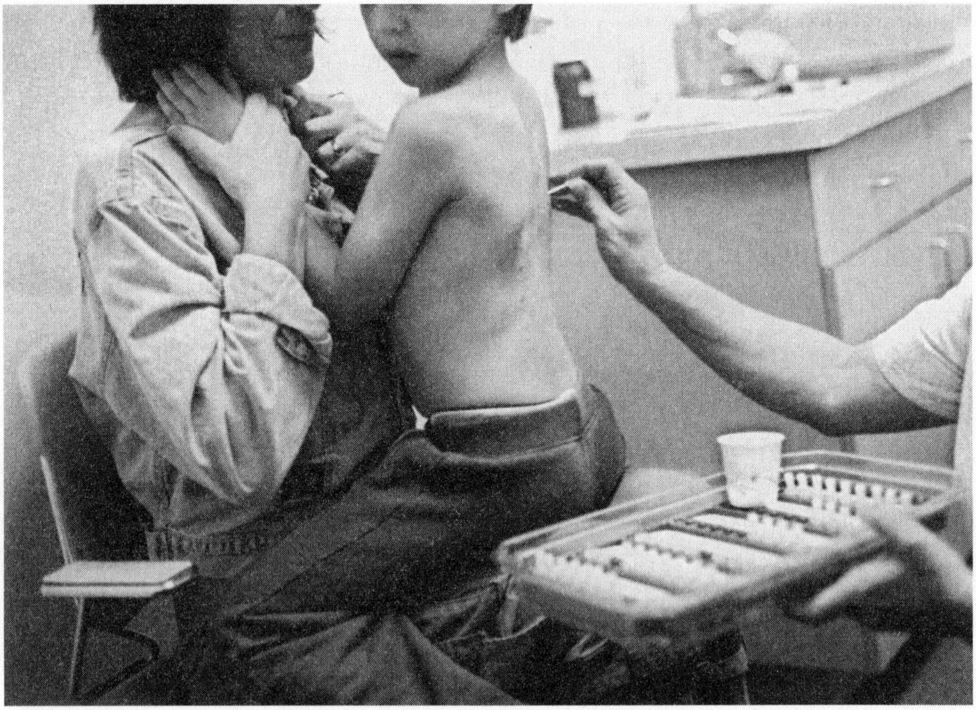

这个孩子正在医生办公室里进行过敏反应的实验。皮肤暴露在很多可能引起过敏反应的过敏原中。（iStockphoto.com/Slobo）

的能力决定着过敏性的高低。产生 IgE 多的人过敏性大。

速发型过敏反应和迟发型过敏反应有什么区别?

速发型过敏反应或速发型超敏反应是由肥大细胞介导的。在接触到抗原之后的数分钟内过敏反应就会发生。吸入或者食入过敏原通常会引起速发型过敏反应。

迟发型过敏反应或迟发型超敏反应是由 T 细胞介导的。在接触到过敏原之后的数小时甚至数天之后才会发生反应。皮肤接触过敏原之后通常会引起迟发型过敏反应。

普通的过敏反应是指什么?

过敏反应包括很多症状。一些普通的过敏反应包括过敏性鼻炎或枯草热;过敏性结膜炎(眼部疾病);哮喘;特异性皮炎(皮肤疾病);风隐疹,也被称为荨麻疹;严重的系统性过敏反应,比如过敏症。

什么是过敏性休克?

过敏性休克是一种严重的、致命的系统性过敏反应。通常这种疾病会累及多个器官系统,包括皮肤、呼吸道和消化道。治疗方法包括注射肾上腺素。

最普通的过敏原包括什么?

最普通的过敏原是指花粉或者尘螨。

造成食物过敏的物质都有哪些?

一般会造成食物过敏的物质包括牛奶中的蛋白质、鸡蛋、花生、小麦、大豆、鱼、贝壳和橡树果。

为什么儿童易患食物过敏?

儿童比成人更容易患有食物过敏。专家估计 4 岁以下的儿童中有 6%—8%的儿童患有食物过敏。很多儿童在 4 岁之后就不会对原先过敏的食物有很高的敏感性了。

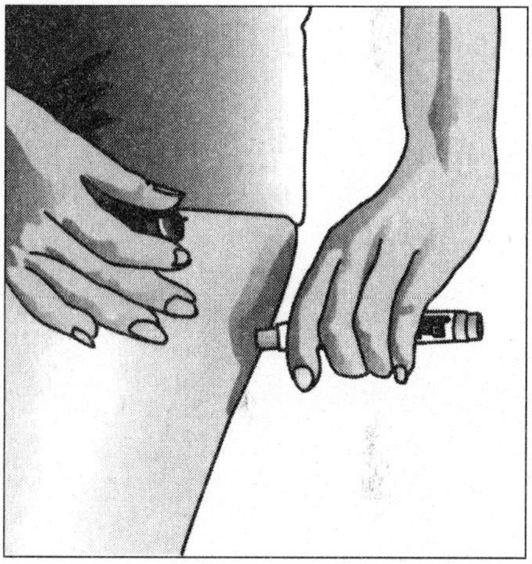

肾上腺素笔(或者简称为 epipen)可以用来迅速治疗严重的过敏性疾病。(摘自 Smeltzer, S.C., Bare, B.G.《医学外科学护理练习册》第 9 版,Philadelphia: Lippincott, Williams & Wilkins, 2000)

为什么有些人会对猫过敏,但对狗不过敏?

只对猫过敏的人体内有专门针对猫鳞屑的 IgE 抗体。对狗过敏需要另外的单独的抗体。

哪种药物可以引起最严重的过敏反应?

青霉素是造成药物过敏最常见的原因,严重的可致命。一项研究表明大约 7%的正常被试者都会对青霉素皮试产生反应(IgE 抗体)。在 10 万人中就有 32 个人对青霉素可以产生过敏反应。

为什么有些人在看完医生或者牙医之后产生过敏反应?

有些人对胶乳过敏,这是大多数橡胶手套中的一种成分。患者在接触到胶乳后可以表现出皮疹、荨麻疹、流泪、红肿、打喷嚏或者皮肤瘙痒。治疗胶乳过敏最好的治疗方法是避免接触到含有胶乳的物品。因此,对于卫生工作者来说,如果对胶乳过敏就要使用不含胶乳的器具。

什么是肾上腺素笔?

注射肾上腺素通常用来治疗系统性、致命性的过敏反应。肾上腺素笔是一种医用针和注射器,可以让患者在发生过敏反应时自己注射单独剂量的肾上腺素。

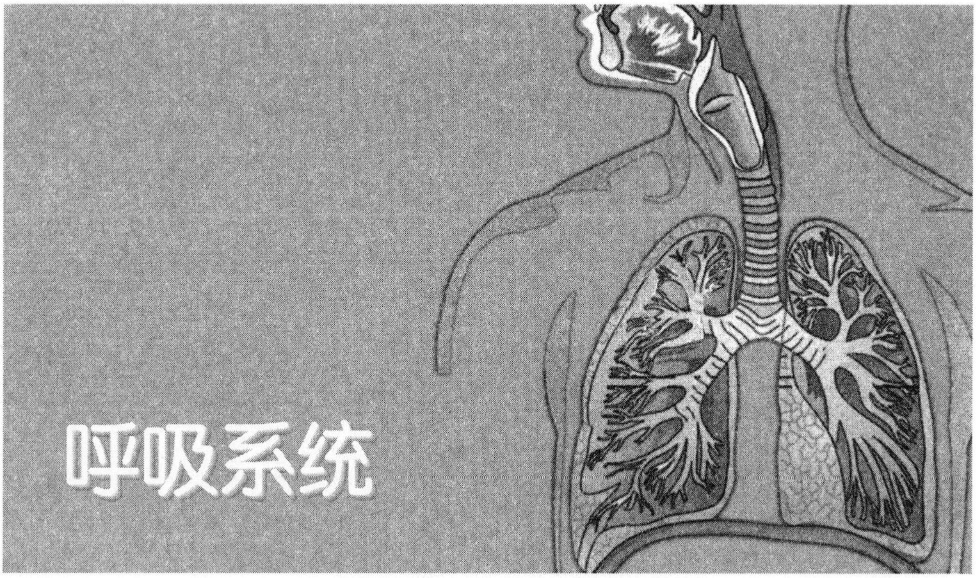

呼吸系统

简　　介

呼吸系统的主要功能是什么?

呼吸系统的主要功能包括:

1. 气体交换:呼吸系统可以使空气中的氧气进入血液,使血液中的二氧化碳排入空气。心血管系统从肺将氧气运输到全身的细胞,再将二氧化碳从全身的细胞运输到肺。

2. 调节血液的 pH 值,可以通过改变血液中二氧化碳的量来改变。

3. 当气体通过声带时可以发声,说话。

4. 当气体分子进入鼻腔时,可以引起嗅觉。

5. 先天性免疫,可以通过阻止某些微生物进入人体或者将它们从呼吸道表面清除的方法保护机体不受微生物侵袭。

呼吸系统是由哪两部分构成的?

呼吸系统分为上呼吸系统和下呼吸系统。上呼吸系统包括鼻、鼻腔和鼻窦。下呼

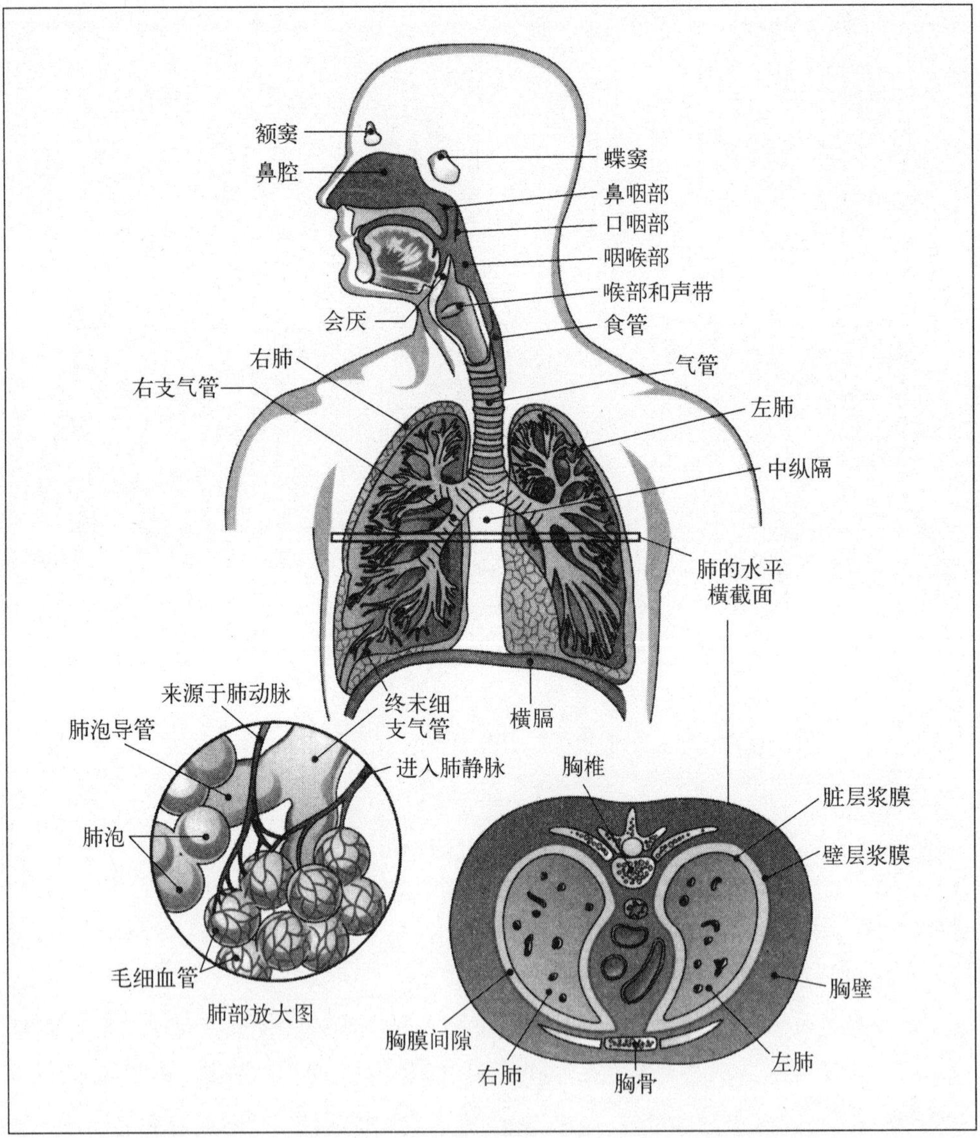

呼吸系统解剖结构。（摘自 Cohen, B.J., Wood, D.L.《米勒氏人体的健康与疾病》第 9 版，Philadelphia: Lippincott, Williams & Wilkins, 2000）

吸系统包括咽部、气管、支气管、小支气管和肺泡。

呼吸和细胞呼吸作用最根本的区别是什么?

呼吸是指大气和细胞之间整个的气体交换。细胞呼吸作用是指在细胞水平上利用氧气和二氧化碳的过程。

如果没有氧气,为什么人在数分钟内就会死亡?

如果没有氧气,人在数分钟内就会死亡,这是因为人体内数万亿个细胞都需要氧气才能维持生命。

肺呼吸性空气运动是什么?

空气运动发生在呼吸运动之外时被称为肺呼吸性空气运动。这个运动是用来清空气道的,比如在咳嗽或者打喷嚏的时候,或者是发泄感情,比如大笑或者大哭的时候。也包括打嗝和打呵欠以及讲话,空气会被迫通过咽部,引起声带颤动。说话时,语言是通过嘴唇、舌头和软腭相互配合形成的。

结构和功能

鼻子的功能是什么?

鼻子是空气进入呼吸系统的通道。它是由骨和软骨构成的。位于鼻孔内的毛发是辅助滤过空气中的大颗粒的。经过鼻子后,空气会被进一步净化,通过鼻窦后空气会被湿润。

鼻子内的结构是如何有效滤过灰尘、细菌和其他颗粒的?

随着鼻子内部黏液细胞的运动，用一层薄薄的黏液层将灰尘和其他小颗粒包裹住,比如向着咽部运动的细菌,这些细菌会在咽部被吞入。在胃中,消化液会消灭包裹在黏液中的细菌和其他微生物。但是,有些细菌的芽孢(包括引起炭疽等细菌的芽孢)非常小,会在鼻子中被鼻毛和黏液漏掉。这样,芽孢就可以一直到达肺部,它们在肺部会释放一种毒素,引起吸入性炭疽,最终导致死亡。

什么是鼻中隔偏离?

是由骨和软骨构成的鼻中隔，将鼻孔和鼻腔划分为左右两个部分。通常在出生时,鼻中隔是直的,但是会因出生时损伤而造成弯曲。鼻中隔通常在幼年时期都是直的,但是随着一个人年龄的增长,鼻中隔会逐渐地由一侧向另一侧弯曲。鼻中隔偏离会因为阻塞鼻腔而引起呼吸困难。

打喷嚏是什么原因引起的?

当鼻子内部的细胞受到刺激时就会打喷嚏,打喷嚏就是空气快速喷出鼻道。

打喷嚏时喷出的气体运动速度有多快?

打喷嚏时喷出的气体速度可以达到100英里/小时(161千米/小时)。有趣的是,当人打喷嚏时是不可能睁着眼睛的。

为什么打喷嚏很重要?

打喷嚏是为了清除鼻腔内的外源性物质。感觉细胞检测到外源性物质,会刺激三叉神经传递到延髓,之后激动这个反射。在打喷嚏的反射中,肺部的一些空气会通过鼻腔或口腔喷出。

鼻出血是怎样引起的?

鼻腔内部是由很多血管供应血液的。对鼻子的冲击和感染、过敏、凝血异常或者高血压都可以引起鼻出血。

鼻窦位于哪些部位?

鼻窦是鼻腔周围位于骨骼内的腔隙。鼻窦可以使颅骨减轻,随着空气流过这些腔隙,空气会被湿润温暖。鼻腔对于发声也有着重要的作用。

副鼻窦的功能是什么?

副鼻窦是由膜连接的、充满空气的腔隙,位于颅骨的骨骼内,通过一些气道与鼻子相通。四对副鼻窦和它们位于的骨骼是额骨、筛骨、上颌骨和蝶骨。这些腔隙可以减轻骨骼的重量,增加回声。

为什么人哭的时候总是会流鼻涕?

鼻泪管将眼睛与鼻腔连接起来。人哭泣时,过多的眼泪会顺着鼻泪管从鼻腔流出，这就是鼻涕。

冷空气吸入体内时在哪个部位被温暖？

冷空气吸入鼻腔后，鼻腔内大面积的血管会将吸入的空气温暖。随着热量从广泛分布的血管中的血液散失，空气的温度就接近了人体的体温。

为什么人不能够吸入过冷的空气？

吸入过冷的空气会降低呼吸道内黏液的流动性。过冷的空气甚至还会导致鼻黏膜内形成冰的晶体。

窦性头痛是如何引起的？

严重的窦性头痛是由于鼻窦引流不畅引起，通常是由于感染或者过敏反应造成的。

咽部是什么？

咽部，通常称为嗓子，是连接鼻腔和口腔的结构。它为食物从口腔进入食管以及空气从鼻腔进入喉部提供了通道。咽部由 3 部分构成的：1. 鼻咽部；2. 口咽部；3. 喉

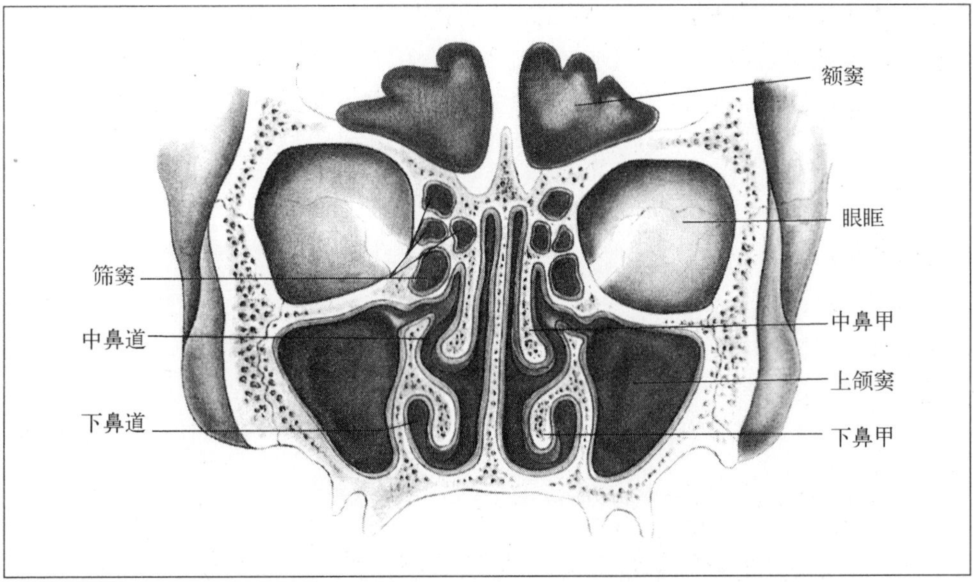

鼻窦位于鼻子的后方，鼻腔的周围。（摘自 Bickley, L.S., Szilagyi, P.《巴特氏临床体格检查与病史采集》第 8 版，Philadelphia: Lippincott, Williams & Wilkins, 2003）

咽部。

嗓子痛是什么原因引起的?

大多数嗓子痛是由于病毒(即引起感冒和流感的同一种微生物)引起的。有些嗓子疼痛是由于细菌(比如金黄色葡萄球菌)引起的。其他引起嗓子疼痛的原因包括过敏、室内空气干燥、污染物以及其他刺激物、咽喉部肌肉收缩、反酸性疾病、HIV 感染和口腔肿瘤。

喉部是什么?

喉部是位于咽部和气管之间的气道,内部是声带。当气体离开咽部后,气体就会进入喉部。喉部是一个软骨性结构,包裹着会厌。它是由 3 块软骨构成的:甲状软骨、环状软骨和会厌软骨。除了形成气道供空气从喉部流向呼吸道的其他部位,咽部还是形成声音的最重要的部分。

什么是“海姆里希救命法”?

“海姆里希救命法”(Heimlich)是当一个人的喉部或者气管被外源性物体卡住时帮助其吐出异物的方法,通常被称为“咖啡馆救命法”(café coronary)。当一个人被食物卡住的时候,利用“海姆里希救命法”需要在患者腹部横膈的正下方施压,这会使横膈抬高引起足够大的压力使外源性异物排出。

什么是喉结?

喉结是指喉部的突起,这是因为甲状软骨表面的突起造成的。在男性中更明显,因为男性的咽喉部比女性的咽喉部更大,女性咽喉部的突出部分通常会被脂肪组织覆盖。

边说话边吃东西会有什么危险?

如果一个人边说话边吃东西,食物很容易被吸入肺内。正常情况下,在食物被咽下之后,就会沿着咽部进入食管。食物由于有会厌的阻挡,是不能够进入喉部的(通向肺的通道),会厌是一块铲子状的软骨,覆盖于喉部上方。如果食物进入喉部,就会激发咳嗽,如果食物卡在喉部,就会引起堵塞,发生危险。

气管镜是什么?

气管镜是一种对喉部和气道直视检查的检查工具。气管镜有一条很长的可以弯曲的管了可以通过嘴或者鼻子深入到肺内。医生可以通过气管镜取组织和液体的标本,作出诊断及治疗某些疾病。

什么是喉炎?

喉炎是喉部的感染。可以由吸烟、接触刺激物或者感染引起。因为喉部是发声的部位,所以喉炎通常会引起声音嘶哑或者不能发声。

气管的弹性是如何形成的?

气管是一种有弹性的、圆柱状的管道,直径大约有1英寸(2.5厘米),长度有5英寸(12.5厘米)。在气管壁内,大约有20个C形的软骨环一个个连接起来。气管的其余部分是由平滑肌和结缔组织构成的。这样的软组织使得食管在食物进入流向胃的时候可以扩张。

气管切开术和气管造口术有什么区别?

气管切开术是开放气管的一种外科方法。如果气管由于炎症、分泌物过多、创伤或者外源性异物吸入引起的堵塞,就可以使用气管切开术。这个过程是开放了一个紧急的通道通向气管,人仍然可以呼吸。气管造口术是在气管内插入一根管子,维持呼吸,保持气道开放。

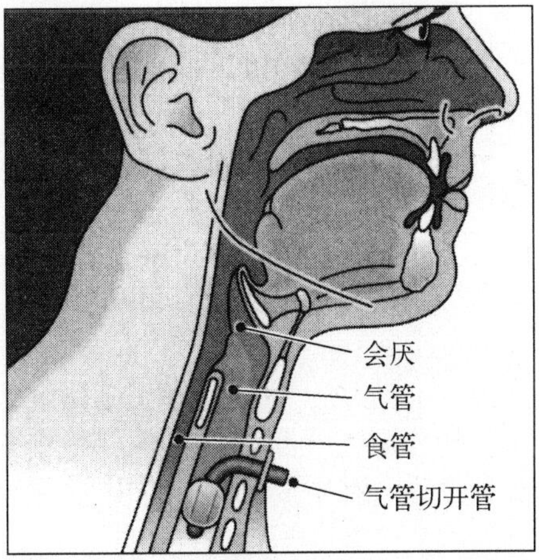

气管造口术是在急诊时当一个患者不能正常呼吸的时候,通过咽喉部开放气道的方法。(摘自 Cohen, B.J.《医学专业术语》,第 4 版,Philadelphia: Lippincott, Williams & Wilkins, 2003)

气管树是什么?

气管树是指从上到下的呼吸道结构。气管树由大分支逐渐变细:气管→右主支气管、左主支气管→次级支气管→三级支气管→细支气管→肺小叶→

肺泡。

两个肺是一样的吗?

肺是胸腔内锥形的器官。右肺是由 3 个肺小叶(右上叶、右中叶和右下叶)构成的,而左肺只有两叶(左上叶和左下叶),左肺要比右肺稍微小一些。尽管肺相对较大,但是每个肺的重量仅有 1 磅(2.2 千克)。

肺的表面积有多大?

成人的肺大约有 3 亿个肺泡。肺的整个表面积大约有一个网球场那么大。

肺的硬度怎样?

当肺充满气体时,是多孔的,很像一个糊状的胶体。

肺内的肺泡或者气囊有多厚?

每个肺泡大约有 0.000 004 英寸(0.000 01 厘米)厚。

心脏和肺的关系是怎样的?

心脏和肺共同合作,保证身体新陈代谢活动有持续的氧气供应,主要的新陈代谢废物二氧化碳会被不断排出体外。这个过程发生在肺循环,随着心脏收缩运动将血液由全身各处转运到肺。

肺是怎样与心脏连接的?

肺通过血管与心脏连接。肺动脉将不含氧气的血液从右心室运输到肺,肺静脉将含有氧气的血液运输回左心房。

如何防止肺的各叶之间相互摩擦?

胸膜液是由覆盖在肺上面的膜分泌,因为存在胸膜液,所以肺的各叶之间和体腔之间通常不会相互摩擦。

血液通过肺的速度有多快?

每分钟心脏泵入身体的所有血液都会经过肺。

什么是胸膜炎?

胸膜是一层很薄、透明的双层膜,覆盖在肺上和胸壁内侧。覆盖在肺上的那层膜与覆盖在胸壁内侧的那层膜紧紧地贴在一起。在这两层膜之间有少量的液体，当呼吸时两层膜相互运动的时候起到润滑作用。胸膜炎是一种很痛苦的疾病，当两层膜之间存在着异常量的液体时就会引起胸膜炎。由胸膜炎导致的炎症会在呼吸时引起摩擦。

什么是气胸?

气胸是指胸膜腔内出现气体。气胸发生在当空气由肺进入胸膜腔,使得气体位于肺和胸壁之间的时候。气胸会造成肺塌陷,是穿透性胸部损伤或者在潜水、飞行或者伸展时压力改变而引起。

肺可以移植吗?

肺移植是将一叶或两叶健康的肺替代原来患病的肺的一种手术方法。只有当患者肺部疾病严重到一定程度并不能通过其他方式治疗的时候才会采用这种方法。严重的肺部疾病包括肺气肿、囊性纤维化、伯克氏肉样瘤和肺纤维化。肺移植一年的生存率高达 80%，术后 4 年的生存率是 60%左右。

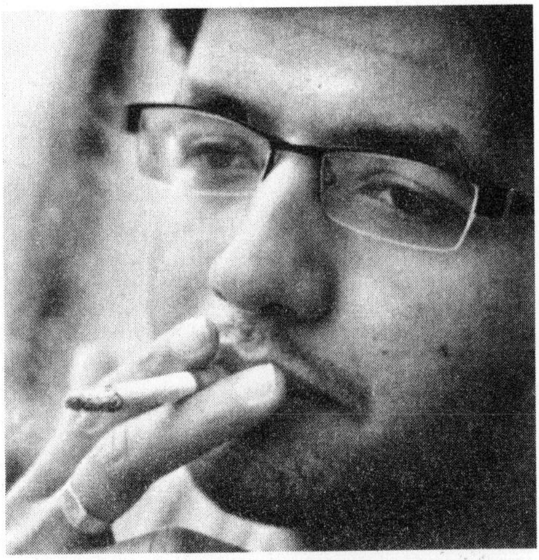
吸烟对肺、咽喉、心脏和整个身体的健康的影响非常大。(iStockphoto.com/Vikram)

什么是慢性阻塞性肺疾病?

慢性阻塞性肺疾病(COPD)是指一组疾病,主要是支气管炎和肺气肿。支气管炎是一种支气管慢性炎症，通常由于吸烟、空气污染或者感染等刺激造成的。炎症反应会导致支气管黏膜细胞水肿,黏液分泌量增多，纤毛使得黏液的运动减缓。肺气肿通常是伴随着支气管炎,累积到肺泡壁的损伤。最终,肺会失去原有的弹性,功能丧失。

什么是肺气肿?

肺气肿是一种进行性疾病,它会损害肺泡,尤其是肺泡壁。所以,很多小的肺泡就会形成更大的腔室,这样肺的表面积就会极大地减少。这会导致通过细胞膜进行交换的气体量减少。

什么是咳嗽?

咳嗽是人体的一种保护性呼吸反射动作。当异物、刺激性气体或呼吸道分泌物等刺激呼吸道黏膜里的感受器时,冲动通过传入神经纤维传到延髓咳嗽中枢,引起咳嗽。

吸烟是如何影响肺的?

吸烟是很多国家里造成癌症死亡原因最多的一种疾病。80%的肺癌病历都与吸烟有关。烟草中的毒素会损伤肺泡,这样就会造成肺泡的渗漏,引起肺气肿。肺癌通常发生于气道的上皮内,沿着气道壁扩散,进入血液和淋巴系统。这些改变通常都不会被察觉到,直到进一步肺癌生长或其他症状出现。仅仅有13%的肺癌患者在初步诊断后能生存5年。

吸烟与人的寿命有什么关系?

每天吸一包烟,寿命就会减少7年。据统计,如果每天吸两包烟,平均寿命大约只有60岁,如果不吸烟,平均寿命可达74岁。

什么是肺纤维化?

肺纤维化发生于肺部发生慢性炎症反应的时候,这会造成正常的弹性肺组织被没有弹性的瘢痕组织取代。接触煤矿灰尘、石棉和硅是造成肺纤维化的主要原因。

铁肺是什么?

铁肺是一种大型机器,大约有7尺(2.13米)长,大约重几百磅。它是用来辅助人呼吸的,当正常的呼吸肌不受控制或者暂时损伤的时候使用。铁肺是于1929

年由菲利普·德林科尔（1894—1972）医生和路易斯·安卡西斯·绍尔(1886—1940)发明的，旨在帮助脊髓灰质炎导致的瘫痪患者。

什么是肺炎?

肺炎是指肺内的一种感染(病毒或细菌)。由于感染引起的炎症反应可以造成液体积聚和呼吸困难。根据疾病控制和预防中心的统计，肺炎已成为第八位导致人死亡的原因。

呼气和吸气

呼吸的两个时相是什么?

呼吸，或者通气，是指空气进出肺的过程。呼吸的两个时相是：1. 吸气；2. 呼气。吸气是指空气进入肺的过程，而呼气是指空气排出肺的过程。

什么是呼吸循环?

呼吸循环是由一次吸气及之后的一次呼气组成的。在一个呼吸循环中，进入或排出肺的空气量被称为潮气量。潮气量大约是500毫升，意味着在吸气时有500毫升的气体进入肺，在呼气时又有相同量的气体排出。

强迫呼吸和安静呼吸有什么区别?

强迫呼吸包括自动吸气和呼气运动。在强迫呼吸的过程中，附属肌会协助吸气。呼气时会涉及肋间内肌的收缩。腹部肌肉在用力呼吸时会起到作用。腹部肌肉挤压腹内容物，使它们向上挤压横膈，进一步减少胸腔的容积。平静呼吸时吸气涉及膈肌的收缩和肋间外肌的收缩，但是呼气是一个被动的过程。

横膈是什么?

横膈是胸腔和腹腔之间的一个肌性的分隔，是参与吸气的主要肌肉。横膈

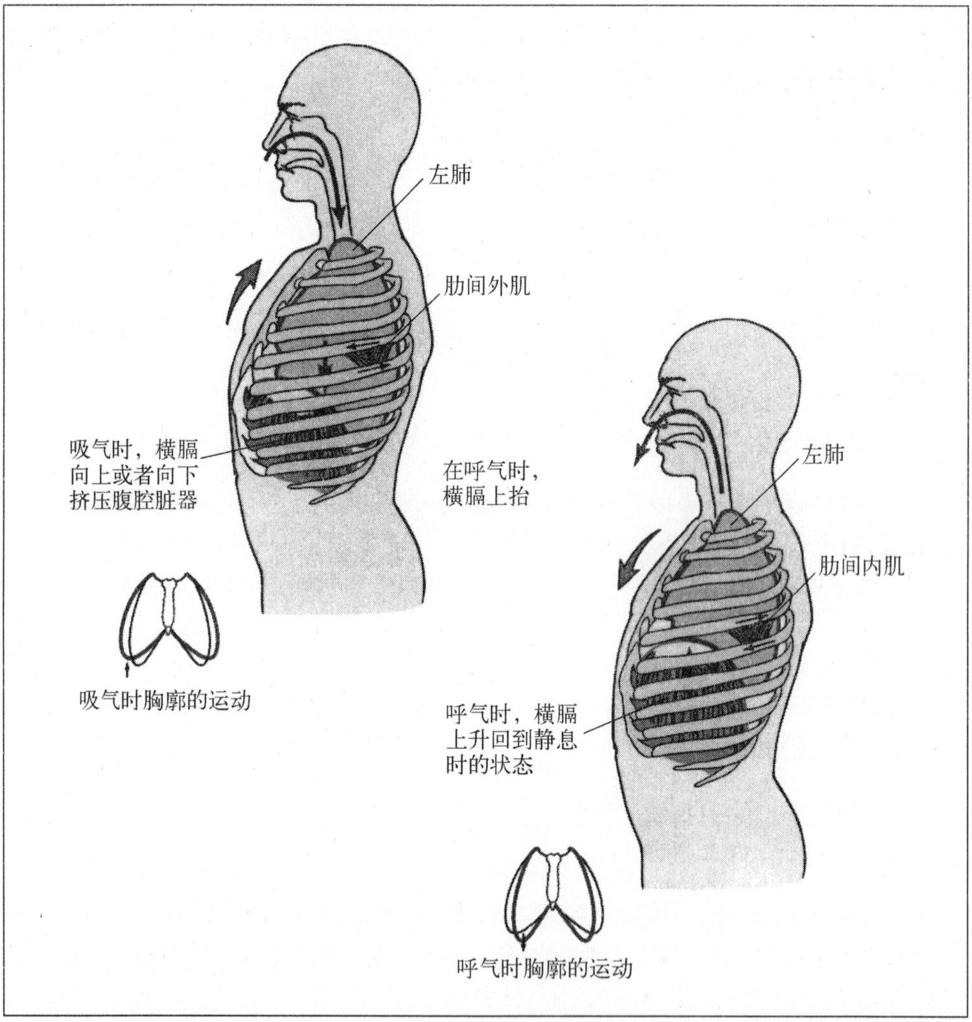

呼气和吸气。（摘自 Wever, J., R.N., Kelley, J., R.N., Ph.D.《护理中的健康评估》第 2 版，Philadelphia: Lippincott, Williams & Wilkins，2003）

收缩可以使胸腔容积增大，使得吸入的气体进入肺。呼气时，横膈回到其原始的部位。

在肺里气体是在哪个部位进行气体交换的?

肺泡是空气和血液之间进行气体交换（氧气和二氧化碳）的主要结构。肺内最小的气体通道就是肺泡。每个肺叶都有独立的支气管和血液供应，肺泡之间又相互联系着。每叶肺内大约有 1.5 亿个肺泡。

什么是体内酒量测试?

体内酒量测试器是通过呼出的气体检测血液中酒精浓度的设备。人们喝的酒都会从口、喉、胃和小肠处吸收。酒精不会被消化,但是会始终存在血液中,之后运输到肺泡进行气体交换。由于酒精具有挥发性,它可以挥发并被呼出。肺泡中的酒精浓度与血液中的酒精浓度有着直接的关系。

人体是如何将氧气吸收进入血液的? 这个过程是在哪里发生的?

进入心脏右侧(右心房)的血液内含有二氧化碳,它是身体产生的废物。血液流向右心室,右心室推动血液经过肺动脉流向肺。在肺部,二氧化碳被排出,氧气进入血液。之后血液经过肺静脉,携带着新鲜的氧气,流向心脏左侧。血液首先进入左心房,通过单向的瓣膜进入左心室,左心室推动含有氧气的血液,通过动脉和毛细血管网将其输送到身体的各个部分(除了肺以外)。左心室收缩的力量是右心室的6倍,所以左心室的壁厚是右心室的2倍。

外呼吸与内呼吸有什么区别?

外呼吸是肺泡和肺毛细血管之间的气体交换。氧气由肺泡弥散进入血液,而二氧化碳由血液进入肺泡。内呼吸是机体组织内的气体交换。

为什么吸进一氧化碳会是致命的?

一氧化碳是无色无味的气体，它具有与氧气争夺血红蛋白分子上的结合位点的独特能力。一氧化碳与红细胞血红蛋白中铁的结合能力和稳定性是氧气的200倍。所以,与一氧化碳结合的血红蛋白不能再运输氧气。持续暴露在一氧化碳的环境中会造成一氧化碳中毒,症状包括恶心、头痛,最终导致昏迷。如果不予以治疗,就会导致死亡。一氧化碳通常由机动车和燃料加热器释放的。

什么是高压氧疗?

高压氧疗是在2—3个大气压下给予患者100%的氧气持续不同长度的时间进行呼吸的治疗方法。这种方法是用来治疗一氧化碳中毒、减压病、严重的创伤,可能导致气性坏疽的感染以及其他情况。正常氧浓度应该是每毫升血液中含有 0.3 毫升氧气，但是在 3 个大气压下吸入 100%的氧气会将血浆浓度提高到每毫升血液含有 6 毫升氧气。

什么是减压病?

减压病是由于高压环境作业后减压不当所引起的全身性疾病。它发生于潜水者在水底很深的地方游泳后突然上升到水平面的时候。当发生减压病的时候，溶解在组织中的氮气会形成气泡离开组织，进入体液。由此产生的气泡会造成关节、骨骼和肌肉的疼痛。

呼吸性酸中毒和呼吸性碱中毒是什么?

呼吸性酸中毒是在呼吸系统不能排出足够量的二氧化碳时引起的，二氧化碳会积聚在循环系统内，引起体液 pH 值的下降。呼吸性碱中毒是由于过度通气造成的，有时是对压力的反应。

什么是过度通气?

过度通气是指异常加深延长的呼吸。

辅助呼吸的肌肉都有哪些?

呼吸是通过肋骨间的肌肉、肋间外肌和膈肌共同完成的。当吸入气体的时候，肋间肌使得肋骨向上、向外运动，膈肌向下运动，这样就可以使气体进入扩张的肺。如果一个人需要深呼吸，那么膈肌和肋间外肌就会更加有力地收缩。其他的肌肉（比如胸小肌和胸锁乳突肌）也可以进一步地将胸廓向上向外拉，使胸腔扩大，减小内部的压力。呼气是一个被动的过程。肋间肌回到静息时的位置，胸廓恢复原有的形状，这样就能将肺内的气体排出。

肺表面活性物质是什么?

肺表面活性物质是一种油性的物质（脂蛋白分子的混合物），是由肺泡细胞产生的。因为所有呼吸系统的组成成分都是由一层水样的薄层包裹的，表面活性物质包裹着这一薄层，可以减少肺泡内的表面张力。这会辅助肺泡开放，利于气体交换。

什么技术被用于更长时间屏住呼吸?

一个人可以深吸气屏住呼吸坚持1分钟,在屏气之前将肺充满氧气。专业游泳运动员利用这种方式屏气,可坚持的时间是平常人的3倍。

什么是呼吸窘迫综合征?

在发育中的胚胎中,肺表面活性物质还分泌得不完全,直到妊娠 7 个月的时候才会有充足的肺表面活性物质分泌出来。随着胎儿的成熟,肺表面活性物质就会增加。在发育不成熟的婴儿中,呼吸窘迫综合征(RDS),或者透明膜病,通常是由于表面活性物质过少造成的。妊娠 7 个月之前出生的婴儿通常会患有此病。

空气到达肺部之前是如何净化的?

空气在到达肺部之前,会有很多种方法对空气进行净化。因为空气是通过鼻子吸入的,鼻孔外部有可见的毛发(鼻毛),可以滤过大的颗粒。另外,鼻腔有黏膜,可以附着小的颗粒或者微生物。之后黏液会流向咽部,在咽部被咽下。所有被包裹的微生物暴露在胃部酸性的环境中就会被杀死。位于呼吸系统内部的上皮细胞表面有纤毛,可以进一步滤过并包裹住碎屑。

大脑的哪个部位控制呼吸频率?

呼吸运动的主要中心位于延髓中的延髓呼吸中枢。它是由两个背部的呼吸部分和两个腹部的呼吸部分构成的。背部的呼吸部分刺激膈肌的收缩,腹部的呼吸部分刺激不同肌肉群的收缩。另外,位于脑桥的呼吸部分,控制呼吸在呼气和吸气之间交换。

呼吸与年龄的关系是怎么样的?

随着人的年龄越来越大,呼吸的速率也会越来越慢,如下表所示。性别也是影响呼吸频率的一个因素。25 岁之后,呼吸速率会减缓。平均一生中,一个人要呼吸 6 亿口气。

年龄(岁)	每分钟呼吸次数	年龄(岁)	每分钟呼吸次数
婴　儿	40—60	25(男性)	14—18
5	24—26	25(女性)	16—20
15	20—22		

正常的呼吸速率是多少?

平均一个人每分钟要呼吸 16 次,每口气要吸入 1 品脱气体。平均在一生中,我们要呼吸超过 7 500 万加仑(2.85 千亿升)的气体。

每分钟气体吸入呼出的量是怎样计算的?

每分钟呼吸容量是指每分钟气体吸入或呼出的量。它是通过利用呼吸速率(平均每分钟 12 次)乘以潮气量(每分钟 500 毫升)。

日常活动时,人体需要多少空气?

当平躺时,一个人每分钟需要 7.6 升气体;坐着的时候需要 15.2 升气体,走路时需要 22.8 升气体;跑步时需要 47.5 升气体。

肺内空气的容量是多少?

平均一个青年人肺内可容纳的气体量(也称为总肺容积)是 5 800 毫升。这是肺活量(VC)(4 600 毫升)和残气量(RV)(1 200 毫升)的总和。肺活量是在深吸气后能够呼出的最大气体量。残气量是指在最大呼出气体后残余在肺内的气体量。

为什么在高海拔地区会感到呼吸很困难?

在高海拔地区会感觉呼吸困难,这是因为大气中氧气量较少。如果肺泡内氧气的浓度降低,血液内氧气的量就会减少。在海拔 9 843 英尺或者更高的地方,人们通常会感到头晕,尤其是如果人们在运动的时候或者在心血管和呼吸系统负担过重的时候就会产生这样的反应。

男性肺容量与女性肺容量有什么区别?

潮气量在男性和女性之间比较一致,大约是 500 毫升,而在肺容量和其他肺功能的指标上,男性和女性就有所不同了。女性的总肺容量是4 200 毫升,男性是6 000 毫升。女性的残气量约1 100 毫升,男性是1 200 毫升。女性的吸气储备量约是 1 900 毫升,男性是 3 300 毫升。女性的呼气储备量约是 700 毫升,男性是 1 000 毫升。

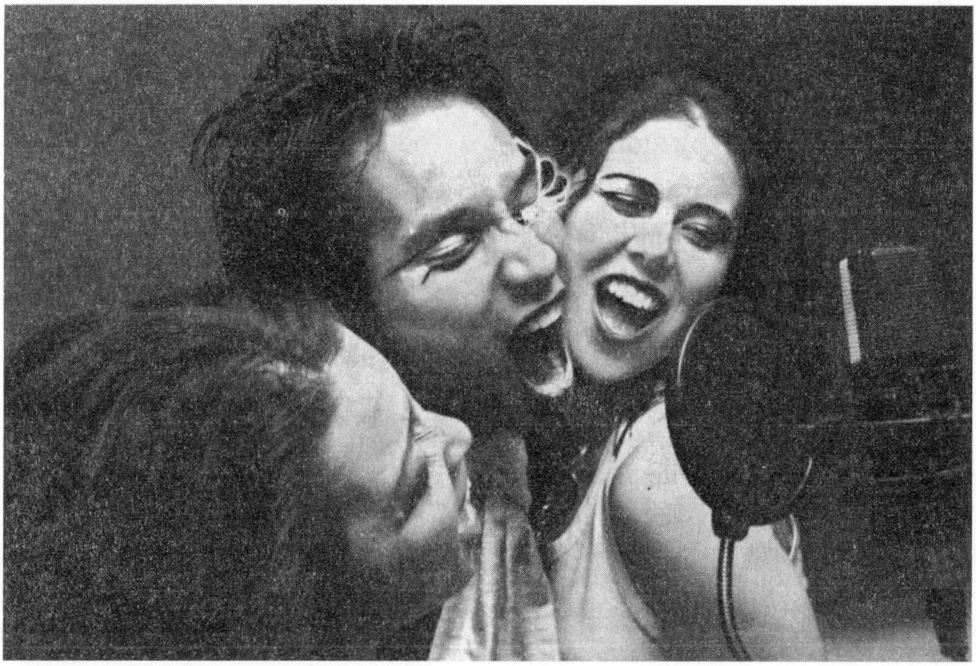

男性的声调比女性的声调低，是因为他们的声带更长。（iStockphoto.com/Robert Kohlhuber）

声音的产生

人们是怎么发声的?

空气通过声带，引起声带由一侧到另一侧的震动，从而产生了声音。震动的频率在低音 50 赫兹和高音 1 700 赫兹之间浮动。

为什么通常男性的声音比女性的声音要低?

声音的音调（听起来高或低）取决于声带的长度、张力和厚度。因为男性声带的长度最长可达 1 英尺（2.54 厘米），所以男性的声音音调低，而女性和儿童声带短，所以音调高。女性的声带平均只有 0.167 英尺（0.42 厘米）长。男性体内的睾酮是一种在青春期刺激男性声带增长的激素。

为什么一个人患感冒的时候声音听起来会与平常不同?

当人感冒时，鼻腔和副鼻窦里会充满黏液，与平常鼻腔里充满空气的时候不一样,所以声音的质量会发生变化。

什么是发音?

喉部的发声被称为发音。它是形成语言的组成部分,同时也需要关节或者其他解剖结构的调节。这些结构包括咽部、口腔、鼻腔和副鼻窦。这种组合决定了一个人声音的特点。

什么决定声音的音调?

声音的音调取决于声带的直径、长度和张力。直径和长度与咽部的大小直接相关。张力受到咽部各种软骨上随意肌收缩的控制。

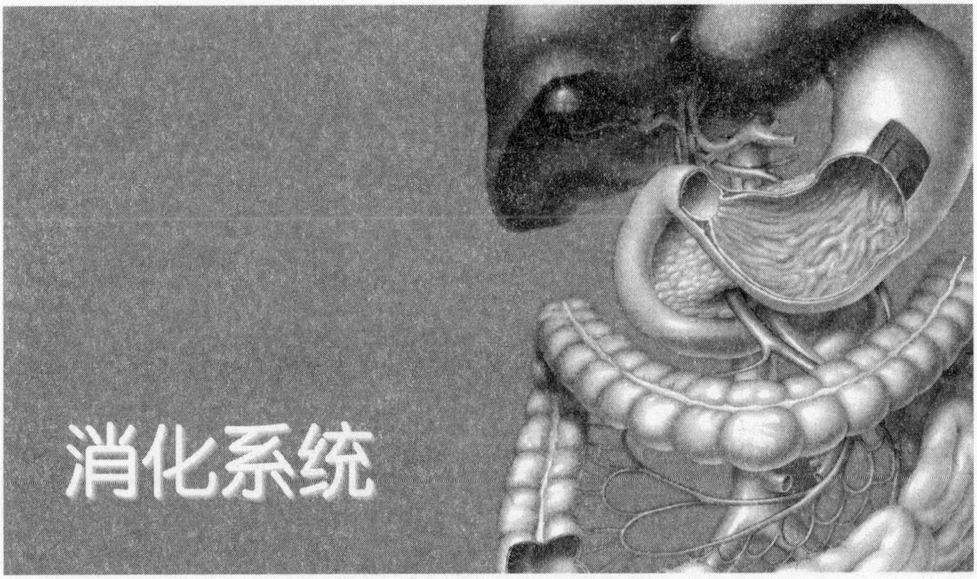

消化系统

简　　介

消化系统的功能是什么?

消化系统的功能在于将食物分解成可以被人体细胞吸收和利用的分子，以供人体生长和生殖。

消化过程可以分为哪几个步骤?

消化过程可以分为 5 个主要步骤：

1. 摄入食物：摄取食物。
2. 蠕动：不随意肌收缩，使得摄入的食物在消化道内运动。
3. 将食物分子转化成可以被机体利用的营养物质。
4. 吸收：营养物质进入血液或淋巴系统，从而被人体细胞利用。
5. 将不能消化、不能吸收的物质排出体外。

消化系统的主要器官有哪些?

消化系统是由上消化道、下消化道和附属器官构成的。上消化道器官包括口腔、食管和胃。下消化道的器官包括小肠和大肠(也被称为结肠)。附属器官包括唾液腺、肝脏、胆囊和胰腺。

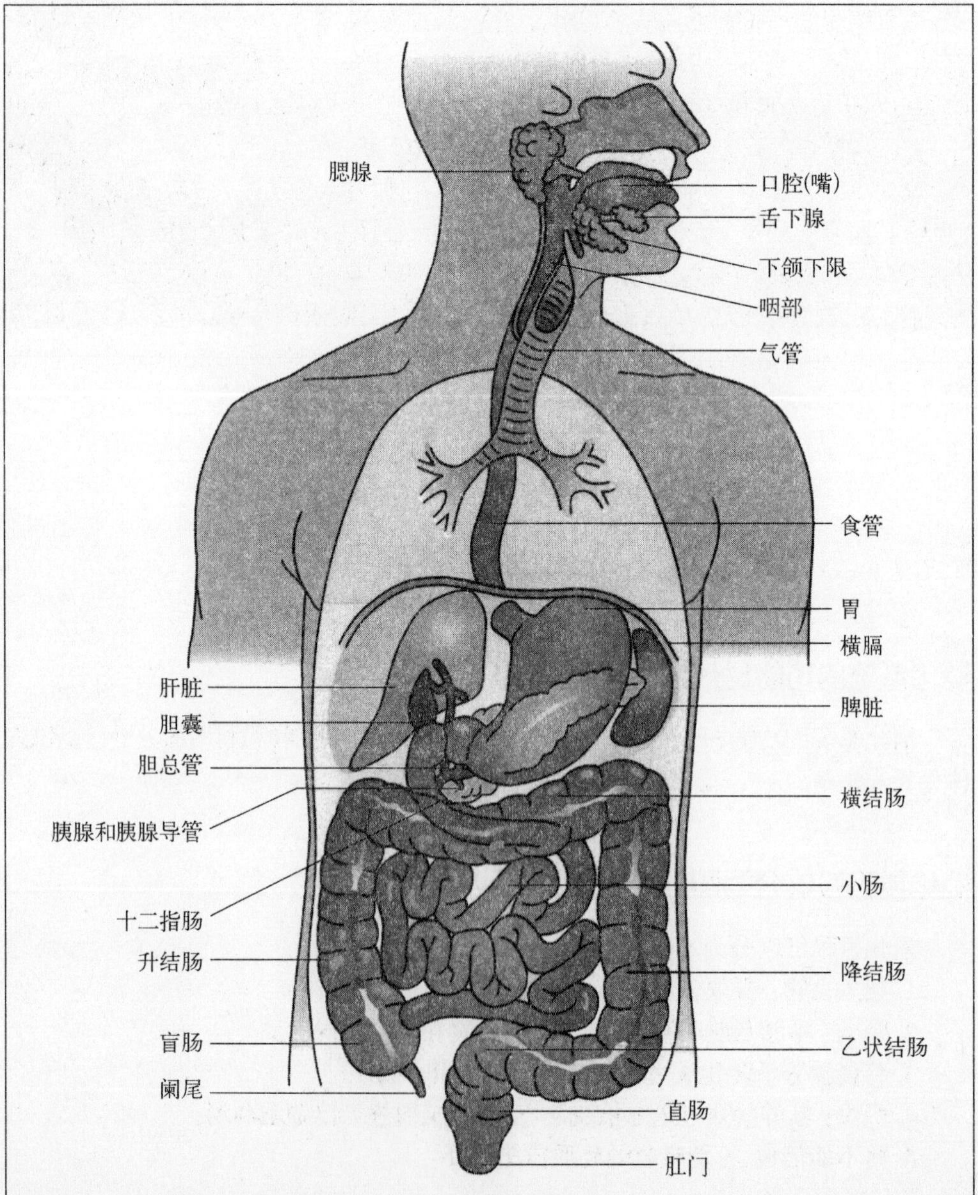

消化系统的解剖图。(iStockphoto.com/Robert Kohlhuber)

消化道的长度是多少?

消化道从嘴到肛门的长度大约是30英尺(9米)。

检查消化道的诊断方法有哪些?

检查消化道的诊断方法有很多种，都是用来检查引起腹痛和消化功能紊乱的原因的。通常使用的通过屏幕进行观察的检查方法是结肠镜、可弯曲的乙状结肠镜、内窥镜、上消化道造影和下消化道造影、内窥镜逆行性胆胰管造影(ERCP)和肝脏活检。

结肠镜能够让医生看到整个的大肠内部。结肠镜可用来检查结肠和直肠内部的早期癌症。

可弯曲性乙状结肠镜可以检查从直肠到乙状结肠或者降结肠（结肠的最后一部分)内部的结构。医生用它来检查降结肠和直肠内的早期肿瘤。

上消化道内镜让医生可以看到食管、胃和十二指肠(小肠的起始部分)内部的结构。可用于检查吞咽困难、恶心、呕吐、返流、出血、消化不良、腹痛或者胸痛的原因。

上消化道造影使用X线检查食管、胃和十二指肠的疾病。溃疡、疤痕组织、异常增生、疝或者在消化系统中堵塞食物通道的区域都可以通过上消化道造影检查出来。

下消化道造影利用X线诊断大肠(包括结肠和直肠)的疾病。异常增生、溃疡、息肉、憩室和结肠癌都可以通过下消化道造影检查出来。

内窥镜逆行性胆胰管造影可使医生诊断并治疗肝脏、胆囊、胆管和胰腺的疾病。

肝脏活检是在当其他肝脏功能检查显示肝脏功能受损的情况下采用的一种检查方法。医生对肝脏组织的一小块标本进行检查,寻找损伤或患病部位。

哪位科学家最早进行了消化方面的研究?

威廉姆·贝如蒙特(1785—1853)是一位军队的外科医生,他进行了最早的消化方面的研究。1822年,阿里克西斯·圣·马丁意外被枪击中腹部,贝如蒙特立即对其进行救治。圣·马丁用了3年的时间才康复。虽然伤口愈合了,但是仍在腹部留了一个通向胃的小开口,并用一块肉覆盖在腹部的开口上,当把肉移开时,可以观察胃的内部。通过这个开口,贝如蒙特提取了胃液,对不同消化阶段的胃内容物进行分析,观察胃液分泌的变化以及胃肌肉的运动。贝如蒙特的实验结果和发现奠定了现代消化领域的基础。

上消化道

上消化道的主要功能是什么?

上消化道是摄入食物的部位。大多数机械性消化的过程发生于上消化道。

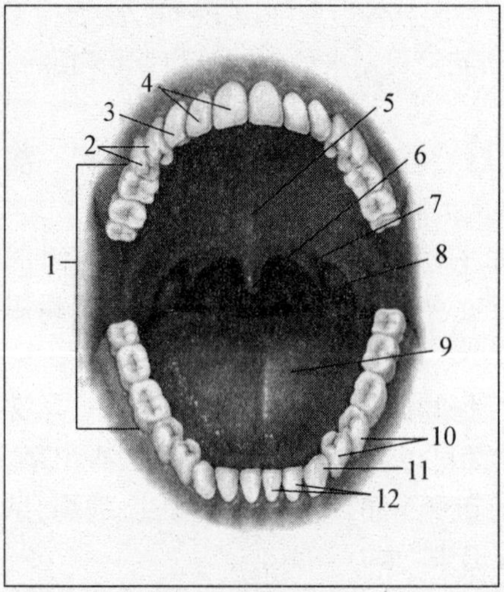

口腔的几个部分包括：1=臼齿；2=前臼齿；3=犬齿；4=切牙；5=软腭；6=悬雍垂；7=腭舌弓；8=腭扁桃体；9=舌背以及下颌上的牙齿；10=前臼齿；11=犬齿；12=切牙。(《解剖学图谱》)

形成口腔的结构有哪些?

口腔是由口、唇和颊构成的。牙齿、舌、腭和唾液腺是与口腔相关的附属物。

口中有多少种不同类型的牙齿?

牙齿有 3 种类型：切牙、犬牙和磨牙。所有的牙齿的基本结构都相同，是由牙根、牙冠和牙颈组成的。牙根位于上下颌的牙龈中。牙冠是突出于牙龈的部分。牙颈，由牙龈包绕着，连接着牙根和牙冠。

不同类型的牙齿分别起不同的作用。切牙是一种刀锋样的牙齿，位于口腔最前方，用于切碎食物。切牙对于咬碎食物十分重要。切牙旁边的牙齿是犬牙，有着尖锐的牙冠，适合于撕碎食物。前磨牙(也被称为二尖牙)和磨牙的牙冠都很平坦，上面有突出的嵴，用于磨碎食物。

乳牙的功能是什么?

乳牙与恒牙有着很多相同的功能，用于咬碎食物以及语言的形成，还使口腔为恒牙准备出足够的空间，让恒牙整齐地排列成一排。每个人都有 20 颗乳牙，之后会长出 32 颗恒牙。

舌头是由什么构成的?

舌头大部分是由横纹肌构成的。舌头分为两个主要的部分：口腔部或前部，咽部或后部。口腔部上面覆盖着很多小的突起，称为乳突。这些乳突使舌头表面的结构很粗糙。舌头上还有很多能分辨味道的味蕾。舌头辅助机械消化作用，同时对于感觉传入和语言形成也很重要。

一个人咬东西时会使出多大的力气？

当所有的咬肌都收缩使牙齿闭合的时候，可以在尖牙处产生55磅（25千克）力气，或者在磨牙处产生200磅（90.7千克）力量。曾经有报道称会在磨牙处产生268磅（122千克）力气。

牙齿和舌头是如何进行咀嚼运动的？

机械消化的第一步是咀嚼。起初，牙齿将大的食物撕碎成小的碎片，之后舌头将食物压缩成很小的一团，被称为食团。唾液腺辅助将食物润滑，使食物湿润有利吞咽。

唾液的成分是什么？

唾液中约99.5%的成分是水，其余的0.5%中包含着离子。比如钾离子、氯离子、钠离子和磷，作为缓冲剂，并且可以激活酶的活性。唾液中有一种很重要的酶——唾液淀粉酶，可以将复杂的碳水化合物，比如淀粉，分解成很小的分子，这样就可以被消化道吸收。

一个人每天平均能分泌多少唾液？

唾液是黏液、水分、无机盐和酶的混合物，其中酶可以将碳水化合物分解。一个清醒的人分泌唾液的速率大约是0.5毫升/分钟，或者平均在清醒时的16个小时里分泌480毫升唾液。各种运动比如锻炼、吃饭、喝水和说话都可以增加唾液的分泌。

当一个人吞咽固体或液体食物时，哪种结构可以阻止食物进入气管？

一旦食物进行了咀嚼，随意肌会将其运送到喉部。在咽喉处，自动的不随意性反射被启动。会厌会覆盖住通向气管的喉部（声门处）。食管最上方的括约肌舒张，使得食物可以进入消化道。

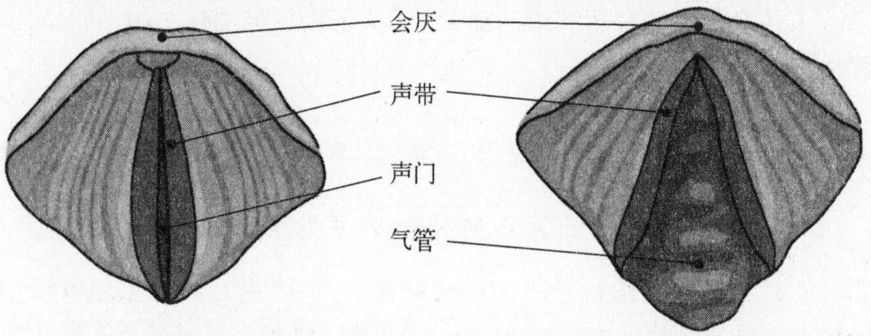

喉部开口附近的结构。(摘自 Cohen, B.J., Wood, D.L.《米勒氏人体的健康与疾病》第 9 版, Philadelphia: Lippincott, Williams & Wilkins, 2000)

吞咽的动作是什么?

吞咽涉及随意运动和不随意运动。在随意运动阶段，食团被舌头推到口腔的后部,食团在咽部产生的压力可以刺激大脑内的吞咽中枢。之后食团进入食管。这个过程可以分为 4 个步骤:

1. 舌头顶住口腔上部(硬腭),以防止食物再次进入口腔。
2. 悬雍垂(口腔后部的皮肤皱褶)向上运动,封锁鼻腔。
3. 声带将气管或者声门的开口封锁。
4. 随着食团进入食管,会厌(一片软骨组织)覆盖住声门,保证食物不会进入呼吸系统。

什么是蠕动?

蠕动是将食物推进消化道的运动。平滑肌有规律的收缩形成了蠕动。

食管在消化过程中的作用是什么?

食管是一种肌性的管道,大约有 10 英寸(25 厘米)长,直径有 0.75 英寸(2 厘米),可以使固体食物和液体由咽部进入胃。食管内附有上皮细胞,可以分泌黏液,润滑食管,使食物通过食管时可以更加平滑。蠕动可以推动食物通过食管。

食物在食管内会停留多长时间?

食物在食管内平均停留 5—9 秒钟。

什么结构保证了食物只能单向通过食管?

食管终末端的括约肌可以保证食物的单向运动。位于食管起始端的括约肌是喉食管括约肌。胃食管括约肌也称为贲门括约肌,位于食管的末端。括约肌很重要,因为它能够组织酸从胃中返流进入食管,刺激食管内的上皮细胞。

一个人每天平均会有多少次吞咽动作?

大多数人平均每天都会吞咽大约2 400次。

当食管下方的括约肌不能正常闭合时会出现什么情况?

胃食管返流(GERD)发生在当食管下方括约肌不能正常闭合的时候,胃内的成分返流进入食管。当返流的胃酸接触食管内上皮的时候,就会引起胸部或喉部的烧灼感,称为"烧心"。液体甚至可以返流回口中,这就叫做酸性消化不良。

胃食管返流如何治疗呢?

生活方式改变可以辅助减少胃食管返流。生活方式改变包括戒烟、减肥,睡前2—3 小时内不吃东西,少食多餐以及不吃某些可以加重烧心的食物,包括油腻、辛辣食物,咖啡、酒精、巧克力和西红柿制品。如果单独的生活方式改变不能够减轻胃食管返流的症状,药物治疗(包括抗酸药、胃酸抑制剂)或者质子泵抑制剂,都是有效的。

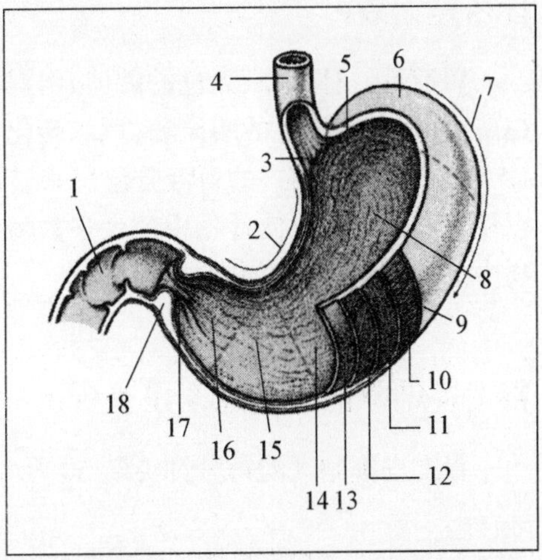

胃的各个分区:1=十二指肠;2=胃小弯;3=食管括约肌下端;4=食管;5=贲门;6=胃底;7=胃大弯;8=胃体;9=胃浆膜;10=肌层;纵行肌;11=肌层;环形肌;12=肌层;斜行肌;13=黏膜;14=黏膜皱襞;15=幽门窦;16=幽门;17=幽门管;18=幽门括约肌。(摘自《Stedman 医学辞典》第 27 版,Baltimore:Lippincott, Williams & Wilkins,2000)

胃的功能是什么?

胃在食物的消化过程中有很多重要的功能。胃可以储存消化的食物,它是机械消化和酶作用的部位,还可以产生分泌内因子。内因子是一种由胃细胞分泌的可以辅

助小肠内维生素 B_{12} 吸收的化合物。

胃的4个区域是什么?

胃,位于横膈穹隆的正下方,是一个被胸廓保护着的J形器官,最大长度有10英寸(25厘米),最大宽度达6英寸(15厘米)。胃分为4个区域:1. 贲门;2. 胃底;3. 胃体;4. 幽门。每个区域在解剖结构上都有轻微的区别。贲门位于胃与食管相交处的附近。胃底是一个胃内小的圆形的区域,位于胃食管括约肌的上方。胃体是胃的主要部分,位于胃底和胃J形部分之间。大多数食物的储存和混合都在胃体完成。幽门是J形的低端曲线,位于胃和小肠之间。

当胃排空和胃充满时,胃的容积有什么变化?

胃的内层黏膜含有分支的皱褶,称为皱襞(来源于拉丁文,意思是"折叠")。当胃内填充食物时,皱襞变平坦,直到胃充满时消失。胃排空时容积大约只有0.05夸脱(50毫升)。胃被消化的食物充满时可以扩张到1—1.5夸脱(1—1.5升左右)。

什么是胃液?

胃液是一种清亮、无色的液体,由胃底的特化细胞分泌。胃液内含有氢氯酸,胃蛋白酶原(一种无活性的酶原酶,可以转化为胃蛋白酶)、黏液和内因子。每天都有大约1.5夸脱(1.5升左右)的胃液分泌出来。胃液的主要功能是消化蛋白质。胃液的酸性可以使蛋白质变性,使食物中的大多数酶都失活。胃液的酸性可以制造对很多摄入食物中的有害微生物不利的生存环境。

胃上皮细胞的更新速率是多少?

胃上皮细胞大约每分钟更新50万个。平均每3天就会全部更新一次。

造成胃溃疡的原因是什么?

理论上讲,医生认为遗传、焦虑或者辛辣食物都可以造成胃溃疡。科学家们现在认为胃溃疡是由于一种叫幽门螺杆菌的细菌引起的,上述原因可以加重胃溃疡的疼痛。研究者博瑞·J.马绍尔(1951—　)观察发现很多溃疡患者的消化系统内都含有这种细菌。1984年,马绍尔设计了一个实验证实了幽门螺杆菌和胃溃疡之间的联系。他食入了大量的细菌。10天之后,他发现了自己患了溃疡。2005年,马绍尔与J.罗宾·华伦(1937—)共同分享了诺贝尔生理学或医学奖——为了奖励他们在幽门螺杆菌方面的研究以及幽门螺杆菌在胃炎和溃疡性疾病中的作用的研究。

胃黏膜上皮细胞为什么不会受到胃液的腐蚀?

胃是由一种保护性的碱性黏膜包被着的,所以胃的黏膜上皮细胞不会受到胃液的腐蚀。另外,因为胃蛋白酶是以无活性的胃蛋白酶原的形式分泌的,所以它不能将分泌细胞消化。

什么是食糜?

食糜是初步消化的食物在胃内形成的羹样的混合物。食糜具有弱酸性。

食物在胃内停留多长时间?

食物在胃内会停留1—3个小时,被部分消化后形成食糜。

食物是怎样离开胃进入小肠的?

幽门括约肌位于胃和十二指肠之间,或者胃和小肠之间,永远都不会完全闭合。水和其他液体可以持续从胃流入十二指肠。在每次蠕动收缩时,少量的食糜会通过幽门括约肌进入十二指肠,其余的食糜返流进入胃的幽门区,进一步混合后再重复以上过程。

营养物质的吸收是在胃内进行的吗?

营养物质的吸收不是在胃内进行的。大多数碳水化合物、脂类和蛋白质在离开胃的时候都只是被部分分解,不能被吸收。另外,胃内的上皮细胞被碱性细胞覆盖着,所以酸性食糜不能直接与胃上皮细胞接触。胃对于水是相对可以渗透的。营养物质的吸收发生在食糜离开胃之后。

药物是通过胃吸收的吗?

有些药物,比如阿司匹林和酒精,可以通过胃的上皮细胞吸收。它们可以穿透胃的黏膜层进入循环系统。因此,胃内的酒精会在营养物质进入血液之前被吸收。

为什么人们会打嗝?

打嗝,学术上被称为呃逆(来源于拉丁文 ructare,意思是“嗳气”),是一种正常的生理现象,是由于胃内气体过多造成的。人在吃饭时,约 0.5 夸脱的气体被吞进胃内。大多数气体都通过打嗝释放。

下 消 化 道

下消化道的主要功能是什么?

下消化道由小肠和大肠构成,是吸收营养物质的主要部位。

人的小肠有多长?

小肠大约有 22 英尺(约 7 米)长。大肠大约有 5 英尺(1.5 米)长。

小肠分为几个部分?

小肠分为 3 个部分: 1. 十二指肠;2. 空肠;3. 回肠。十二指肠大约有 10 英寸长(25 厘米), 起始于胃和小肠的连接处, 幽门括约肌的部位。空肠大约有 8 英尺(2.5 米)长。小肠中最长的部分是最后一部分回肠,回肠有 12 英尺(3.6 米)长。

小肠的每个部分都有着相同的功能吗?

食糜最后的消化过程是在十二指肠内完成的。在十二指肠,食糜与从肝脏和胰腺分泌的消化液混合在一起。营养物质在空肠和回肠内被吸收的,然后又被血液和淋巴系统吸收。

食糜通过小肠需要多长时间?

食糜通过小肠大约平均需要 1—6 个小时。

食糜是如何通过小肠的?

食糜是通过小肠的两种收缩形式在小肠内运动的, 这两种方式是蠕动和阶段性运动。蠕动是有规律性的收缩，使得食糜在消化道内运动。阶段性运动是指小肠一部分的阶段性收缩。这些收缩将食糜与小肠、胆囊和胰腺的分泌液混合。营养物质与小肠内的微绒毛接触。食糜被缓慢地推至回盲瓣处。与有方向性的蠕动收缩不同，阶段性收缩没有方向性。因此，为了保证食糜向下运动，十二指肠收缩的频率要比空肠或回肠收缩的频率快得多。

消 化 系 统

为什么小肠比大肠长？

名词"小肠"和"大肠"只是指肠子的直径，而不是指长度。小肠的直径只有大约1英寸(2.5厘米)，而大肠的直径是2.5—3英寸(6.5—7.5厘米)。

小肠绒毛的功能是什么？

小肠的黏膜层有很多指状的凸起，称为小肠绒毛。绒毛来源于拉丁文，意思是"蓬乱的毛发"。更小一些的微绒毛大大增加了小肠的表面积，使小肠吸收营养物质的能力更强。如果小肠是没有绒毛的平滑的管道，它的吸收面积只有 3.6 平方英尺(3 344 平方厘米)。绒毛的存在大大增加了小肠绒毛的吸收面积，增大了 600—2 200 平方英尺(2.438 00 平方厘米)。

小肠在营养物质消化吸收过程中起到什么作用？

小肠是体内大多数营养物质消化吸收的部位。第一步是将大的复杂的营养物质结构(包括碳水化合物、脂类、蛋白质和核酸)分解成更小的单位。大部分营养物质的吸收是在小肠内进行的。

患有脂泻病的患者需要采用哪种饮食？

脂泻病是一种自身免疫性消化疾病，可以损伤小肠，影响营养物质的吸收。患有脂泻病的患者食用含有谷蛋白的食物会使小肠的绒毛受损。一旦小肠绒毛受损，就不能将吸收的营养物质运入血液，这就会导致营养不良。唯一的治疗方法就是患有脂泻病患者食用不含谷蛋白的食物。

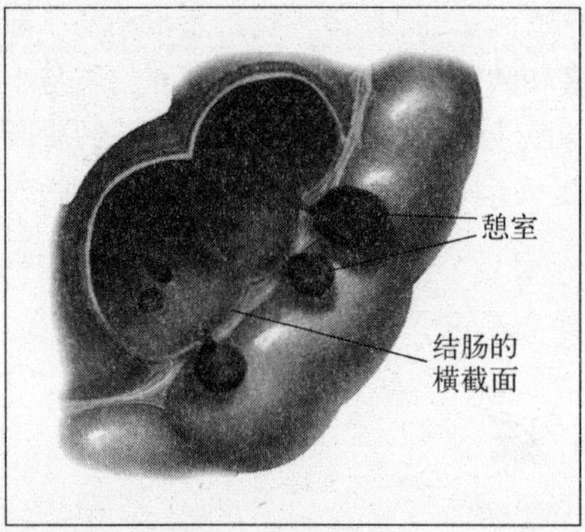

憩室是在结肠内形成的无痛性凹陷。(《解剖学图谱》)

分隔小肠和大肠的分界线是什么?

回盲瓣是小肠和大肠之间的分界线。大肠三面包裹着小肠。

大肠可以分为哪几个不同的区域?

大肠包括 3 个不同的区域：1. 盲肠；2. 结肠;3. 直肠。盲肠是大肠的第一个部分，位于回盲瓣的下方。阑尾附着于盲肠上,因为结肠(升结肠、横结肠、降结肠和乙状结肠)是大肠中最大的部分,所以"结肠"这个词通常指的是整个大肠。直肠(直肠、肛管和肛门)是大肠最末端的部分,也是消化道的末端。

大肠的功能是什么?

大肠主要储存未消化的物质,直到这些食物排出体外。尽管在食糜进入大肠的时候消化过程已经彻底结束了,并且大多数吸收过程发生在小肠内,但是水分和电解质仍然可以通过大肠吸收。

肠憩室病与憩室炎有什么不同?

憩室是一种在结肠壁上膨出的囊样的结构,突出于结肠壁。憩室大多发生在 40 岁以上的低纤维饮食的人。患有肠憩室病的患者会有膨出，但患者不会有任何症状或者不适。而患有憩室炎的患者,憩室会发炎,通常当未消化的食物和细菌进入憩室时会感染。患者会感到疼痛,或者便秘或者大便次数增加,恶心、呕吐以及低烧。严重时,需要通过手术切除感染的结肠区域。改成高纤维饮食后通常可以缓解症状。

每天都会有多少水分进入大肠?

约 95%进入消化道的水分被小肠吸收了。每日只有 0.5 夸脱(0.47 升)的水分进入大肠。大肠内水分的吸收可以防止脱水。未吸收的水分通过粪便排出。

在消化过程中未吸收的部分在大肠内停留多长时间?

在消化过程中未吸收的部分在大肠内停留 12—36 个小时。

排气是排出了什么成分的气体?

排气是排出了氮气、二氧化碳和氢气。少量的氧气、甲烷和硫化氢也是其中的组成部分。

大肠中细菌的作用是什么?

很多细菌,比如大肠杆菌和梭状芽孢杆菌,通常位于结肠内。有些细菌可以将未消化的食物纤维转化成葡萄糖。细菌也可以合成某些维生素,尤其是维生素K和维生素B_{12}。大量有益细菌的存在可以抑制病原性细菌的生长。另外,细菌可以将某些不易消化的碳水化合物发酵(包括纤维素),产生肠内气体,即肠道产气(来源于拉丁文,意思是"吹风")。

每日可以产生多少肠道内气体?

大多数人每日可以产生将近1品脱(473毫升)的肠道内气体。每日排气10—20次是正常的。含有丰富的碳水化合物的食物(比如大豆)会产生很多的气体,因为有大量的未消化的碳水化合物进入大肠。不同气体的混合物会造成排气时产生特殊的气味。

粪便的颜色是如何形成的?

粪便是最终依然没有消化的食物。每日大约会产生5.3盎司(150克)粪便。粪便通常含有3.5盎司(100克)的水分,1.7盎司(50克)的固体物质。固体物质是由脂肪、氮、胆汁色素、未消化的食物比如纤维素和其他来源于小肠壁血液中的废物。

粪便正常的颜色是棕色的,是由于里面含有胆红素。血液和食物内含有大量的铁,这会加深粪便的颜色。食物中过多的脂肪也会使粪便的颜色变浅。

排便的过程是怎样的?

排便是消化过程中的最后阶段,它是将所有未消化的食物排出体外。排便包括随意性动作和非随意性动作。当粪便充满了直肠后,会刺激排便反射。大多数人体内排便的需求是受到控制的,而一些小孩子和其他患有脊髓损伤的患者是不受控制的。

什么是便秘?

便秘是指少量硬性的干燥的大便在肠道内的运动。便秘是因为结肠吸收过多的水分造成的。另外，当粪便中的物质缓慢的通过结肠时，更多的水分会被吸收，造成大便干燥变硬。高纤维的饮食可以防止便秘的产生。

粪便中的气味是如何形成的？

粪便的气味是由硫化氢和甲基吲哚造成的。这两种物质是由未消化的食物残基、未吸收的氨基酸、死亡的细菌和细胞碎片的分解产生的。高蛋白饮食会产生大量的硫化氢和甲基吲哚，使粪便的气味加重。

腹泻的常见原因是什么？

腹泻是指频繁的松散的水样的肠运动，通常是由于感染或者其他肠内紊乱引起的。腹泻通常伴有细菌和病毒感染。常见细菌，比如弯曲杆菌、沙门氏菌、志贺菌和大肠杆菌，存在于污染的食物和/或水中，会引起腹泻。很多病毒也会引起腹泻，包括轮状病毒、诺沃克病毒、巨细胞病毒、单纯疱疹病毒和肝炎病毒。除了细菌和病毒感染，寄生虫，包括兰伯氏贾第虫、痢疾内变形虫和隐孢子虫等，都会通过食物和水进入到人体，引起腹泻。很多紊乱（包括肠易激综合征、炎症性肠病、脂泻病）和药物的副作用都可以引起腹泻。大多数腹泻一般都可以不通过药物治疗自己康复。通过液体和电解质的置换可以防止脱水，这是非常重要的。通常推荐在腹泻期间不食用奶制品、动物脂肪、甜食以及富含纤维的食物。

炎症性肠病包括哪两种疾病？

炎症性肠病（IBD）是对引起肠道内炎症的疾病的总称。克罗恩病和溃疡性结肠炎属于炎症性肠病的范围内。克罗恩病可以影响消化道的任何阶段，但是通常影响回肠。溃疡性结肠炎只发生于结肠（大肠）内上皮细胞和直肠内。腹痛和腹泻是溃疡性结肠炎和克罗恩病的共同特征。这两种疾病都是慢性的进行性的疾病。

如何区分肠易激综合征和炎症性肠病？

肠易激综合征不是疾病，而是一种紊乱，它会影响结肠的功能。消化道内没有炎症。肠易激综合征的症状包括痉挛性腹痛、腹胀、便秘和腹泻。

大肠对于生命重要吗？

因为大肠的功能主要是作为粪便物质的储存部位以及将粪便排出体

外，所以它对于生命并非至关重要。患有结肠癌或者其他疾病的患者通常会接受结肠切除的手术。回肠末端会接到腹壁。食物残渣可以直接从回肠排入附着在腹壁外侧的一个囊中。另一种方法是将回肠直接接在肛管上。

为什么结直肠癌的筛查如此重要?

结直肠癌是消化系统的常见肿瘤，筛查对于在出现症状之前诊断疾病十分重要。早期检查出来的结直肠癌的患者 5 年生存率超过 90%。另外，良性的结肠息肉通过筛查及早发现并切除可以避免癌症的发生。美国癌症协会建议的，对于 50 岁以上有患结直肠癌高危险性的男性和女性进行筛查包括：

1. 每年进行大便隐血实验(FOBT)或者粪便免疫组化试验(FIT)；或者
2. 每 5 年进行乙状结肠镜检查；或者
3. 每年进行 FOBT 或者 FIT，外加每 5 年进行乙状结肠镜检查；或者
4. 每 5 年进行钡剂灌肠双重造影；或者
5. 每 10 年进行结肠镜检查。

在前三项中，每年进行 FOBT 或者 FIT 结合检察，外加每 5 年进行乙状结肠镜检查是最好的筛查方法。

附 属 器 官

消化系统内的附属器官有哪些?

胰腺、肝脏和胆囊是消化系统内的附属器官。这些器官都不是从口到肛门末端的管道器官，但是它们可以合成对消化系统功能非常重要的化学物质、酶和润滑剂。

胰腺的哪种细胞可以分泌酶?

胰腺可以算作内分泌系统中的一个内分泌腺体，是由内分泌细胞和外分泌细胞构成的。腺泡细胞也被称为腺泡，来源于拉丁文，意思是“葡萄”，因为它们的结构就像是一串串的葡萄，其功能是分泌消化酶。

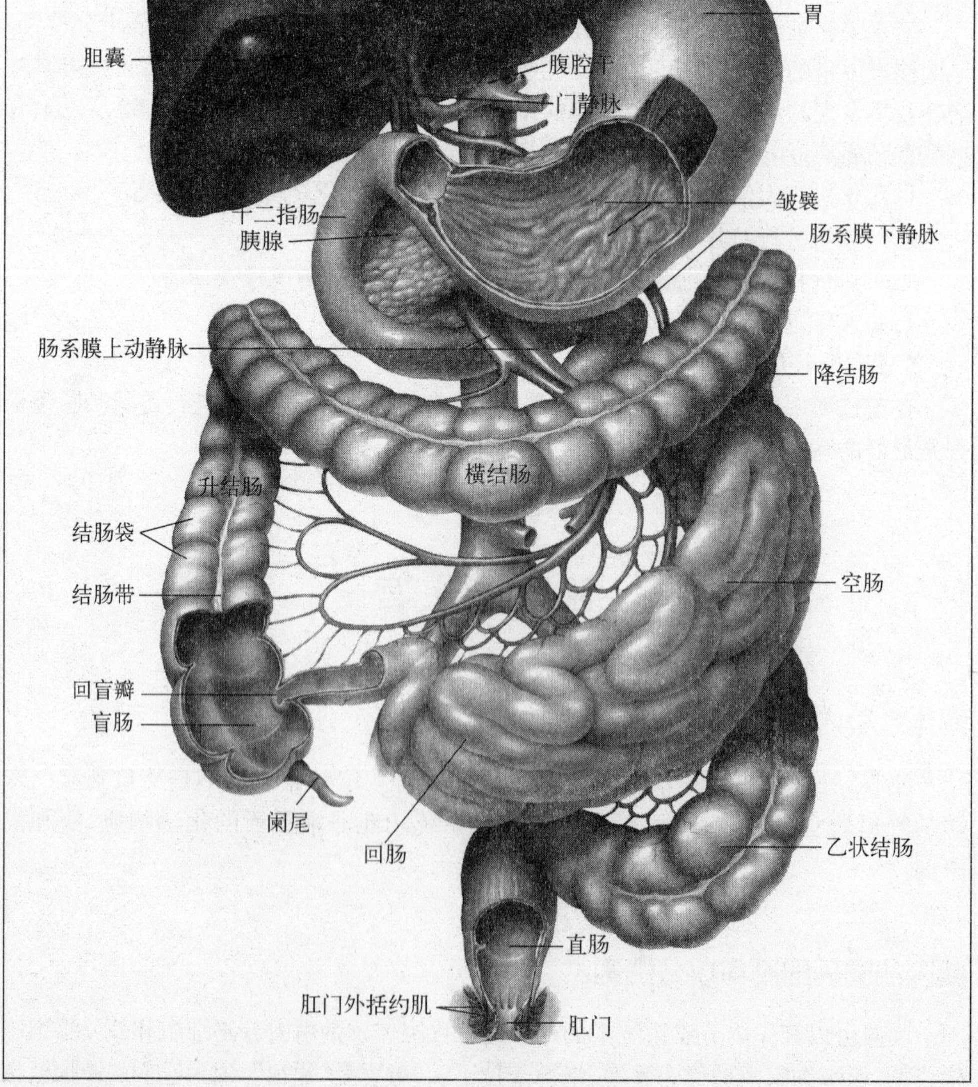

消化系统不仅仅包括胃和肠,还包括附属器官比如肝脏和胆囊。(《解剖学图谱》)

肝脏的特有结构是什么？

肝脏是人体内唯一可以再生的器官。肝脏可以切除75%之后，在数周内长成与原来同样的形状和大小。

胰腺酶是如何到达小肠的？

胰腺酶通过肝胰导管进入小肠。这个导管是由胆管和胰腺导管相互连接形成的。胰腺分泌物呈强碱性，中和酸性的食糜。

胰腺每天可以分泌多少消化液？

胰腺细胞每天可以分泌约 1.6 夸脱（1.5 升）的消化液。

胰腺消化液有哪些重要的作用？

胰腺的消化液是由很多酶组成的碱性溶液（pH=8）。这些酶可以将很多种类的食物分解。

人的肝脏有多大？

肝脏是人体内第二大的器官（皮肤是最大的器官）。成人的肝脏重 3 磅（1.4 千克），占整个人体重量的 2.5%。在儿童中，肝脏占人体总重量的 4%。婴儿特征性的膨胀的肚子就是因为肝脏很大的体积造成的。

肝脏的消化功能是什么？

肝脏的主要功能是作为消化器官产生和分泌胆汁。肝脏的其他功能包括分离和过滤食物中的废物，储存糖原，产生很多化学物质，比如胆固醇和白蛋白。

胆汁是什么？

胆汁是一种碱性的液体，大部分成分是水、胆盐、胆色素（胆红素）、脂肪和固醇。胆汁对于脂肪的消化至关重要，因为它可以分解脂肪形成脂肪酸，之后被消化道吸收。

为什么胆汁的颜色是黄绿色的？

胆汁由于其中含有胆红素所以是黄绿色的。胆红素是来自红细胞破碎后的废物。

酒精如何影响肝脏？

过多饮用酒精会损伤肝脏，由于肝脏是酒精新陈代谢的主要器官，所以肝脏特别容易受到酒精的损伤。酒精性肝硬化包括3个条件：1. 脂肪肝；2. 酒精性肝炎（肝脏的炎症）；3. 肝硬化。唯一有效的治疗方法就是戒酒。

引起肝硬化的原因是什么？

引起肝硬化的最主要原因是酒精和丙型肝炎、乙型肝炎。在肝硬化患者中，疤痕组织会替代正常的健康组织，阻碍血液流过器官，阻碍肝脏正常的工作。尽管患有肝硬化的肝脏不可以逆转，但是治疗可以阻止或者推迟肝脏的进一步损害并且减少并发症。

肝炎是什么病？

肝炎是肝脏的炎症，通常是由于病毒感染引起。肝炎可以是急性的也可以是慢性的。急性肝炎是短期的，而慢性肝炎中肝脏的炎症可以持续至少 6 个月。急性肝炎的症状通常会突然发作，包括食欲减退、恶心、呕吐、腹痛、低热、疲劳和黄疸。黄疸（来源于老式法语 jaune，意思是"黄色"）可以使皮肤和白眼球变黄。很多患有慢性肝炎的患者都会有轻微的症状。不同类型病毒引起的肝炎要用不同的药物治疗。

引起非病毒性肝炎的主要原因是什么？

非病毒性肝炎包括两种主要类型，酒精性肝炎和毒素/药物介导的肝炎。酒精性肝炎是由于过度饮酒引起的，通常会导致肝硬化。吸入或者食入某些毒素，比如四氯化碳、氯乙烯和有毒的蘑菇通常是引起肝炎的主要原因。某些药物包括大剂量的止痛片如扑热息痛也会引起肝炎。

哪种肝炎是引起肝癌的危险因素？

根据国际癌症协会的数据，肝癌最重要的危险因素是乙肝病毒或者丙肝病毒引起的慢性感染。

已经确定的病毒性肝炎分为哪几种不同的类型?

一共有 5 种病毒性肝炎：甲型肝炎、乙型肝炎、丙型肝炎、丁型肝炎和戊型肝炎。

5种肝炎的比较

肝炎类型	传播途径	治疗方法	防御措施
甲型肝炎	由于卫生条件差造成的感染者的粪便污染食物或者水	通常不需要药物治疗,可以在几周内康复	良好的卫生条件；甲肝疫苗注射;避免接触传播地区被污染的水(甚至是自来水)
乙型肝炎	接触感染的血液;与感染者发生性关系(同性或者异性均可)；分娩时由母亲传给婴儿	急性乙型肝炎通常不需要药物治疗即可康复;慢性乙型肝炎需要药物治疗	注射乙肝疫苗;避免进行高危活动,比如共用针头和结交多个性伴侣
丙型肝炎	接触被污染的血液(比如共用针头)；极少通过性接触和母婴传播	急性丙型肝炎在数月内可以自己康复;慢性丙型肝炎需要使用药物治疗	避免进行高危活动,比如共用针头;避免与感染者共用个人用具,比如剃须刀和牙刷;目前没有疫苗
丁型肝炎	接触被污染的血液;仅仅发生于已经感染了乙型肝炎的患者中	慢性丁型肝炎可以通过α-干扰素进行治疗	避免接触感染的血液,污染的针头和感染者的个人物品(牙刷、剃须刀、指甲刀);乙肝免疫
戊型肝炎	接触被患者粪便污染的食物或者水	通常在数周或者数月内可以康复	减少与病毒的接触,在世界范围内旅游时避免食用自来水,建立良好的个人卫生习惯;目前没有疫苗

胆囊的主要功能是什么?

胆囊(来源于拉丁文 galbinus,意思是“绿黄色”)是一种梨状的小囊,是储存胆汁的管道,通过导管与肝脏和小肠连接。它的名字来源于胆汁积累后形成的绿色。

胆囊是人体必需的器官吗?

胆囊是人体非必需器官。如果胆囊患病或者受伤的话，可以通过手术切除(即胆囊切除术)。一旦胆囊切除,胆汁就会直接流入小肠,过多的胆汁就会积累在胆管内。切除胆囊的患者可以正常生活,正常饮食。

胆结石的两种类型是什么?

胆结石是一种胆汁形成的坚硬的物质(石头)。当胆汁内含有过多的固醇、胆盐或者胆红素时就会形成胆结石。胆结石的两种类型是固醇型胆结石和色素型胆结石。固醇型胆结石占所有胆结石中的80%,是最常见的胆结石。它们通常是黄绿色的,主要是由坚硬的固醇构成的。水分不足也可以形成固醇型胆结石。色素型胆结石是一种由胆红素形成的小的深色的石头。

胆结石的后果有多严重?

很多患有胆结石的患者都没有典型症状,不需要治疗。但是,如果胆结石堵塞了导管,胆汁就不能进入小肠。通常需要做手术切除胆囊。20—60岁的女性比男性更容易患胆结石。

新陈代谢和营养

什么是新陈代谢?

新陈代谢(来源于希腊语metabole,意思是"改变")是指涉及体内各种活动的生理和化学过程。它包括将营养物质转化为含有ATP的可使用的能量、核酸的产生和复制、蛋白质的合成、细胞的生理结构和细胞组分、细胞废物的排出以及热量的产生,它可以辅助调节机体的温度。

分解代谢作用和合成代谢作用有什么不同?

分解代谢作用和合成代谢作用是新陈代谢的过程。分解代谢作用是指将大分子降解产生能量;消化作用就是一个典型的例子。合成代谢作用是指由小分子形成大分子的过程;身体利用食入的多余的营养可以形成脂肪就是一个很好的例子。

什么是必需营养物质?

一共有6种必需营养物质:碳水化合物、脂类、蛋白质、水、维生素和矿物质。对于碳水化合物、脂类、蛋白质和水分的化学和基础生物学在第二章内已有介绍(基础生物学)。

哪种营养物质是能量型营养物质?

能量型营养物质是指为身体提供大量的能量进行日常生活的新陈代谢活动的物质。碳水化合物、脂类和蛋白质是能量型营养物质。

什么是卡路里?

1 卡路里指的是将 1 克(1 毫升)的水温度升高 1℃时需要的能量(热量)。1 千卡指的是将 1 千克(1 升)水温度升高 1℃需要的能量。千卡是衡量食物中能量的单位,因为卡路里是一个相对较小的能量单位。

通常细胞的能量来源的相对值是多少?

下面的表格列出了能量来源的相对值。

能量来源	能量值(kcal/g)
碳水化合物	4
脂类	9
蛋白质	4

维生素和矿物质是什么?

维生素是一种有机的、非蛋白质物质。器官利用维生素进行正常的新陈代谢活动,但是它不能被器官合成。换句话说,维生素是一种重要的分子,必须通过外界获得。大多数维生素都位于食物中。矿物质(比如钙和铁)是提高细胞新陈代谢的无机物。维生素可以是脂溶性的,也可以是水溶性的。

维生素的功能和来源

维生素	脂溶性/水溶性	主要来源	主要功能
A	脂溶性	动物;仅仅含有维生素 A 的植物	扶助正常的细胞分裂和发育;尤其在维持视力健康中起到重要作用
B 复合体	水溶性	水果和蔬菜(叶酸);肉类(抗神经炎因子、尼克酸、维生素 B_6 和维生素 B_{12});牛奶(核黄素,B_{12})	能量代谢;促进从食物中获取能量

续 表

维生素	脂溶性/水溶性	主 要 来 源	主 要 功 能
C	水溶性	水果和蔬菜，尤其是柑橘属，草莓、菠菜和甘蓝	胶原合成；抗氧化性；抵御感染
D	脂溶性	蛋黄；肝脏；富含脂肪的鱼；阳光	促进骨骼生长；维持肌肉结构和消化功能
E	脂溶性	植物油；菠菜；虾；腰果	抗氧化
K	脂溶性	绿色叶类蔬菜；大白菜	凝血

缺乏维生素会引起哪种疾病?

某些疾病是与饮食中缺少某些维生素密切相关的。饮食中缺乏维生素 C 会导致败血病。糙皮病是由于饮食中缺少尼克酸(维生素 B_3)引起的。儿童佝偻病和成人骨软化病是由于缺乏维生素 D 造成的。

服用维生素过量可以吗?

过多摄入维生素也可以导致健康问题,与维生素缺乏的严重程度相同。对于维生素过量摄入在医学上有一个专门的词汇,即维生素过多症。通常发生在当饮食中维生素摄入过多超过机体储存、利用或者排泄维生素的能力。维生素过多症通常会发生于脂溶性维生素中,因为过量的维生素会储存于脂肪组织中。水溶性维生素不会在身体内积累,因为它们会通过尿液排出体外。

哪种维生素最容易摄入过量?

由于摄入过多导致的维生素 A 中毒（超过推荐日常摄入量的 10—1 000 倍）是维生素过多症中最常见的一个。维生素 A 摄入过多的症状包括恶心、呕吐、头痛、头晕和乏力。慢性过多摄入会导致脱发、关节疼痛、高血压、体重减轻、肝大,甚至死亡。

维生素补给是否是必须的?

维生素补给可以有效地为那些不能摄入足量所需营养物质的患者提供补充。这些患者不能或者没有摄入充足的食物，或者没有摄入充足的各种类型的健康食物。

饱和脂肪和不饱和脂肪有什么区别?

饱和脂肪和不饱和脂肪都是饮食中的脂类,都是油类。饱和脂肪在碳原子之间不含有双键,并且在室温下是固态的。不饱和脂肪在碳原子之间含有一个或者更多的双键,在室温下是液态的。不饱和脂肪中含有很多的双键。

我的金字塔
为了一个健康的自己

美国农业部2005年设计的食物金字塔,分为6个垂直的颜色带,分别代表着5种食物类型和油类。从左到右依次是:谷类、蔬菜、水果、脂肪和油类、奶、肉和大豆。每种食物类型都指向金字塔顶端,表示适度。一个人正在沿着楼梯向上爬,是鼓励日常活动。(iStockphoto.com/Atonal Arts)

什么是反式脂肪酸?

反式脂肪酸也被称为反式脂肪,是食品生产者将氢原子加入液态植物油中形成的,这个过程被称为加氢过程,这样形成的固态脂肪像一个缩短的硬的人造奶油。加氢过程会增加食品保存寿命和含有这些脂类食物的味道稳定性。富含反式脂肪的食物可以增高低密度脂蛋白(LDL)即"不好"的固醇,有增加患冠心病的危险。

哪种食物含有反式脂肪?

蛋糕、薄脆饼干、曲奇、快餐和其他用加氢油炸过的食物都是饮食中反式脂肪的主要来源(40%)。动物制品和人造奶油也是反式脂肪的主要来源。2006年1月,美国政府规定食物中反式脂肪的含量必须在食品标签上包括《营养法案》的检测表。

在大多数食品上的营养法案标签可以提供什么信息?

营养标签和1990年教育法案(NLEA)要求给美国大多数食品上都标上食品标签。营养法案标签由两个部分构成:顶部信息,内含有食品的特有信息(大小、卡路里和营养信息);底部信息,包括2 000和2 500卡路里饮食中的每日营养指标(DVs)。列出的营养物质被分为两种:健康饮食中不能食用的食物和每个人都必须在饮食中摄取足够量的食物。DV的百分比帮助人们决定这种食品所含营养物质的高低。对每个人的营养来说,基本的比例是DV值在5%或5%以下的食物是营养低的食物;DV值在20%或20%以上的食物是营养高的食物。

饮食紊乱是什么?

饮食紊乱是一种疾病,患者的饮食出现问题,体重出现问题。研究者认为约 90% 的患者是 12—25 岁的女性。饮食紊乱的主要类型包括神经性厌食症和神经性暴食症。还有一种紊乱——过食症,目前还在研究之中。

什么是厌食症?

厌食症就是食欲不佳,不想吃东西。神经性厌食症是一种精神紊乱,特点就是害怕变胖,但实际上患者并不胖。患有厌食症的患者会导致患者饿了不吃饭,最后会消瘦到减少了 1/3 的体重。临床诊断厌食症是根据患者体重比其正常体重减少至少 15%。很多患者不能维持正常体重,因为他们拒绝吃饭,强迫性锻炼,自行引发呕吐,使用泻药或利尿剂减轻体重。对于女性,这种疾病会导致月经周期停止。

什么是过食症?

过食症也是一种饮食紊乱,是指一个人过于频繁饮食——通常每周几次或者每天几次。患有这种疾病的患者会在短时间内吃大量的食物,摄入数千卡路里。之后他们会通过呕吐或者利用泻药或利尿剂排泄。

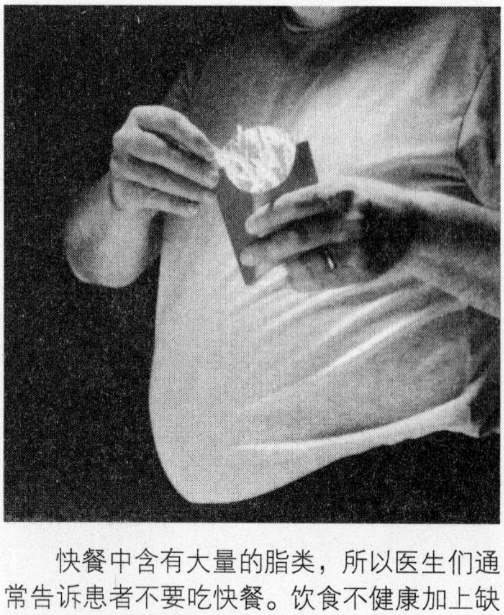

快餐中含有大量的脂类,所以医生们通常告诉患者不要吃快餐。饮食不健康加上缺乏锻炼是导致肥胖的主要原因。(iStockphoto.com/Atonal Arts)

无节制饮食和过食症有什么区别?

患有无节制饮食症的患者也可以在短时间内食入大量的食物。但是,与患有过食症的患者不同,吃完之后没有有意排泄的过程。

造成恶心和呕吐的原因有哪些?

恶心是指想呕吐的感觉;呕吐是指胃内容物经过口吐出,可以由很多不同的原因造成。引起恶心和呕吐的常见原因是:

胃肠炎,通常被称为"胃寒",是由于细菌和病毒感染引起的;

食物中毒;

暴饮暴食；
偏头痛；
大脑受损或者脑震荡；
内耳或平衡系统紊乱；
晕车；
激素紊乱，尤其是在妊娠前期的时候；
某些毒素，比如酒精；
药物，比如用于治疗癌症的化疗药物。

超重和肥胖的区别是什么?

超重和肥胖都是用来形容体重超过正常健康体重的状态。客观的区分方法是通过体重指数。一个成年人体重指数是25—29.9的人被认为是超重。体重指数超过30的成人被认为是肥胖。

引起肥胖的原因是什么?

肥胖是由于一个人摄入过多的卡路里，而自身不能完全使用这些能量。遗传、环境、心理和一些潜在的医学问题都是可能引起肥胖的因素。潜在的医学问题包括甲低，库辛氏综合征，抑郁和某些可以导致肥胖的神经源性疾病。药物，比如固醇类药物，通常是用于治疗某些疾病的，也可以导致肥胖。科学研究指出，肥胖是与遗传密切相关的。但是，因为一家人的饮食相同，所以很难区分是遗传因素还是环境因素导致的。美国通常的饮食中包括的食物都是富含脂肪的。很多食物的标准规格匹配都在过去几年内有所提高。"超级规格"匹配是快餐食品，含有更多的卡路里。长期食用快餐并且缺乏锻炼很容易导致肥胖。另外，很多人由于抑郁、愤怒或者无聊而导致过度饮食也会引起肥胖。

体重指数是如何计算的?

体重指数(BMI)是一个数字，代表人体体重与身高的比例。计算BMI的公式是：BMI=体重(千克)/身高(米)^2。

成人BMI指数

BMI	体重标准	BMI	体重标准
低于8.5	低体重	25.0—29.9	超重
18.5—24.9	正常	30.0以上	肥胖

体重指数对于儿童和青少年(2—20 岁)来说是具有年龄和性别特异性的。健康专家利用建立的指数标准衡量低体重和超重儿童。百分比指的是儿童 BMI 相对于相同性别和年龄的儿童的比例。

2—20岁儿童和青少年的BMI标准

BMI	体 重 标 准
BMI-年龄<5%	低 体 重
BMI-年龄 5%—<85%	正 常
BMI-年龄 85%—<95%	有超重的危险
BMI-年龄≥95%	超 重

与肥胖相关的健康危险因素有哪些?

肥胖的人更有可能出现各种健康问题,包括:
高血压;
异常脂蛋白血症(比如高总胆固醇或者高甘油三酯);
Ⅱ型糖尿病;
冠心病;
中风;
胆囊疾病;
骨关节炎;
睡眠呼吸暂停综合征;
某些癌症(子宫内膜癌、乳腺癌和结肠癌)。

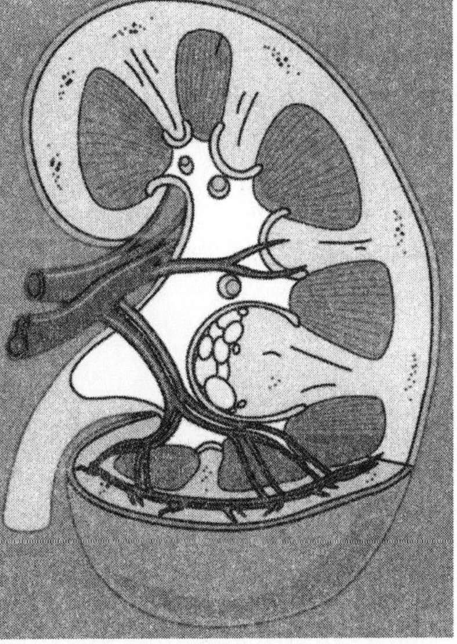

泌尿系统

简　　介

泌尿系统的功能是什么?

泌尿系统的功能包括调节机体体液平衡,将新陈代谢废物排出体外,调节血浆容量和化学成分以及排泄毒素。

泌尿系统主要是由哪几部分组成的?

泌尿系统主要是由肾脏、膀胱、两条输尿管和尿道等部分组成。泌尿系统的每个组成部分都有独特的功能。尿液是由肾脏形成的。膀胱是暂时储存尿液的器官。输尿管将尿液由肾脏输送到膀胱,而尿道将尿液由膀胱输送至体外。

每日水分的来源和去向都是怎样的?

水分的主要来源是饮水和摄取食物，比如食物中含有的水分及新陈代谢中产生的水分。水分散失的主要去向是尿液的形成、肺部的蒸发(呼吸)、皮肤的蒸发(汗液)

和通过粪便丢失。

每日水分的来源和去向

水分的来源	mL	水分的去向	mL
饮　水	1 200—1 500	尿　液	1 200—1 700
摄取食物	700—1 000	粪　便	100—250
新陈代谢氧化	200—400	汗　液	100—150
		无形的散失	
		皮　肤	350—400
		肺	350—400
总　计	2 100—2 900	总　计	2 100—2 900

摄入过多水分会引起死亡吗?

过多摄入水分称为水中毒,是由于饮水过多、过快引起的。多余的水分可以将人体内的营养物质和离子稀释,造成身体不能执行正常的功能。当人体内钠离子的浓度降低时,就会发生低钠血症,可以导致昏迷和死亡。

人通过饮水摄取的水分占人体水分来源的百分比是多少?

一个人每日水分来源中只有47%来源于饮水。近39%的水分来源来自固体食物,因为水分是很多食物的主要组成成分。比如,水果和蔬菜中90%都是水分。

什么是整容性脱水?

整容性脱水是通过大量服用利尿剂引起的暂时性体重减轻。这种方法被很多时尚模特和塑形的人利用,但是这是一种非常危险的做法,因为整容性脱水可以导致电解质紊乱和心脏骤停。

肾　脏

人的肾脏有多大?

人的肾脏大约有人拳头那么大,重约5盎司(150克)。肾脏的平均大小为5英寸

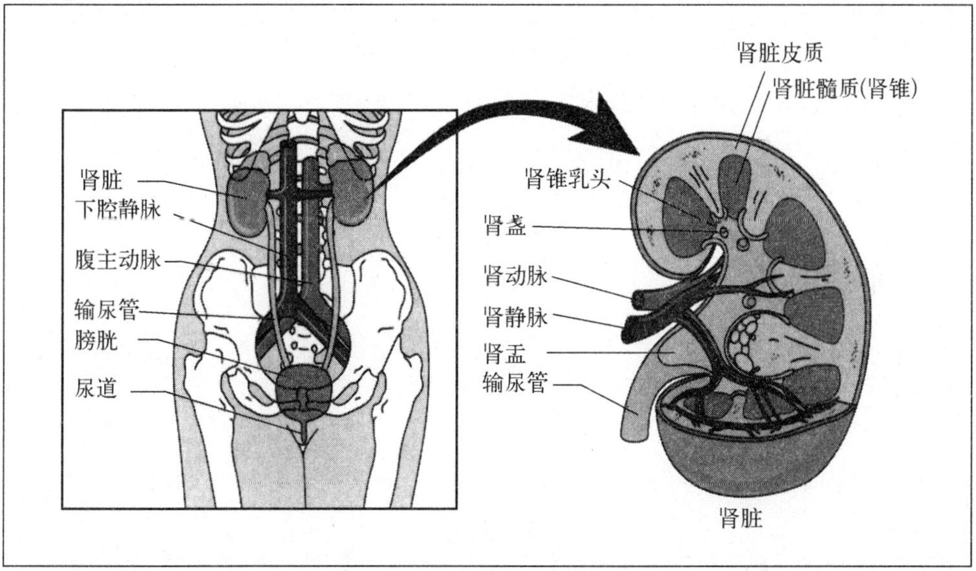

肾脏和泌尿道。(摘自 Smeltzer, S.C., Bare, B.G.《医学外科学护理练习册》第 9 版，Philadelphia: Lippincott, Williams & Wilkins, 2000)

(12 厘米)长,3 英寸(6 厘米)宽,1 英寸(2.5 厘米)厚。

肾脏位于哪个部位?

肾脏位于腰部脊柱的两侧,恰好位于胸廓的下方。肾脏的精确解剖位置在腹膜后背部和壁腹膜之间。

肾脏都由哪些部分构成的?

肾脏包括两层：外层被称为皮质,呈红棕色颗粒状;内层被称为髓质,深红棕色。髓质被分为 6—18 个锥形的部分,被称为肾锥。肾锥是倒置的,这样每个肾锥的基底部都朝向肾皮质,顶端都朝向肾脏的中心。将肾锥分隔的是束状的组织,被称为肾柱。肾小叶是由一个肾锥和其周围的组织构成的。

肾脏在腹腔中是如何受到保护的?

肾脏受到胸廓下部的保护。另外,有 3 层结缔组织包裹保护肾脏并保持肾脏的稳定：1. 肾被膜，覆盖在整个器官的外表面上;2. 脂肪组织，包裹在肾包膜外;3. 肾筋膜,是将肾脏固定在周围结构上的一层致密结缔组织。

为什么保护肾脏非常重要?

肾脏受到脂肪组织和肾筋膜的保护,以防止其受到外界的冲撞和损伤。如果致密结缔组织的纤维断裂,肾脏就会向腹部移动。肾脏的运动称为漂浮肾或者肾下垂,这是很危险的,因为肾脏血管会因此扭曲。

肾脏顶部的腺体是什么?

肾上腺紧紧地附着在肾脏上,每个肾脏上面都有一个肾上腺,被包裹肾脏的脂肪组织包围着。

人如果只有一个肾脏可以活着吗?

大多数人只有一个肾脏的时候可以正常健康地生活。有数据显示,捐献出一个肾脏以后,剩余的肾脏还可以保留正常的肾脏功能。但很长一段时间以后,这个人的健康会发生缓慢的变化。这些变化包括高血压、蛋白尿(尿液中含有过量的蛋白质)以及肾小球率过滤(GFR)下降、肾脏从血液中排出废物的速率下降等。

肾脏如何辅助维生素D,使其起到促进骨骼生长的作用?

肾脏将维生素D转化为一种活性激素,即钙三醇,它可以辅助骨骼从血液中吸收一定量的钙。如果肾脏受损,骨骼就不能够获得足够的钙,因为肾脏不能将维生素D转化为钙三醇,也因为它们使得过多的磷聚积在血液中。过多的磷会将钙从血液中吸出,阻碍其进入骨骼。

什么是肾单位?

肾单位是肾脏的结构和功能单位。血液在肾单位中滤过,毒性废物被排出,而水分和其他必需的营养物质被重吸收入血液。每个肾单位都可以产生少量的尿液,之后流入肾盂,再从肾盂进入输尿管,最终进入膀胱内。

一个肾脏内有多少个肾单位?

每个肾脏内约有100万个肾单位。

肾单位的主要组成部分是什么?

肾单位的主要组成部分是肾小囊、近曲小管、髓袢和远曲小管,这些成分都对尿液的形成有着独特的重要的功能。在肾小囊内,约 50 个毛细血管盘曲形成网络(即肾小球),滤过作用就在这个部位进行。毛细血管内的血压使水分和可溶性物质流出毛细血管,进入肾小管。

近曲小管起始于肾小球，之后延续成髓袢。大约 65%的原始滤液在近曲小管内被重新吸收。髓袢是一个重要的部位,滤液在此进一步调整水分和电解质的平衡。远曲小管将多余的水分从滤液中排出,直到尿液最重的浓度与体液相平衡。

什么是直小血管?

直小血管是很长、很直的血管,深入到肾脏的髓质,并与髓袢相平行。在髓袢和直小血管血液内溶质的浓度是不同的。这种机制被称为逆流交换,它会引起髓袢和血液

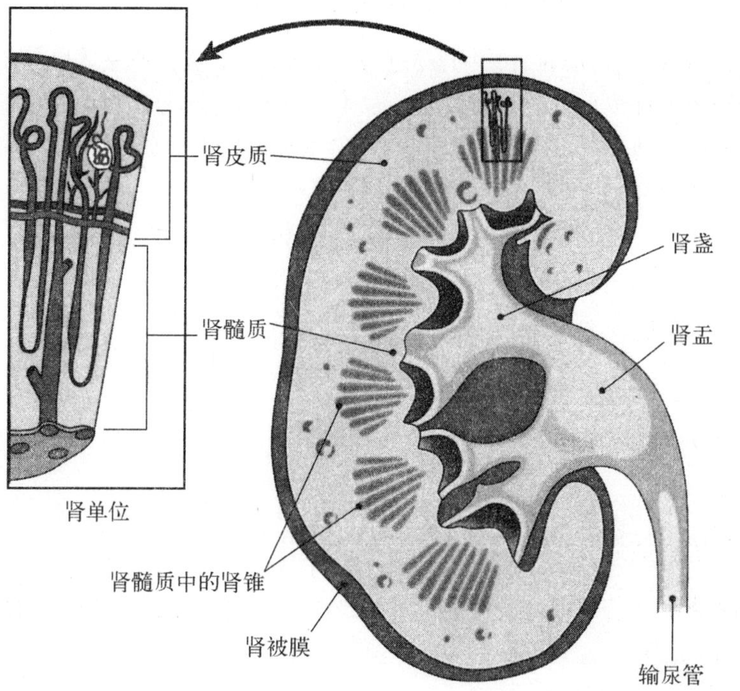

肾单位是肾脏的功能单位。(摘自 Cohen, B.J., Wood, D.L.《米勒氏人体的健康与疾病》第 9 版,Philadelphia: Lippincott, Williams & Wilkins, 2000)

之间水分和溶质的重吸收。

什么是尿素？它是在哪个部位形成的？

在蛋白质代谢的过程中，机体会产生氨。氨与二氧化碳结合形成尿素。人体可以承受尿素的量是氨的量的 10 万倍。它是人体内产生最多的有机废物，通过肾脏排出体外。人体每天都会产生大约 0.75 盎司(21 克)的尿素。

进出肾脏的主要血管是什么？

每个肾脏都从肾动脉接受血液。肾脏接受来自心脏搏出量 20%至 25%的血液，或者大约每分钟 1 200 毫升血液。在血液通过肾脏和肾单位后，血液会流入肾静脉。肾神经支配着肾脏。

随着年龄的变化，肾脏的功能会发生什么变化？

在人体所有主要的内部器官中，随着年龄增长，肾脏衰退的最多。肾脏滤过废物的能力在80岁时就会下降50%。但是，人们拥有的肾脏组织是平时所需组织的量的4倍，所以肾脏仍然可以很好地完成它们的工作，即使到了80岁也可以维持正常的功能。

肾脏每天要从体内排出多少液体？

肾脏每天从血液中滤过大约 182 升液体，每分钟产生大约 4 盎司的滤液。大约每天有 1.4—1.9 升的尿液最终排出体外。

人一生中平均要通过肾脏滤过多少血液？

每天所有的血液要通过肾脏滤过 60 次。一个 73 岁的人的肾脏大约滤过了 492 万升的血液。

肾脏是如何辅助控制红细胞生成的？

肾脏可以分泌促红细胞生成素，这是一种可以影响循环中红细胞数目的激素。

肾结石是什么?

肾结石是一种物质的沉积,比如尿酸、草酸钙、磷酸钙和经常在肾盂内形成的磷酸镁的沉积。通过输尿管的肾结石会造成极大的疼痛。大约50%的肾结石可以自己排出体外。肾结石可以通过手术摘除,但是大多数都可以通过超声碎石技术击碎。结石可以发生在肾脏,也可以发生在输尿管或膀胱。

肾衰的症状有哪些?

肾衰的症状包括由于肾脏不能产生足够的尿液而造成过多的液体在体内的积聚。过多的液体会使血压升高,引起高血压。肾衰的间接表现是贫血,是由于肾脏分泌的促红细胞生成素减少造成的。促红细胞生成素控制红细胞成熟的速率。没有足够的红细胞,人就会很容易劳累,呼吸急促。

透析可以在家里做吗?

持续性腹膜灌流可以替代透析机,患者可以不卧床。这种方法是利用患者的腹膜(腹腔)作为透析膜,透析液通过一根永久性植入的导管导入腹膜腔内。之后液体会在体内持续4—6个小时,之后液体会被导出。当液体位于腹膜内时,废物和离子可以通过毛细血管进行交换。

什么情况可能造成慢性肾病?

糖尿病可以导致慢性肾病,是每年新发病例的44%。第二个导致慢性肾病的原因是高血压。

什么是肾脏透析?

肾脏透析也被称为血液透析,是一种当肾脏功能受损或者不能很好行使功能时使用的治疗方法。人工膜用来调节血液成分,尤其是将毒性物质排出体外。患者的血液流经人工膜管道,这些管道位于电解质溶液内,正常血浆中的电解质浓度与管道中的不同。这个过程的关键在于透析液的成分,它使得有用的物质保留下来,而废物被排出体外。透析通常每周做3次。

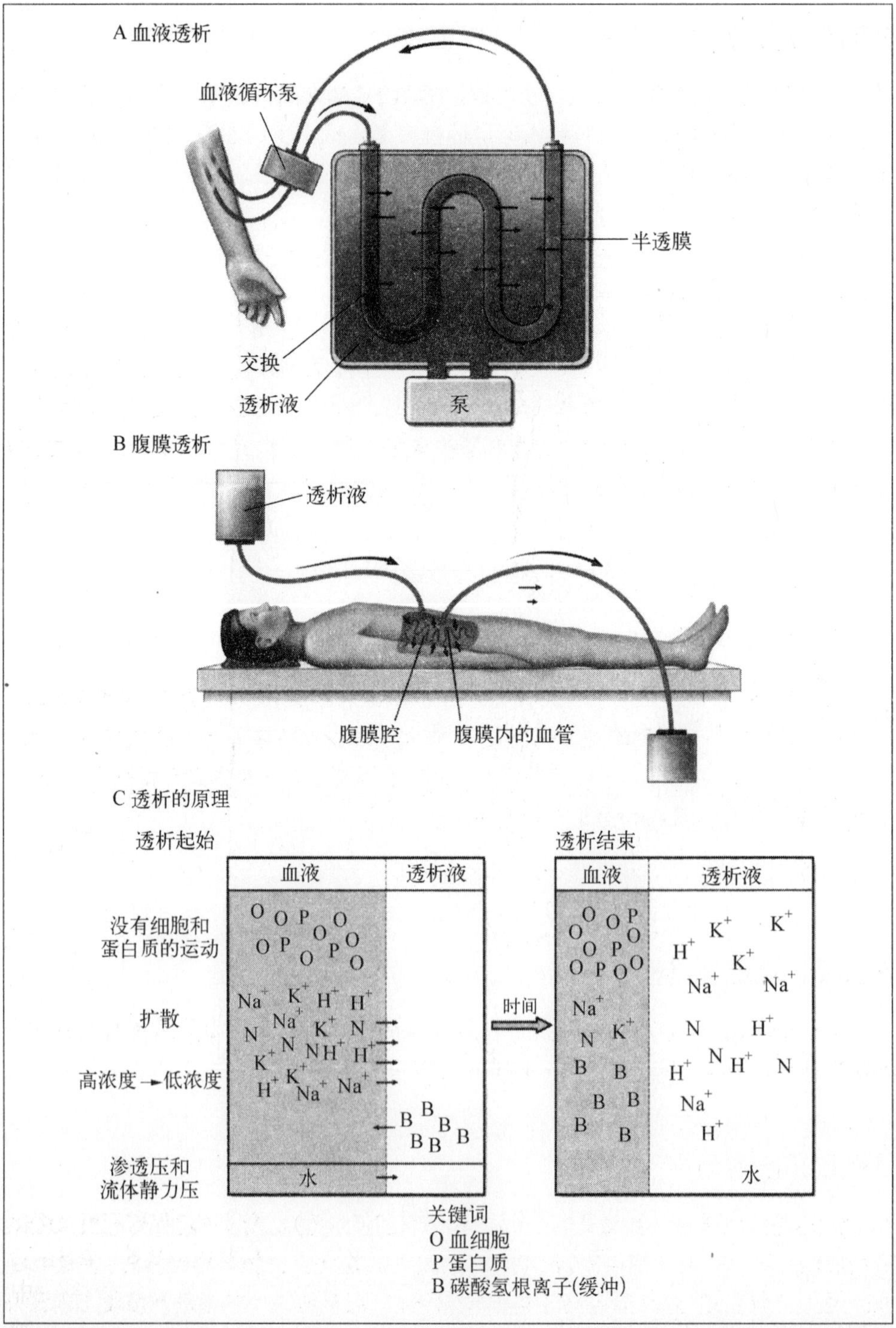

透析是一种通过利用人工膜过滤血液中毒素治疗肾衰的方法。(摘自 Premkumar K.《解剖学与生理学联合图谱》Baltimore:Lippincott, Williams & Wilkins, 2004)

完成透析需要多长时间?

透析的过程通常需要大约 4 个小时,但是精确的时间依赖于:
肾脏的功能情况;
保留液体的量;
血液中废物的量;
体重;
使用的人工肾脏的类型。

透析可以治愈肾病吗?

透析不能够治愈肾病。它只能替肾脏完成肾脏的工作,但是不能永久性地替代肾脏。

最先移植的人类脏器是什么?

第一个被成功移植的人类器官是肾脏。1954 年,约瑟夫·莫雷(1919—)在马萨诸塞州完成了首例肾移植手术。患者理查德·亨利克在接受了来自他双胞胎兄弟罗纳德·亨利克的肾脏后一直生活了 8 年。

肾脏移植的成功率是多少?

肾移植术后 1 年生存率是 85%—95%。

肾移植的风险是什么?

与任何一项移植手术一样,异体排斥作用是移植失败的主要原因。肾移植受体需要在以后的生活中一直服用免疫抑制药物。

附属器官

每根输尿管有多长?

每根输尿管都有 10—12 英寸(25—30 厘米)长。输尿管从肾脏延伸进入膀胱。输尿管起始端很细、很窄，进入膀胱时会变宽，直径可达 0.5 英寸(1.7 厘米)宽。尿液通过两根输尿管运输进入膀胱。

膀胱位于哪个部位？

膀胱位于腹腔内。男性的膀胱位于直肠的前方，前列腺的上方。女性的膀胱位于子宫前方，阴道上方。

膀胱内可以储存多少尿液？

膀胱可以高度扩张，所以容积是可以发生改变的。随着尿液进入膀胱，膀胱可以扩张到大约 5 英寸(12 厘米)长，可以容纳 1 品脱(473 毫升)的尿液，这仅仅是它的中等容量。如果需要，膀胱能扩展到其容积的两倍大小，可以容纳 600—800 毫升尿液。

为什么怀孕的妇女都急于排尿？

在妊娠早期，母体内激素水平的变化可以刺激尿液更频繁的形成，所以引起排尿变急。妊娠晚期，子宫体积和重量的增加压迫膀胱，使膀胱储存尿液的能力受限，引起急于排尿。

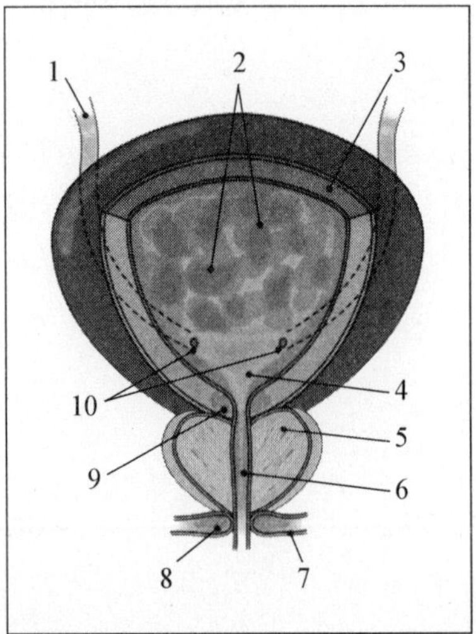

膀胱和其周围的结构：1=输尿管；2=皱褶；3=平滑肌；4=膀胱三角；5=前列腺；6=尿道；7=尿生殖膈；8=外括约肌；9=内括约肌；10=输尿管开口。（摘自 Cohen, B.J., Wood, D.L.《米勒氏人体的健康与疾病》第 9 版，Philadelphia: Lippincott, Williams & Wilkins, 2000）

男性尿道和女性尿道有什么区别？

尿液通过尿道排出体外，尿道是一个很细的肌性管道，它从膀胱延伸到体外。尿道的长度与结构因性别有所不同。男性的尿道约有 8 英寸(20 厘米)长，从膀胱延伸到体外。尿道既可以运输尿液也可以运输精液，具有双重功能。女性的尿道约 1.5 英寸(3—4 厘米)长，从膀胱延伸至体外。

为什么女性更容易患泌尿道感染？

女性更容易患泌尿道感染，是因为女性的尿道长度短。细菌更容易到达膀胱，引起感染。

尿液及其形成

尿液的成分是什么?

尿液中绝大部分是水分,其中含有有机废物,比如尿素、尿酸和肌苷。尿液中还含有过量的离子,比如钠离子(Na^+)、钾离子(K^+)、氯离子(Cl^-)、碳酸氢根离子(HCO_3^-)和氢离子(H^+)。

尿液的颜色通常都是黄色吗?

通常情况下,稀释的尿液都接近无色。浓缩的尿液是深黄色的,不是黄色的尿液都是不正常的。食物色素可以使尿液变红;药物可以使尿液的颜色变成棕色、黑色、蓝色、绿色或者红色。患有某些疾病或者紊乱时,比如严重的肌肉损伤或者黑色素瘤,尿液还可以是棕色、黑色或者红色。浑浊的尿液提示尿液中含有脓,可以是泌尿道感染或尿酸或磷酸盐结晶造成的。

什么是尿分析?

尿分析是对尿液样本进行化学和物理分析,包括尿液的颜色和外观,外加一系列具体的特殊化合物和其在尿液样本中的浓度。正常的尿液中不应该含有的物质是蛋白质、葡萄糖、丙酮、血液和脓。如果上述这些物质中有一项存在于尿液中就表明患有某种疾病。

为什么尿液通常被用来进行药物监测?

尿液药物监测通常是用于检测鸦片类和违禁药物的。肝脏是药物脱毒性的部位,但是这个过程中的副产物会通过肾脏排出体外。有两种类型的实验:筛查试验和确证实验。大多数尿液药品检测都可以筛查大麻、可卡因、鸦片、PCP 和安非他命。

形成尿液的主要过程是什么?

形成尿液的主要过程是肾小球滤过、肾小管重吸收和小管分泌。在滤过过程中,肾小球毛细血管内的血压会迫使水分和其他溶质通过肾小球滤过膜。这个过程与咖

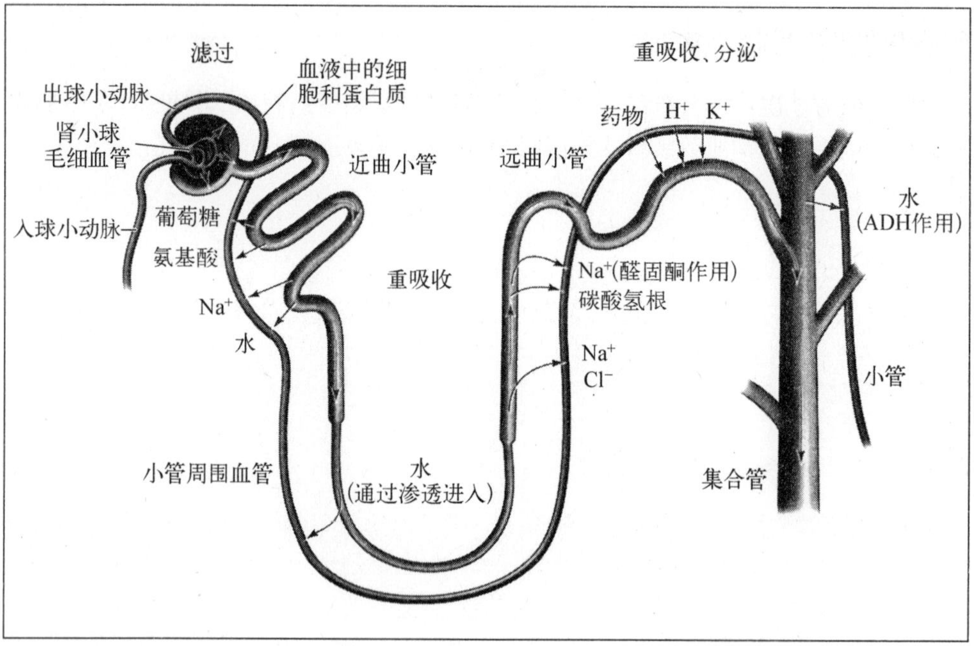

尿液的形成过程。(摘自 Premkumar K.《解剖学与生理学联合图谱》Baltimore:Lippincott, Williams & Wilkins, 2004)

啡机轧咖啡的过程类似,水分通过滤器,其中含有一些可溶性的化合物(咖啡)。通常,磨出的咖啡不会进入壶内,除非滤器上有洞。重吸收是指水分和主要的营养物质重新回到血液内。分泌是指有害的或过量的物质会从血液内移除,之后运输进入尿液。

什么是利尿剂?

利尿剂是一种化学物质,可以增加尿液的排出。利尿剂包括酒精和任何可含有咖啡因的饮料(咖啡、茶、可乐)。利尿剂通常是给患有高血压或者充血性心力衰竭的患者使用的。

什么是抗利尿激素?

抗利尿激素(ADH)是主要的控制液体平衡的激素之一,它通过抑制排尿来控制液体平衡。ADH 是由垂体腺后叶分泌的。比如,当一个人脱水了,ADH 分泌的水平就会增加,更多的水分就会从尿液中重新吸收回来,回到血液里。相反,利尿剂(比如酒精)可以抑制 ADH 的释放,这样就会增加排尿。

肌肉是如何控制排尿的?

膀胱壁有 3 层: 1. 由变移上皮组成的黏膜层;2. 结缔组织;3. 排尿肌，由纵形和环形排列的平滑肌构成的。排尿时,排尿肌收缩压迫膀胱,使尿液排出。

什么是尿失禁?

尿失禁是指不能随意控制排尿。导致尿失禁的原因包括感情因素、妊娠和神经系统疾病。

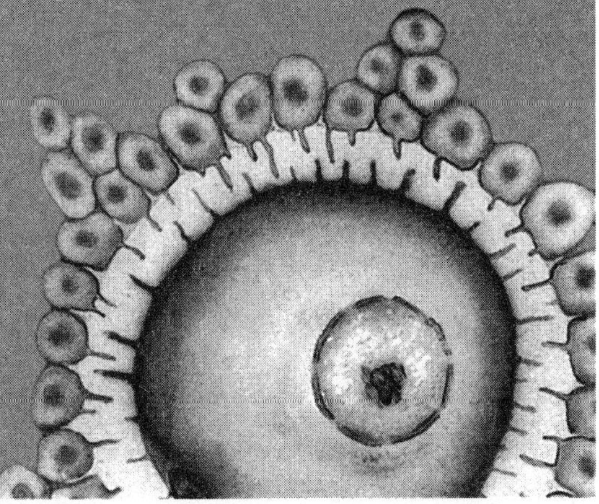

生殖系统

简　　介

生殖系统的功能是什么?

生殖系统的功能包括产生后代。人类的繁衍是通过生殖过程完成的。

生殖系统包括哪些器官,它们的功能是什么?

生殖系统的主要器官是性器官、各种导管、附属性腺和支持结构。性腺可以产生配子,分泌激素。各种导管可以储存和运输配子。附属性腺可以产生很多物质包括配子。支持结构辅助分娩和配子的结合。

男性和女性的生殖系统结构相同吗?

与人体内的其他器官系统不同,男性和女性的生殖系统是不同的。男性和女性的生殖系统中都含有不同的特殊器官。

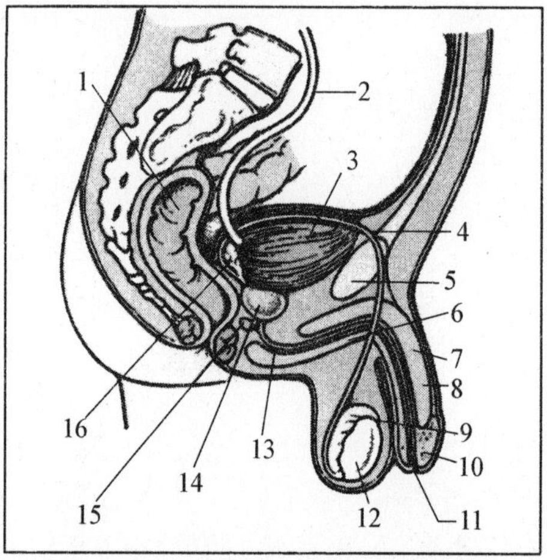

男性生殖系统和周围结构：1=直肠；2=输尿管；3=膀胱；4=输精管；5=耻骨联合；6=尿道海绵体；7=阴茎；8=阴茎海绵体；9=附睾；10=阴茎头；11=尿道开口；12=睾丸；13=尿道；14=前列腺；15=尿道球腺；16=精囊。（摘自《Stedman 医学辞典》第 27 版，Baltimore: Lippincott, Williams & Wilkins, 2000）

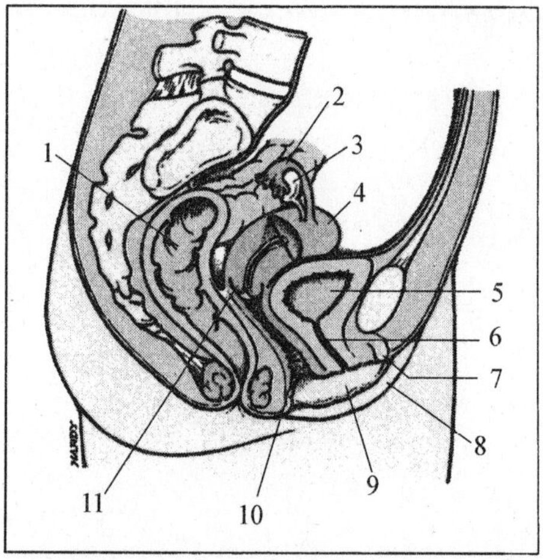

女性生殖系统和周围结构：1=直肠；2=输卵管；3=卵巢；4=子宫；5=膀胱；6=尿道；7=阴蒂；8=大阴唇；9=小阴唇；10=阴道；11=子宫颈。（摘自《Stedman 医学辞典》第 27 版，Baltimore: Lippincott, Williams & Wilkins，2000）

生殖系统对于生命是至关重要的吗?

生殖系统对于人类繁衍生殖是至关重要的，但并非是维持生命和健康必需的。

医学中哪些分支科学专门研究生殖系统?

妇产科学（来源于希腊语 gune，意思是“女性”）是医学中专门诊断和治疗女性生殖系统疾病的科学。泌尿科医生专门治疗男性生殖系统疾病。

男性生殖系统

男性生殖系统包括哪些器官和结构?

男性生殖系统的器官和结构包括睾丸、导管系统（包括附睾和输精管）、附属腺体（包括精囊和前列腺）及阴茎。

哪个器官是男性的性腺器官?

睾丸是男性的性腺器官,可以产生男性生殖细胞,即精子。

睾丸位于哪个部位?

睾丸悬吊于一个囊内,即阴囊(来源于拉丁文scrautum,意思是“装箭的囊”)。阴囊是由疏松的皮肤、疏松结缔组织和平滑肌构成的囊。它被中央的膈膜分成两个室,每个室内含有一个睾丸。

睾丸这个词对于男性生殖系统有多重要?

睾丸一词来源于拉丁文testis,意思是“见证”。因为人们认为有一对睾丸是证明男性的男子气概。

为什么阴囊暴露在体外对它有益处?

由于阴囊暴露在体外,阴囊的正常温度比人体的正常温度低2℉—3℉(1.1℃—1.6℃)。这样低的温度有利于精子的产生和生存。

阴囊对温度的变化是如何反应的?

外界温度的变化可以刺激提睾肌收缩或舒张,通过使睾丸靠近或者远离身体来调节体温。当暴露在寒冷的环境中时,比如在冷水中洗澡,提睾肌收缩,使得睾丸靠近身体维持温度。当温度升高时,提睾肌舒张,使得睾丸远离身体,多余的热量会通过阴囊增大的表面积挥发。

在发育时睾丸是何时降入阴囊的?

睾丸的发育起始于腹部,在胚胎发育的第3个月时由腹腔进入腹股沟(腹股沟管)内。通常在胚胎发育的第7个月时睾丸进入阴囊,在出生前后完成这个过程。

当一个或者两个睾丸没有降入阴囊会发生什么情况?

睾丸没有从腹腔进入阴囊被称为隐睾。满月的男婴中,发生这种情况的约占

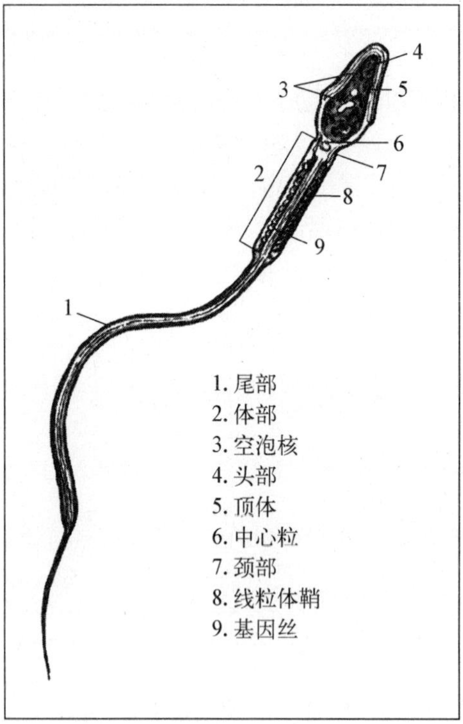

精子细胞的解剖结构。(《解剖学图谱》)

3%—5%。在未发育完全的婴儿中,隐睾的数量增加到了30%。在大多数情况下,未降下来的睾丸不需要治疗就可以下降进入阴囊。如果必要的话,可以通过手术将睾丸降至阴囊内。睾丸通常不会留在腹腔内,因为这会影响到睾丸生成精子。另外,睾丸癌更多的发生于睾丸未降入阴囊内的男性。

精子是在睾丸的哪个部位产生的?

精子的形成,被称为精子发生,发生在生精小管内。每个睾丸内通常约有800个生精小管。每个小管都是细长、卷曲的,大约有31.5英寸(80厘米)长。每个睾丸内含有将近半英里长的生精小管。精子发生(精子的形成)细胞位于生精小管内上皮细胞里。

精子形成的过程分为哪几个步骤?

精子形成的过程是指生精小管产生精子的过程。精子形成的过程分为3步:1. 第一次减数分裂,在这个过程中细胞内染色体的数目会减半,每个细胞内含有23条染色体;2. 第二次减数分裂,在这个过程中单倍体细胞会形成精细胞;3. 精子发生,在这个过程中,每个精细胞都会发育成精子细胞,长出头部和尾部。整个精子形成的过程需要大约64天。

在几岁时开始产生精子?

精子的形成开始于青春期,通常在男孩子长到11—14岁时开始。之后贯穿于男性整个的生活中。

生成的精子数量是多少?

在一个正常男性的一生中,估计要生成10^{12}个精子,或者每日产生3亿个精子。

精子的特点是什么?

每个精子细胞都有3个不同的部分：头部、中间的部分和尾部。头部包括含有遗传物质(DNA)的细胞核和顶部的顶体。顶体内含有酶可以辅助精子穿透卵细胞(卵子)。中间的部分包括大部分的线粒体,为精子的运动提供能量。尾部可使精子细胞从一个地方移动到另一个地方。尾部是人体内仅有的鞭毛结构。

精子细胞有多大?

精子是人体内众多最小的细胞中的一种。单个的精子从头部到尾部末端只有0.05毫米长。

精子从睾丸运动到尿道需要经过的3个管道结构是什么?

当精子离开睾丸后,它们就变成了具有特殊生理特点的成熟精子,但是它们在功能上并不成熟。最终的成熟过程是在导管中进行的,即附属导管。3种管道结构是附睾、输精管及射精管。

附睾的功能是什么?

附睾(来源于希腊语,意思是“同胞”,因为它是睾丸的附属物)是一根长长的卷曲的管道。它大约有1.5英寸(4厘米),但是如果不卷曲的话可以达到20—23英尺(6—7米)长。在附睾内,精子逐渐成熟,获得运动能力。附睾储存着精子,直到它们准备射出体外。附睾的平滑肌通过蠕动收缩辅助推动成熟的精子进入输精管内。

精子在附睾内成熟需要多长时间?

精子在最终成熟之前需要在附睾内停留10—14天。之后它们被储存在附睾内最多一个月。如果它们不在适当的时间内射出,就会退化被身体重新吸收。

输精管的功能是什么?

输精管(来源于拉丁文deferre,意思是“运走”),将精子从附睾运至射精管。它只有16—18英寸(40—45厘米)长,比附睾短得多,而且直径更大。

男性生殖系统内最短的管道是什么?

射精管比附睾或者输精管都要短得多,只有大约1英寸(2.5厘米)长,是由精囊和输精管内伸出形成的管道。射精管将精子射入尿道内。

为什么对于男性来说不能同时射精和排尿?

在射精之前,内括约肌会封闭膀胱和尿道之间的开口。直到射精完成之后括约肌才会松弛,开口才会打开。这样就可以防止射精时尿液进入尿道,而且还可以防止精液返流回膀胱内。

尿道的生殖功能是什么?

尿道是生殖管道系统的最后一个部分。它是射精时将精子排出体外的通道。

男性生殖系统中的附属腺体有哪些?

附属腺体包括精囊、前列腺和尿道球腺。每个腺体都可以将分泌物加入精液中。这些分泌物形成了精液中的液体成分。

哪个附属腺体对于精液有着最突出的贡献?

精囊分泌的液体约占精液的60%。这些分泌物是碱性的,其中含有水、果糖、前列腺素和凝血蛋白。乳糖可以为精子的运动提供能量。前列腺素可以辅助精子运动和变形。凝血蛋白可以辅助精液在射出后凝固。液体的碱性可以辅助中和男性尿道和女性生殖道内的酸性环境。

前列腺有多大?

健康成年男性的前列腺大小类似于一个核桃。它位于直肠的前方,膀胱的下方。前列腺围绕着尿道。当前列腺肥大时能压迫尿道,限制尿液的流量。

前列腺分泌物的功能是什么?

前列腺的分泌物占精液容积的30%。弱酸性的分泌物可以辅助精液在射出后凝固，之后将凝块分解。

前列腺炎是什么?

前列腺炎是前列腺的炎症。前列腺炎分两种类型，急性前列腺炎和慢性前列腺炎。通常是由于细菌感染引起，有时候没有明显的有机物感染也可以引起前列腺炎。症状包括腰部下方疼痛，排尿困难，通常伴有灼烧感和疼痛感，尿频，尤其是夜间尿次数增多，有时还伴有发热。

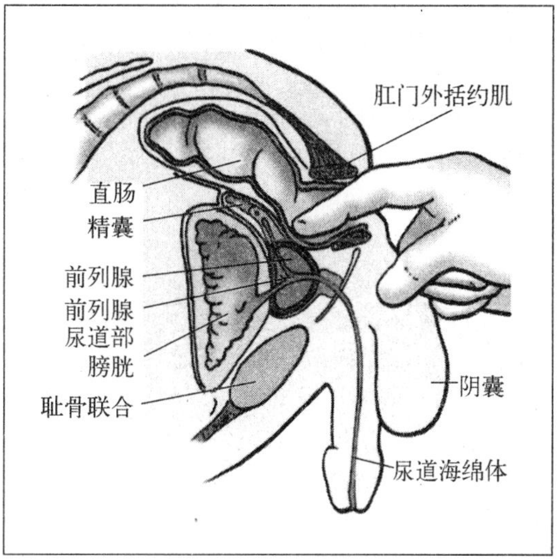

简单的前列腺检查可以辅助诊断是否前列腺肿大或者有癌性组织。（摘自 Moore, K.L., Ph.D., FRSM, FIAC, Dalley, A.F. II, Ph.D.《临床解剖学方位》第 4 版，Baltimore:Lippincott, Williams & Wilkins, 1999）

筛查前列腺癌的方法有哪些?

筛查前列腺癌的方法有两种——前列腺特异性抗原（PSA）血液检测和直肠指诊（DRE）。前列腺特异性抗原（PSA）是由前列腺细胞分泌的一种蛋白质。PSA 检查可以衡量血液中 PSA 的水平。DRE 是指医生通过插入戴手套的润滑的手指进入直肠去感受前列腺是否有任何的不规则或者变硬的区域。通常推荐 DRE 联合 PSA 检查一起做，来检查前列腺有无异常。

前列腺肿瘤都是恶性的吗?

不是的，良性的前列腺增生是指前列腺内良性细胞（非癌性的，非恶性的）的异常生长。它的主要症状是尿流量的减少。大多数前列腺的变化不是癌症。

前列腺癌的发病率有多高?

在美国，前列腺癌是除皮肤癌以外最常见的癌症。它是导致美国男性死亡的主要癌症。癌症协会估计，美国 2006 年有 234 460 例新发前列腺癌被诊断，有 27 350 名男性死于前列腺癌。每 6 个男性中就有 1 个男性在一生中被诊断为前列腺癌，但是 34 个人中只有 1 个会死于前列腺癌。

什么是精液?

精液(来源于拉丁文,意思是“种子”)是附属腺分泌的液体和精子的混合物。精液的成分是:

精囊的分泌物 60%;
前列腺的分泌物 30%;
附睾的分泌物 5%;
尿道球腺的分泌物少于 5%;
精子大约 1%。

包皮环切术有什么益处?

包皮环切术是指利用手术方法切除阴茎外面的包皮。包皮是覆盖在阴茎末端的皮肤。医学研究还没有明显的证据显示包皮环切术对人体有益处。其中一个好处是可以减少婴儿的泌尿道感染。有些研究显示包皮环切术可以减少性传播疾病。但是,与其他可以减少性传播疾病可能性的方法相比,这是可以忽略的。

男性每次射精可以射出多少精液?

平均一次射精可以射出 2—5 毫升(大约半茶勺)的精液。每次射精,每毫升精液里都含有 5 亿—15 亿个精子,或者每次射精中都会射出 30 亿—40 亿个精子。

什么样的男性是不育的?

精子数量低于每毫升 2 000 万个的男性被认为是功能上不育,因为到达并可与卵细胞结合的存活的精子数量过少。

阴茎的功能是什么?

阴茎是男性生殖系统中的外生殖器官,由 3 部分构成的:1. 根部,即阴茎附着在腹壁上的部分;2. 体部;3. 阴茎头,即阴茎的顶部。阴茎的体部有一个管道型的圆柱形结构,环绕着尿道。海绵组织可以扩张和收缩,充填阴茎体部。在阴茎头部有一个裂隙型开口,尿液通过这个开口排出,精液也可以通过尿道排出。

什么是勃起组织?

阴茎包括3种圆柱形的勃起组织,两个阴茎海绵体和一个尿道海绵体。在受到刺激时,流入勃起组织中的血液量增加,引起勃起。

造成勃起障碍的原因是什么?

勃起功能障碍(ED)是指不能勃起或不能维持勃起的状态,通常是由于疾病、损伤或者某些药物的副作用引起的,包括血压药、抗组胺药、抗抑郁药、镇静剂、抑制食欲药物和西咪替丁(抗溃疡药物)。对神经、动脉、平滑肌和阴茎纤维组织的损伤是造成勃起功能障碍最常见的原因。糖尿病、肾病、慢性酒精中毒、多发性硬化、动脉粥样硬化、血管病和神经源性疾病占引起勃起功能障碍原因的70%左右。治疗方法包括改变生活方式、调整药物减轻副作用、药物诱导勃起以及手术。

女性生殖系统

女性生殖系统是由哪些器官构成的?

女性生殖系统的器官包括卵巢、输卵管、子宫、阴道、外生殖器(即外阴)以及乳腺。

哪个器官是女性生殖器官?

一对卵巢是女性生殖器官。每个卵巢大约有1—2英寸(2.5—5.0厘米)长,0.6—1.2英寸(1.5—3.0厘米)宽,0.24—0.6英寸(0.6—1.5厘米)厚——大小和形状与没有外壳的扁桃很像。它们可以产生女性的配子(即卵子),分泌女性的性激素。

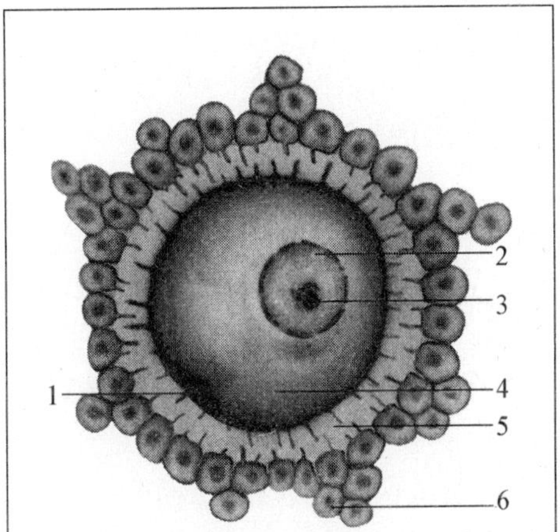

未受精的卵细胞:1=极体;2=细胞核;3=核仁;4=卵浆;5=透明带;6=放射冠。(《解剖学图谱》)

卵子生成的过程可以分为哪几个步骤?

卵子生成是指在卵巢内卵子的形成。

整个过程开始于胚胎发育期间。第一次减数分裂发生于出生之前，之后初级卵母细胞一直休眠，直到青春期。次级卵母细胞受到激素分泌的刺激后在排卵过程中排出。如果受精发生，第二次减数分裂就开始，受精卵就形成了。

女孩出生时有多少个卵母细胞?

出生时，卵巢内大约有200万个卵母细胞。只有30万—40万个卵母细胞可以活到青春期，只有大约400个活下来的卵母细胞可以在女性的一生中在排卵的过程中释放，其余的卵母细胞会逐步的萎缩。

输卵管是与卵巢相连的吗?

不是的，输卵管上部末端的伞样结构开口于腹腔，与卵巢的距离很近，但是实际上并非与卵巢相连。输卵管下部开口于子宫。

输卵管内会发生什么生理变化?

精子与次级卵母细胞受精的过程发生于输卵管内。受精后的卵母细胞（合体）需要花费4—7天的时间到达子宫。未受精的卵母细胞会萎缩。

输卵管的其他名称有哪些?

输卵管也被称为oviduct或者Fallopian tubes，是以解剖学家加布里埃尔·法洛比尤斯(Gabriel Fallopius ，1523—1562)命名的。

子宫的功能是什么?

子宫（来源于拉丁文）是一个倒置的梨形的结构，位于膀胱和直肠之间。受精卵的着床发生于子宫。着床之后，子宫就会在妊娠过程中孕育、营养、保护着发育中的胎儿。

子宫有多大?

子宫通常有3英寸(7.5厘米)长，2英寸(5厘米)宽。子宫重1—45盎司(30—40克)。在妊娠时，子宫可增大3—6倍。在妊娠后期，子宫通常有12英寸(30厘米)长，重 2.4 磅(1 100 克)。妊娠末期子宫的总重量和其内容物(胎儿和液体)大约有 22 磅(10 千克)。

子宫是由哪几部分构成的?

子宫是由子宫体和子宫颈构成的。子宫体是子宫的绝大部分。子宫体的最上部为子宫底。子宫颈将子宫连接到阴道。

由于子宫内膜的异位造成的疾病是什么?

子宫内膜异位症是由于子宫内膜异位造成的。在正常情况下,子宫内膜只位于子宫内,但是有些时候子宫内膜会移到身体其他部位,比如卵巢、盆腔腹膜、阴道、膀胱,甚至小肠和胸腔内膜。子宫内膜异位症与痛经(来月经时疼痛)、小腹痛和不孕有关。

什么是盆腔炎?

盆腔炎(PID)是指子宫、输卵管或者其他女性生殖器官的炎症。很多妇女并没有发现盆腔炎的任何症状,但盆腔炎已经损伤到她们的生殖器官了。当出现症状时,通常会有小腹的疼痛。其他的症状包括发热、异常阴道出血,血液会有恶臭味,性交疼痛,尿痛,月经不调和右上腹疼痛(罕见)。

Pap 实验什么时候开始作为诊断和检查癌症的工具?

在20世纪20年代时乔治·帕帕尼古拉(1883—1962)研究发现对阴道液体进行涂片镜检可以发现子宫内的癌细胞。这些发现并没有被当时的医学界接受。很多年之后,到了1943年,他与一位临床妇产科专家赫尔伯特·F.特拉乌特共同发表了《利用阴道涂片诊断子宫癌》的文章之后,医学界开始使用阴道液涂片作为诊断癌症的方法。阴道液体涂片在检查癌症上具有90%以上的可信度,大大地减少了子宫癌和宫颈癌的死亡率。

盆腔炎的并发症有哪些?

对生殖器官的永久性伤害是盆腔炎的并发症。瘢痕组织通常会生长在输卵管上。输卵管内有太多的瘢痕组织堵塞常常会造成不孕。1/8 的不孕妇女都与盆腔炎有关。

异位妊娠在患有盆腔炎的妇女中更常见，因为受精卵可以仍然停留在输卵管内并开始生长，最终会导致慢性下腹痛。

为什么要做子宫切除术？

子宫切除术是通过手术方法将子宫切除的方法。需要进行子宫切除的妇女通常是因为子宫纤维瘤、子宫内膜异位症和子宫脱垂。因盆腔器官的癌症而进行子宫切除的仅占10%。

全子宫切除与部分或根治性子宫切除有什么区别？

最常见的子宫切除术是全子宫切除术。宫颈和子宫都被切除。部分子宫切除是仅仅将子宫上部切除，宫颈留在原位。范围最大的子宫切除术是根治性子宫切除，将子宫、宫颈和阴道上部以及支持组织均切除。子宫切除根治术通常仅仅用于某些癌症。

女性的生理周期是什么？

女性的生理周期是指卵巢周期和子宫周期，也指进行调节的激素周期。卵巢周期是指与卵母细胞成熟相关的发生在卵巢中的一系列变化。月经周期是指发生在等待受精卵的子宫内的一系列变化。

生殖周期的各个时期是什么？

生殖周期包括3个时期：1. 月经期；2. 排卵前期；3. 排卵后期。在每个时期里，卵巢和子宫内都会根据下丘脑（促卵泡形成素【FSH】促黄体生成素【LH】）和性腺（雌激素和孕酮）分泌激素的水平而发生变化。

在生殖周期内卵巢和子宫内发生的变化

	卵巢周期	子宫周期
月经期	20个或更多的次级卵泡开始增大；卵泡液在卵泡内聚积	月经从子宫内经阴道流到体外
排卵前期	也称为卵泡期，因为卵泡在这时生长发育；次级卵泡继续生长；其中有一个卵泡生长速度超过其他的卵泡，成为主要的卵泡；雌激素分泌增加；促卵泡形成素分泌减少	增生期，因为子宫内膜开始增生
排卵期	成熟卵泡破裂；次级卵泡释放进入盆腔	

续 表

	卵巢周期	子宫周期
排卵后期	黄体期;成熟卵泡破裂;如果发生受精,黄体经过两周后继续生长;如果没有发生受精,黄体仅仅维持两周就萎缩;之后卵泡生长继续回到起始点,一个新的循环又开始了	子宫内膜继续生长为受精卵着床做准备;如果受精没有发生,月经周期重新开始

哪一个时期将排卵前期和排卵后期分开?

排卵期,次级卵母细胞释放进入盆腔,将排卵前期与排卵后期分开。

女性生殖周期维持多长时间?

女性生殖周期平均28天,但是可以从24—35天不等。20—45天的周期属于正常范围内。月经周期持续5—7天。排卵前期持续8—11天,排卵后期平均持续14天。

月经初潮起始于什么时候?

月经初潮(来源于希腊语,意思是"每个月的开始")是指女性一生中第一次月经,或月经周期。通常开始于11—12岁。

原发性闭经和继发性闭经有什么不同?

闭经是指并非因为妊娠、母乳喂养或者停经而导致的月经周期的停止。原发性闭经是指当女孩子到了16岁都没有出现月经周期,通常是由于内分泌、遗传或者发育紊乱造成的。继发性闭经是指曾经有正常的月经周期的妇女持续6个月或6个月以上没有来月经的情况,通常是由于生理或心理上的压力,包括过度减肥、神经性厌食、抑郁或悲伤造成的。很多女性运动员都有继发性闭经,这是因为她们身体内脂肪含量很低引起的。

在月经周期时会损失多少血液?

月经周期时大约会损失1.2—1.7盎司(35—50毫升)血液。除了血液,由子宫内膜脱落下来的萎缩的组织细胞也会损失。在下次子宫周期的时候它们会被替代。

什么是停经?

停经是指卵巢周期和月经周期的停止。卵巢内卵泡细胞耗竭，促卵泡形成素的量增加，而雌激素和孕酮的量减少。这个过程可能会持续 1—2 年。在最终停经之前的几年被称为更年期。

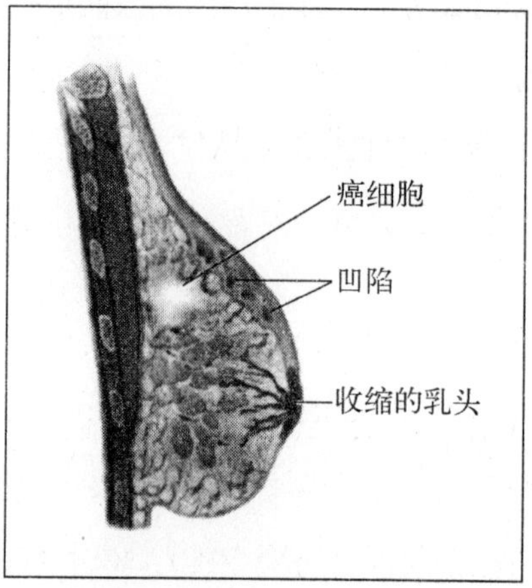

乳腺癌的症状。(摘自 Bickley, L.S., Szilagyi, P.《巴特氏临床体格检查与病史采集》第 8 版，Philadelphia: Lippincott, Williams & Wilkins, 2003)

停经通常发生在什么时候?

停经通常发生在 45—55 岁。

阴道的功能是什么?

阴道是一种肌性的管道，在子宫和外生殖器之间延伸。阴道的主要功能是：1. 作为月经期液体排出的通道；2. 在性交时接受阴茎，在精子进入子宫之前保留精子；3. 分娩时婴儿产出的通道。

阴道的环境是如何防止其感染的?

阴道酸性的环境(正常 pH 值是 3.5—4.5)限制了很多病原微生物的生长。如果阴道的酸性减弱，细菌、真菌或者寄生虫就会增加，这样感染的危险也就增加了，会导致阴道炎。酵母菌感染是常见的阴道感染。

哪个器官含有女性外生殖器?

女性外生殖器，即外阴，是由阴阜、大阴唇、小阴唇、前庭腺、阴蒂和阴道前庭组成。阴阜(来源于拉丁文，意思是“山”，以及拉丁文 pubic)是由阴毛覆盖的膨出的脂肪组织。大阴唇是在阴阜下的两条纵行的皮肤皱褶，形成了外阴的外边缘。小阴唇位于大阴唇之间。大阴唇和小阴唇包围保护着阴道开口和尿道开口。阴唇在前方汇合形成阴蒂。阴蒂在性刺激时会增大。小阴唇之间的部分为前庭。前庭内含有腺体和阴道、尿道开口。

乳腺是什么?

乳腺位于乳房内，是特化的汗腺，在产后由于激素的刺激而产生分泌乳汁。每个乳房都有一个深色的凸起(即乳头),被一圈深色的区域包绕(即乳晕)。

大多数乳腺癌是从什么地方起源的?

大多数乳腺癌都起始于乳腺导管内的细胞。导管连接着乳腺小叶(产生乳汁的腺体)和乳头。有些癌症起始于乳腺小叶的细胞。

检测乳腺癌需要做的常规检查是什么?

检测乳腺癌的 3 种筛查方法是: 1. 乳房 X 光片;2. 临床乳房检查;3. 每月乳房自检。全国乳房协会推荐 40 岁的妇女每 1—2 年要进行乳房 X 光片检查。有危险因素的人需要在更年轻的时候进行更频繁的检查。

所有的乳房肿块都有危险吗?

大多数乳房组织中的肿块都是良性的,非恶性的。肿块中很多都是纤维性的、疤痕样的组织和囊(充满液体的囊)。

性 与 怀 孕

人的性反应包括什么?

性交活动也被称为 coitus(来源于拉丁文 coire,意思是“在一起”),是指男性和女性之间的一系列生理和情感的变化。这些变化被称为人的性反应。

人的性反应包括哪几个步骤?

人的性反应可以划分为 4 个阶段: 1. 兴奋期;2. 平台期;3. 性高潮期;4. 释放期。

性反应在男性和女性中相同吗?

曾经认为女性中的性反应可能不如男性强烈,与男性不同。近来有研究显示男性和女性在性交时都会经历相似的感觉。

在人的性反应兴奋期会激起哪种反射?

在兴奋期，即人性反应的起始阶段，也被称为觉醒期，自主神经系统的副交感神经反射被激活。副交感冲动会增加流向生殖器的血液，增加润滑液体的分泌。在男性，阴茎会勃起；在女性，阴蒂和乳头会直立。这些反应会一直持续到平台期，阴茎插入阴道的时候。

男性和女性在性高潮期会有怎样的反应?

性高潮期的特点是指男性和女性体内有节奏性的性器官的收缩。在男性中，射精发生在性反应的性高潮期。在射精时，精子射入到阴道内开始游向子宫。女性性高潮期时，阴道、子宫和腹肌会产生有节律的收缩。

在释放期会发生什么生理变化?

释放期呼吸速率、心率和肌肉都迅速恢复到正常水平。松弛感通常会伴随着整个释放期。

怀孕是何时发生的?

怀孕是指受精和受精卵在子宫中着床的结合，通常发生在排卵后24小时之内。

受精需要多少个精子?

尽管在性交过程中，数百万的精子会进入阴道，但是只有一个精子可以进入卵细胞形成受精卵。其他精子都很有必要，可以增加精子在阴道内酸性环境下生存的几率以及成功完成整个旅程进入输卵管完成受精的几率。精子一旦到达卵细胞，就会释放酶溶解卵细胞的外壁，使得精子得以进入。受精之后，卵细胞的外膜会变厚，防止其他精子再进入已经受精的卵细胞内。

引起不孕的原因是什么?

不孕是指在尝试怀孕一年之后仍然不能怀孕的情况。引起不孕的原因既可以来自男性也可以来自女性，也有是双方的原因。引起女性不孕的原因通常是排卵中发生问题。潜在的原因可能是未成熟卵泡排卵失败（当卵巢在自然停经之前就丧失功能）；多囊卵巢综合征（PCOS），当卵巢不能有规律地释放卵细胞或者不能释放有活性的卵细胞；输卵管阻塞；子宫壁生理性疾病；子宫纤维化。导致男性不育的原因包括不能勃起，没有足够的精子或者精液携带精子到达卵细胞，或者有精子但没有正常的结构不能向正确的方向运动。

什么是辅助性生育技术？

辅助性生育技术（ART）包括所有生育能力治疗方法，在治疗中，精子和卵细胞都要接受到治疗。大多数辅助性生育技术过程都需要通过手术从女性卵巢中取出卵细胞，在实验室里与精子结合，之后将受精卵移回女性体内或者将它们捐献给另一位妇女。

不同的辅助性生育技术方法有什么区别？

最成功、最有效的辅助性生育技术之一是人工体外授精（IVF）。通常用于当女性输卵管堵塞或者男性产生的精子过少时。女性可以服用药物促使卵巢生成多个卵细胞。一旦成熟，卵细胞就会被取出，与男性的精子一起放入实验室里，等待受精。3—5天之后，健康的胚胎就可以植入女性的子宫内。

合体细胞输卵管内转移（ZIFT）也被称为胚胎管内转移，与人工体外授精相似。受精也要在实验室里完成，之后很小的胚胎会转移到输卵管内。

配子输卵管内转移（GIFT）是指将卵细胞和精子转移到女性的输卵管内。受精发生于女性体内。它与人工体外授精合体细胞输卵管内转移的过程不同。

当精子有问题或者通过人工体外授精实验不成功的夫妇，可以试验精子胞浆内注射（ICSI）。在精子胞浆内注射中，单个的精子会被注射入成熟卵细胞内。之后胚胎会被植入子宫或者输卵管内。

除了辅助生育技术以外，还有其他方法治疗不孕吗？

生育治疗方法还包括人工（或子宫内）授精，在这个过程中，精子（来源于妇女的丈夫、性伴侣或者捐献者）被注射入女性子宫内，导致怀孕。女性可以服用药物刺激卵细胞形成。之后可以不需要进一步药物治疗就可以怀孕。

如何确定怀孕？

怀孕早期的外部特征包括月经周期延迟、出血或点状出血、疲劳以及乳房肿痛。

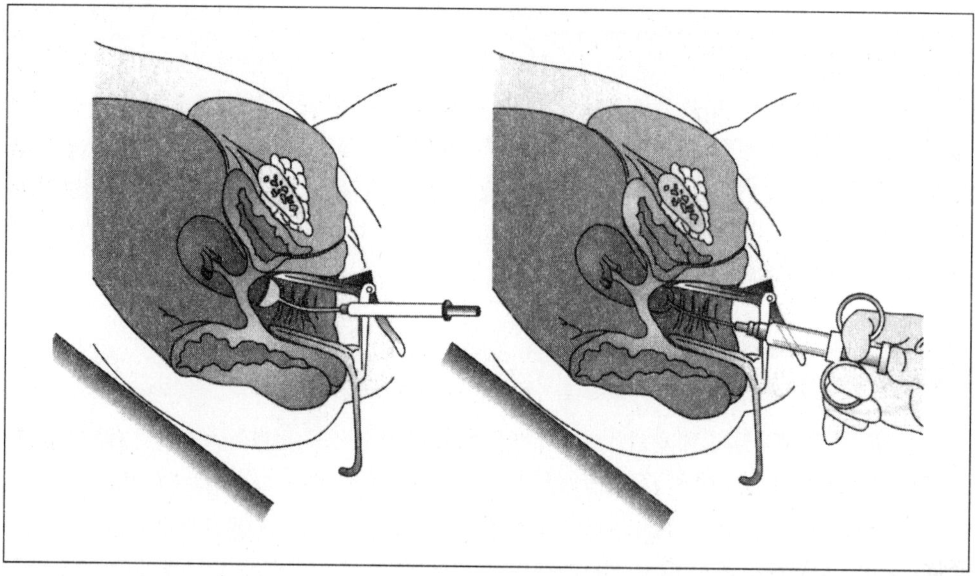

人工授精有两种不同的方法。可以将精子置入子宫颈旁(左图),也可以将其注射进入子宫腔内(右图)。(摘自Pilliterri, Adele《母婴护理》第4版,Philadelphia: Lippincott, Williams & Wilkins, 2003)

妊娠试验用于确定怀孕。妊娠试验检测的是人绒毛膜促性腺激素(hCG),也被称为妊娠激素,在尿液中或血液中都可以检测到。这种激素是当受精卵植入子宫后分泌的,只存在于怀孕的妇女体内。

谁是第一位试管婴儿?

出生于1978年7月25日的英格兰人路易斯·布朗,是世界上第一位通过体外受精诞生的婴儿。产科医生派瑞克·斯泰普托(1913—1988)和生物学家罗伯特·爱德华(1939—)共同研究了体外受精的方法及早期胚胎的发育过程。

家庭妊娠试验比实验室检查更可靠吗?

家庭妊娠试验是检查尿液中的人绒毛膜促性腺激素。人绒毛膜促性腺激素的量在妊娠妇女体内每日都会增多,所以大多数女性在排卵后两周的检查都是很准确的。实验室可以利用两种血液检测中的一种来确诊怀孕。定性人绒毛膜促性腺激素血液检测可以检测是否存在激素,其可靠性与尿妊娠试验相当。定量血液检测(β-hCG检测)是检测血液中人绒毛膜促性腺激素的精确量。它可以检测出极少量的人绒毛膜促性腺激素,使其更加精确。血液检测可以在排卵后6—8天内确定怀孕。

避孕方法和节育环的目的是什么?

避孕(防止怀孕)方法和节育环的目的是为了防止怀孕。有很多不同的避孕方法和用具：防止精子和卵子相遇或制造对受精不利的环境。激素方法可以防止卵巢释放卵子进入输卵管,还可以引起宫颈或子宫的变化,使其不利于精子进入子宫或受精卵着床。阻碍方法、抽取法,正常家庭计划和绝育可以防止精子与卵子相遇。子宫内节育环可以防止或阻碍子宫内受精卵的着床。

生殖控制的主要类型有哪些?

杀精、避孕套(男性和女性)、膈膜、宫颈帽等都是阻碍生殖的方法。口服避孕药(生殖控制的药物)、注射激素、阴道环都是不同类型的生殖控制的激素方法。

曾经被称为"节律性方法",正常的家庭计划现在被称为规律性自律或者生育力警觉。它是指很多不同的方法,包括基础体温法、排卵/宫颈黏膜法、同温法、日历法和哺乳性停经来监测女性周期中的不孕期。

抽取法是指男性在射精之前将阴茎从女性的阴道内抽出，但是会有少量精子在射精之前流出,所以这个方法不是很可靠。

绝育,在男性中被称为输精管切除术，在女性中称为输卵管绝育术，是永久的将精子和卵子结合的通道堵塞。在男性中,输精管被切除,这样精子就不会与精液混合。输送精子到阴茎的管道被结扎、切除或者缝合，这样末端就不会愈合或者重新结合起来。在女性中,输卵管被绑住、钉住或者阻塞切除,或者通过电流缝合。

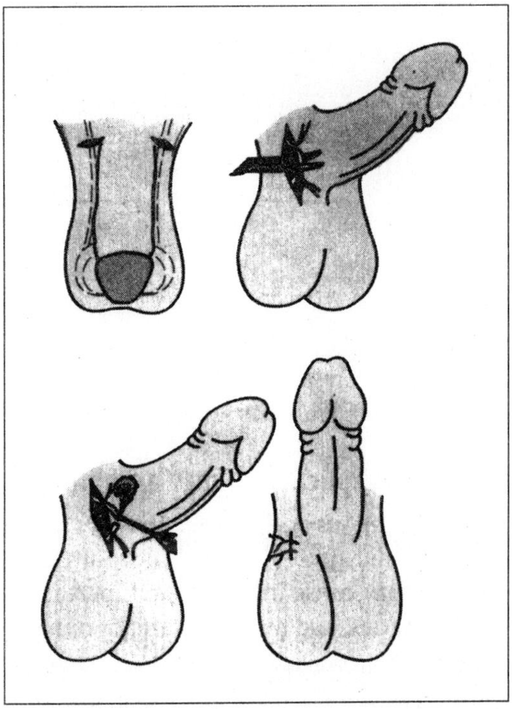

输精管切除术是门诊手术，可使患者绝育。(LifeART 图像授权 @2008,Lippincott, Williams & Wilkins)

手术绝育法是可逆的吗?

绝育在男性和女性中都是永久性的,不可逆的。输卵管绝育是可逆的,但是需要通过微型手术重新连接已堵塞的输卵管。同样,男性中的输精管切除术也可逆,这种手术需要更长时间,更复杂,通常需要麻醉。

性传播疾病是如何传播的?

性传播疾病(STD)通常是通过人们之间的性接触传播的。任何一种形式的性活动,包括肛交、口交和阴道性交,都可以传播性病。另外,患有性传播疾病的孕妇,也能在分娩时传递给婴儿。

常见的性传播疾病有哪些?

性传播疾病可以由细菌或病毒引起。常见的性传播疾病包括衣原体疾病,如生殖器疣(HPV)、生殖器疱疹(HSV)、梅毒、淋病和软下疳。病毒性肝炎,尤其是乙型肝炎及艾滋病也是性传播疾病,因为它们通常是由一个患者通过性交传递给另一个患者。

性传播疾病引起的并发症有哪些?

性传播疾病引起的并发症包括女性中的盆腔内炎症和男性中的附睾炎(附睾的炎症)。性传播疾病的并发症可以引起不育,增加患癌症的危险性。失明、骨骼畸形以及智力障碍可以由性传播疾病引起。

哪种性传播疾病最有可能引起盆腔炎?

盆腔炎(PID)最有可能由衣原体病和淋病中的细菌引起。

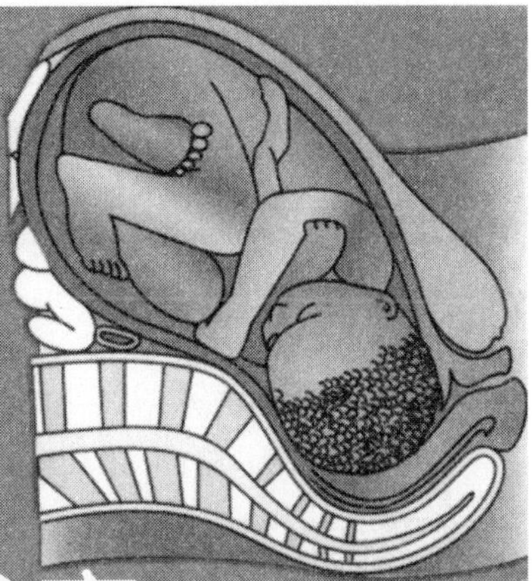

人类的生长与发育

简　介

什么是生长和发育?

生长是指大小的增加。人类的生长是从一个受精卵开始的。随着受精卵的生长，细胞的数目由于有丝分裂而逐渐增多。同时新形成的细胞体积增大。发育是指从受精卵形成到生命的每一个阶段一直到死亡之间解剖结构和生理功能的改变。

人类发育分为哪两个阶段?

人类的发育分为产前发育期和产后发育期两个阶段。产前发育期起始于怀孕时期,一直延续到分娩。产后发育期起始于分娩,一直延续到发育成熟,之后开始衰老,最终死亡。

人类发育的孕育时期是指哪一个阶段?

孕育时期是指产前发育期。人类的孕育被分为3个阶段,每个阶段3个月。第一个阶段是胚胎发育和早期胎儿发育时期。第二个阶段是器官和系统发育。第三个阶段时人体开始迅速生长，直到出生。

合子、胚胎和胎儿这几个词有什么区别？

这3个词都是指怀孕后在女性子宫内发育的阶段。精子和卵子的受精可以产生合子，即一个含有46个染色体的细胞。在发育的第一个星期被称为合子。在发育的第1个周末，合子就变成了胚胎。从发育的第2周一直到发育的第8周都被称为胚胎。从发育的第9周开始就被称为胎儿。

胎儿的发育是怎样计算的？

因为女性的生殖周期更接近于每月28天，所以胎儿的发育也因此计算。按每个月份都是由4周组成，总共40周，或者整整10个月。

在怀孕时合子有多大？

怀孕时形成的单个细胞合子直径大约有0.005英采纳(0.135厘米)，重约0.005盎司(150毫克)。

产前发育——胚胎发育阶段

产前发育期可以分为多少个不同的发育时期？

产前发育期是由两个不同的发育阶段组成的：胚胎发育期和胎儿发育期。胚胎发育期起始于受精，延续到发育的第8周。胎儿发育期开始于发育的第9周，持续到出生。

受精之后会发生哪些变化？

受精之后紧接着发生的4个变化是：分裂、着床、胎盘形成和胚胎形成。在受精后，单个受精卵开始分裂成两个细胞。在分裂期，这些细胞继续分裂。每次分裂都会产生两个新细胞，称为卵裂球。每个卵裂球约有母细胞的一半大小。分裂发生于细胞由输卵管向子宫腔运动的过程中。

从输卵管运动到子宫腔需要花多长时间?

合子从输卵管到子宫腔约需 3 天。在到达之后,细胞被称为桑葚胚(来源于拉丁语 morum,意思是“桑葚”),因为它看起来像一个桑葚。

胚泡是何时形成的?

桑葚胚在受精后的第 4 天或第 5 天变成了一个充满液体的球体。这时它被称为胚泡。在第 1 周末,胚泡开始在子宫着床。

着床是何时开始的?

着床,即胚泡附着在子宫内膜上,开始于受精后的第 6—7 天。到了第 9 天,胚泡就完全被子宫内膜细胞包裹,在子宫内着床了。只有当胚泡在子宫内着床后,妊娠才可以继续。

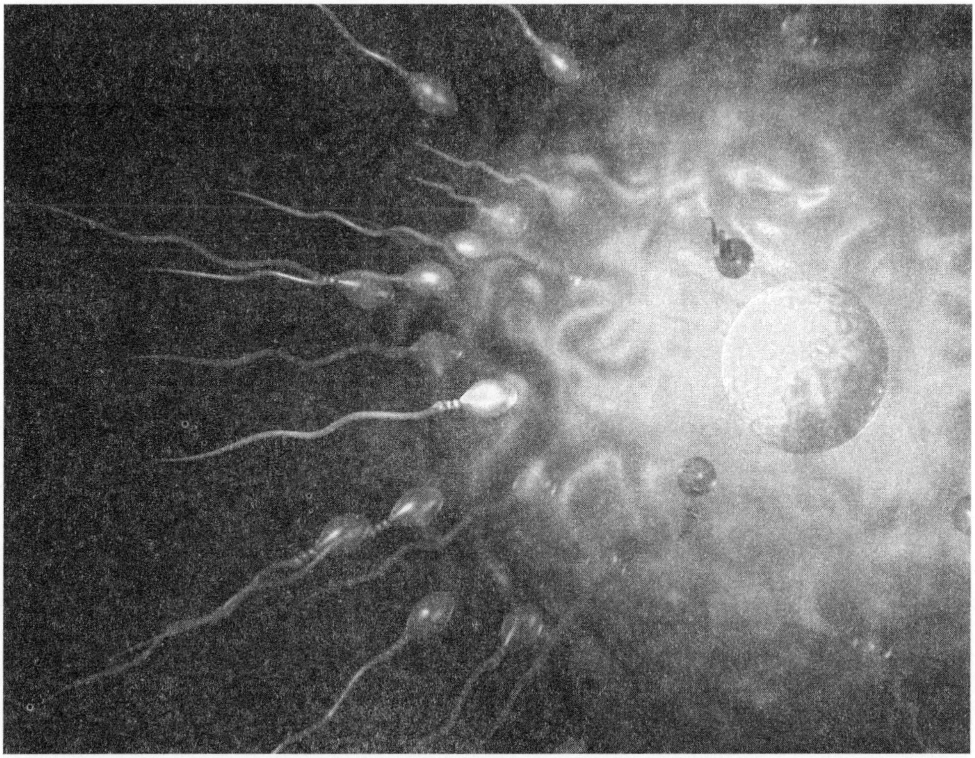

虽然只有一个精子可以成功穿透卵细胞,但是每次还是有一大群的精子试图与卵细胞受精。(LifeART 图像授权 @2008,Lippincott, Williams & Wilkins)

什么是异位妊娠?

异位妊娠是指受精卵没有在子宫着床,而是植入了其他部位。大多数异位妊娠的情况下,受精卵会在输卵管内着床。发生异位妊娠后胎儿不能存活,因为它不能接受来自子宫的营养。异位妊娠必须终止,因为它会危及母亲的生命。

胎盘的功能是什么?

胎盘是由血管结构组成的,它位于胚胎和子宫内膜细胞之间。它的主要功能是完成母亲和胎儿血液之间的气体交换、营养物质交换和废物交换。另外,胎盘可以分泌激素。母亲和胎儿之间不存在实际意义上的血液流动。

胎盘在整个妊娠阶段都在生长吗?

胎盘一直快速生长着,直到妊娠第 5 个月的时候,此时胎盘接近成熟。妊娠末期,胎盘大约有 1 英寸(2.5 厘米)厚,直径可达 8 英寸(20.5 厘米)。胎盘重约 1 磅(0.45 千克)。

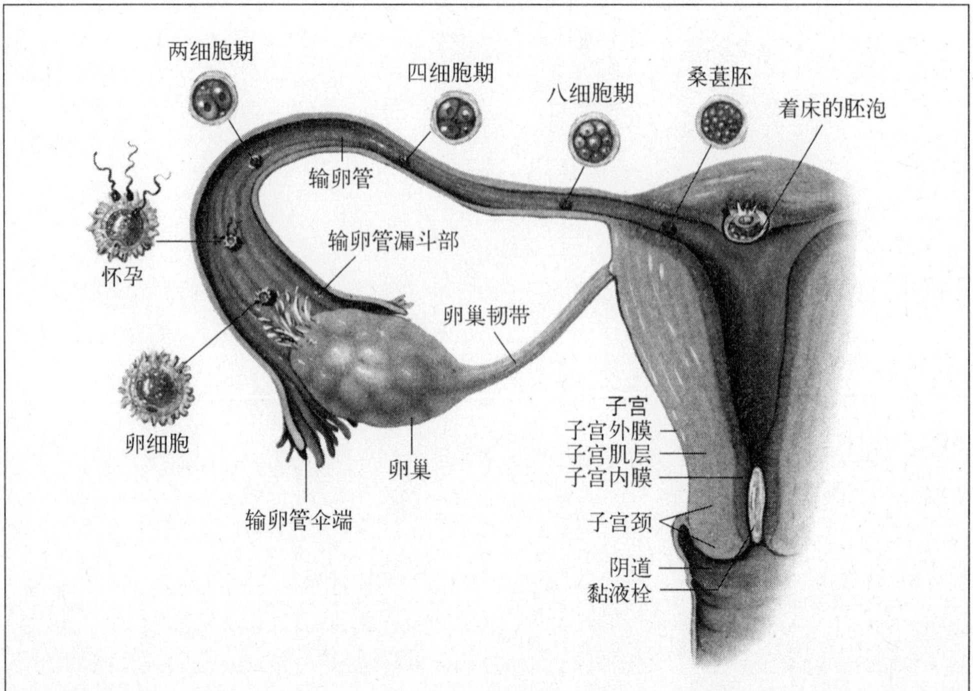

卵细胞在输卵管内受精,之后细胞开始分裂一直到其在子宫壁内着床。(《解剖学图谱》)

脐带是如何形成的?

脐带是在发育的第 5 周时从胚外或胚胎的胎膜上发育来的。它是由两根动脉和一根静脉组成的。动脉携带着二氧化碳和氮气废物,从胚胎运输到胎盘。而静脉携带着氧气和营养物质,从胎盘到胚胎。脐带通常直径有 0.4—0.8 英尺(1—2 厘米),有 19—22 英尺(50—55 厘米)长。

什么是胚胎形成?

胚胎形成是发生在胚胎从胚盘分离的时刻。胚胎躯干和内部器官从此时开始形成。胚胎从胚盘及胚外膜脱离形成独立的个体,身体的左侧和右侧、背部和腹部在此时开始成形。

在分娩后保存脐带血有什么科学根据吗?

20 世纪70年代,科学家们发现脐带血是血液干细胞的一个来源。血液干细胞是位于骨髓内的早期细胞,可以发育形成红细胞、白细胞和血小板。某些严重的疾病,比如白血病和淋巴瘤,都可以利用骨髓移植的方法刺激健康血细胞的生长。在有血液病家族史的家庭里,可以通过骨髓移植治疗疾病,父母可以考虑保留脐带血以备将来之用。但是,利用干细胞移植治愈患者的几率很低。另外, 现在还没有很多证据可以证明从脐带血中提取的自体干细胞比其他匹配供者提供的干细胞成功率更高。除此之外,收集和储存脐带血以备将来之用的花费是很昂贵的。美国儿科协会不推荐有血液病家族史的家庭使用脐带血库的方法。有些父母愿意为脐带血库无偿捐献脐带血,以供研究或者拯救其他儿童的生命。

胚盘内有多少个胚层?

胚盘内含有 3 个不同的胚层: 1. 外胚层, 是暴露于羊膜腔内的;2. 内胚层;3. 中胚层。中胚层位于外胚层和内胚层之间。

从不同的胚层都可以发育成什么器官?

下面的表格列出了 3 个胚层发育形成的器官。

不同胚层形成的器官和系统

器官系统	内 胚 层	中 胚 层	外 胚 层
表皮系统	表皮、发囊和毛发、指甲、汗腺、乳腺和皮脂腺	表皮	
骨骼系统	咽部软骨、蝶骨、听小骨、颞骨茎突、神经嵴(形成颅骨)	除了咽部某些器官外的所有部分	
肌肉系统		所有成分	
神经系统	所有神经组织,包括大脑和脊髓		
内分泌系统	垂体腺和肾上腺髓质	肾上腺皮质,心脏、肾脏和性腺的内分泌组织	胸腺、甲状腺和胰腺
心血管系统		所有成分	
呼吸系统	鼻道内的黏膜上皮		呼吸系统黏膜和相关的黏液腺
淋巴系统		所有成分	
消化系统	口腔和肛门的黏膜上皮,唾液腺		黏膜上皮(除口腔和肛门处),外分泌腺(除唾液腺),肝脏和胰腺
泌尿系统		肾脏,包括肾单位和集合管系统的起始端	膀胱和导管系统的远端
生殖系统		性腺和导管系统的近端	导管系统的远端,生成配子的干细胞
其　他		体腔内的膜(胸膜、心包膜和腹膜)及支持所有器官系统的结缔组织	

什么是羊膜腔?

羊膜腔是一个充满液体的腔室。羊膜腔内含有羊水,包围着发育的胚胎,起到缓冲作用。在第 10 周,羊膜腔内的液体大约有 1 盎司(30 毫升)。妊娠末期,第 34—36 周,羊膜腔内的液体大约有 1 夸脱(1 升)左右。

羊水的温度是多少?

羊水的温度通常是 99.7℉(37.6℃),比母体的体温略高一些。

什么时候进行羊膜腔穿刺？进行羊膜腔穿刺的目的是什么？

羊膜腔穿刺通常是在妊娠后第 5 周进行的。它是一种产前检查方法，用于筛检遗传性疾病或检测肺成熟程度。在穿刺过程中，用一根很细的针插进羊膜腔内，抽取少量的羊水，羊水中含有胎儿的细胞和胎儿产生的各种化学物质。

妊娠其他产前诊断方法有哪些？

超声、绒毛膜绒毛取样和甲胎蛋白筛检是除了羊膜腔穿刺以外其他的产前诊断筛查方法。胎儿超声通常在妊娠早期做，来确定是否存在异位妊娠。胎儿超声是一种精确的确定胎儿年龄的方法，也是预测预产期的方法。胎盘异常、胚胎生长和发育（包括心率）以及先天性畸形都可以通过胎儿超声检查出来。它是一种无创性的检查方法，对于母亲和胎儿都相对很安全。

绒毛膜绒毛取样是另一种用来检查胎儿缺陷（比如唐氏综合征）的方法，通常在妊娠第 9—14 周进行。细胞样本称为绒毛膜绒毛，是从胎盘附着在子宫壁上的一侧取出。绒毛膜绒毛是胎盘上的小突起，它与胎儿的遗传学物质相同。组织样本可以通过子宫颈或者穿过腹壁取出。

甲胎蛋白（AFP）检查是一种筛检方法，用来确定妇女是否具有怀缺陷儿的危险。甲胎蛋白是由胎儿产生的，在妊娠时位于母亲的血液中。这种蛋白量的异常增高说明胎儿具有缺陷。甲胎蛋白检查通常在妊娠第 16—18 周进行。

怀孕早期身体会发生哪些变化？

下面这张表详细列出了怀孕的头两周内发生的巨大变化。

怀孕早期的巨大变化

时　间	发育阶段	时　间	发育阶段
排卵后 12—24 小时	受精卵	第 5 天到第 2 周	胚泡
30 小时至第 3 天	分裂	第 2 周末	原肠胚（生发层形成）
第 3 天至第 4 天	桑葚胚（细胞形成固体球状）		

在发育中的胚胎里心脏是从什么时候开始跳动的？

心脏是在发育的第 25 天起开始跳动的。

在胚胎期会发生哪些重要的变化?

胚胎发育末期(发育的第8周)所有主要的外部特征(耳朵、眼睛、嘴、上下肢、手指和脚趾)都已经形成,所有主要的器官系统的发育也都接近完成。

胚胎时期发生的主要变化

时 间	主 要 发 育 过 程
第3周	神经管、原始体腔和心血管系统形成
第4周	心脏开始跳动,上肢肢芽和原始耳朵开始出现,下肢肢芽和原始眼睛在耳朵出现之后开始出现
第5周	大脑迅速发育,头部不均衡的发育,手板形成
第6周	肢芽分化显著,视网膜色素使眼睛颜色加深
第7周	四肢分化显著
第8周	胚胎初具人形,外耳清晰可见,手指、脚趾伸长,外生殖器可见,但是不能分辨男女

在胚胎发育末期胚胎有多大?

胚胎发育末期(第8周末),胚胎大约有0.75英寸(1.9厘米)长。

在发育的第一阶段末期胎儿有多大?

在妊娠的头3个月末,胎儿将近3英寸(7.6厘米)长,重约0.8盎司(23克)。

产前发育——胎儿发育期

胎儿发育期的目的是什么?

胎儿发育期,起始于发育的第8周,胎儿的大小不断增加。胚胎发育期中所有形成的器官都会继续发育到成熟,这样在出生时才具有一定功能。

在妊娠的第二个阶段会发生哪些重要的变化?

妊娠的第二个阶段从第13周持续到第27周。每周胎儿都会发生新的变化,在发育上更进一步。

在第二个阶段发生的主要变化

时　间	主 要 的 发 育
第 13 周	胎儿开始运动,尽管运动很微弱通常不能被母亲感觉到,骨骼的骨化开始进行
第 14 周	男孩子中的前列腺开始发育;女孩体内卵巢从腹腔下降至盆腔
第 15 周	皮肤和毛发(包括睫毛和眉毛)开始形成;骨和骨髓开始发育;眼睛和耳朵基本与最终的位置相同
第 16 周	面部肌肉开始发育,为了做出表情;手开始握成拳头;女孩体内卵巢中的卵子开始发育形成
第 17 周	棕色脂肪组织开始在皮肤下发育
第 18 周	胎儿可以听到声音,比如母亲的心跳
第 19 周	胎毛和胎垢开始覆盖在皮肤上;母亲可以感觉到胎儿的运动
第 20 周	皮肤增厚,分层;胎儿开始长出眉毛,颅骨上长出毛发,四肢发育健全;胎儿通常保持头弯曲脊柱弯曲的姿势
第 21 周	骨髓开始产生血细胞
第 22 周	味蕾开始形成;大脑和神经末梢可以传递触觉的信息;男孩的中睾丸开始从腹腔下降;女孩的子宫和卵巢(内含供应一生的卵细胞)仍然位于原位
第 23 周	皮肤变得不透明了;脂肪增加;肺开始分泌肺泡表面活性物质,使得肺泡可以充气膨胀;胎儿可能开始练习着呼吸
第 24 周	脚上的趾纹和手上的指纹开始形成;内耳开始发育,控制平衡
第 25 周	手发育完成,尽管神经支配还没有完全发育
第 26 周	眼睛发育完全,眉毛和眼睫毛发育完成;头上的头发开始增多变长
第 27 周	肺、肝脏和免疫系统进行发育

胎毛和胎垢的作用是什么?

胎垢是一种白色糊状、奶酪样的包裹物,包裹在皮肤上,是由皮脂腺的脂肪分泌物以及坏死的生皮细胞构成的。它保护着发育中胎儿的皮肤。胎毛是一种很细、丝样的或者毳毛样的毛发,覆盖在皮肤上。胎毛可以辅助胎垢附着在皮肤上。

胎儿内的血液循环是怎样的?

胎儿体内的血液循环与出生后不同,因为胎儿的肺是没有功能的。因此胎儿体内的血液循环是不涉及肺的。脐静脉携带着从胎盘来的充满氧气的血液运输到胎儿体

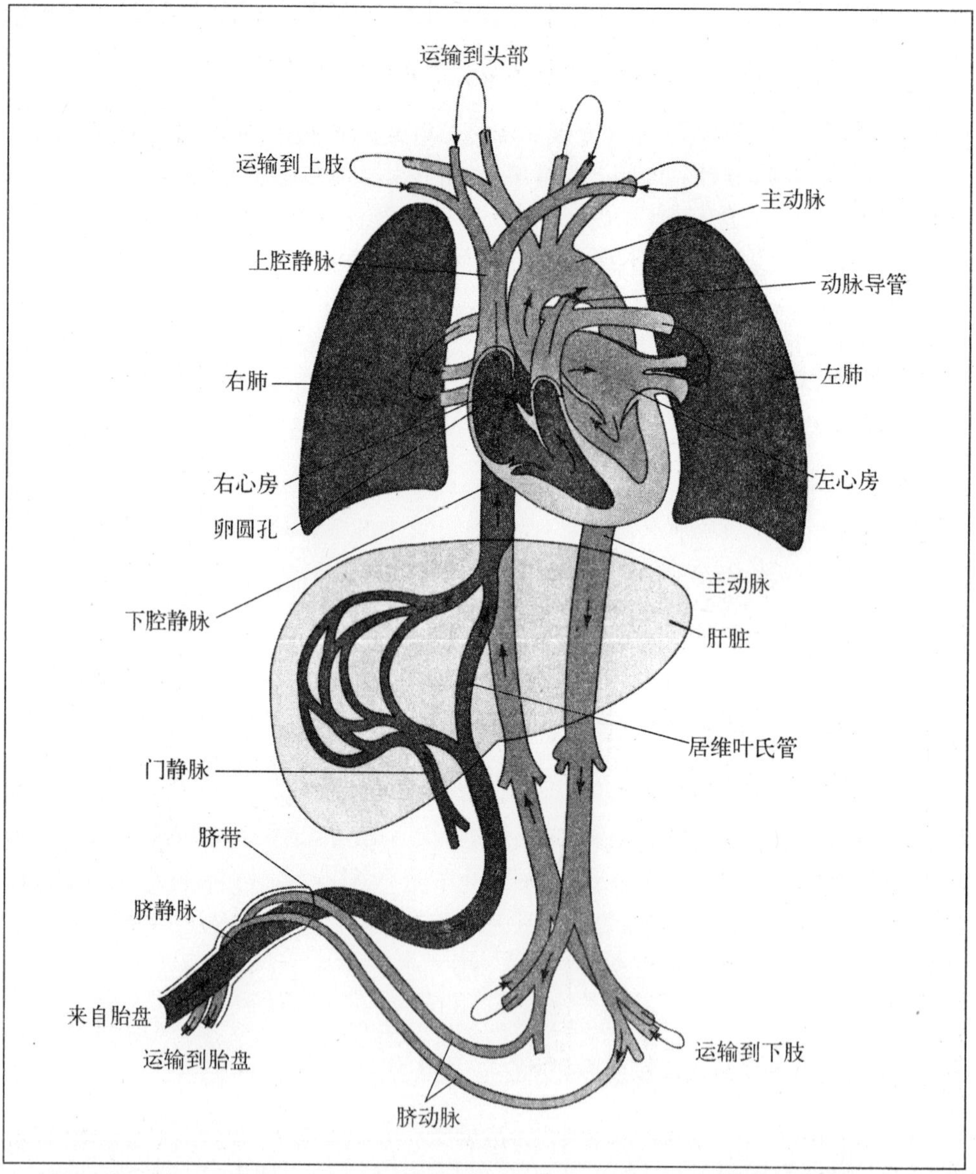

当女性怀孕时，因为要为胎儿供应营养物质，她的循环系统会发生很大的改变。(摘自Pilliterri, Adele《母婴护理》第 4 版，Philadelphia: Lippincott, Williams & Wilkins, 2003)

内。脐静脉中大约有一半的血液进入肝脏，而其余的血液不通过肝脏，进入居维叶氏管。居维叶氏管与下腔静脉连接。血液进入心脏的右心房，之后通过卵圆孔流入左心房。之后血液通过左心室(心脏的下部)进入主动脉。从主动脉血液被送至头部和上肢。血液通过上腔静脉回流回右心房。一部分血液停留在肺段，到达发育中的肺组织中。

胎儿在第27周时分娩，成活的几率有多大？

在美国，胎儿在第27周时分娩成活的几率至少有85%。但是，出生过早的婴儿会在新生儿病房内住很长一段时间，发生并发症的可能性也很大。

胎儿的血液与成人的血液有什么不同？

胎儿的血液中运输氧气的能力比成人血液强。胎儿血红蛋白可以携带的氧气量比成人血红蛋白高20%—30%。

正常的胎儿心率是多少？

胎儿的心律比成人（甚至儿童）的心率快得多。成人平均的静息心率是每分钟60—80次。正常的胎儿心率是每分钟110—160次。

胎儿出生时循环系统会发生怎样的变化？

一出生，婴儿就不再依靠母体的血液提供氧气和营养物质了。只要婴儿开始呼吸，血液就可以被送至肺进行氧和。动脉导管——胎儿中连接主动脉和肺动脉之间的特殊导管，就不再需要了，所以动脉导管就会闭锁。独立的左肺动脉和独立的主动脉在出生后就形成了。另外，胎儿时期心脏内左右心房之间特殊的开口——卵圆孔也会封闭，正常的血液循环开始。

在妊娠第三个阶段中会发生哪些重要的变化？

在妊娠的第三个阶段，胎儿继续生长，器官系统继续发育，直到功能上完全成熟。胎儿运动更强、更频繁。

妊娠第三个阶段中发生的主要变化

时间	主要发育过程
第28周	眼睛开始睁开、闭上；胎儿有了睡眠周期
第29周	骨骼完全发育，但是仍然很软；胎儿开始储存铁离子、钙离子和磷
第30周	体重增长的速率大约是每周0.5磅(227克)；胎儿练习呼吸；呃逆是正常的

续 表

时 间	主 要 发 育 过 程
第 31 周	男孩的睾丸开始下降至阴囊内;肺继续发育
第 32 周	胎毛开始脱落
第 33 周	眼睛内的瞳孔开始收缩、扩张,开始感光;肺的发育接近成熟
第 34 周	胎垢越来越厚;胎毛几乎脱落
第 35 周	胎儿全身都储积脂肪;体重继续增长
第 36 周	吮吸肌开始发育
第 37 周	脂肪继续堆积
第 38 周	大脑和神经系统为分娩做好了准备
第 39 周	胎盘继续提供营养物质和抗体抵御感染
第 40 周	胎儿完全发育,准备分娩

胎儿在妊娠的每个月里都会增长多少?

在发育最初的几周里,经历了从胚胎发育成胎儿的巨大变化,但是胚胎的整体大小还很小。随着妊娠的继续,胎儿体重开始增加,大小也明显增大。到了妊娠第 20 周时,测量长度是从胎儿的头顶(最上端)到臀部。20 周之后,胎儿卷曲程度减小,测量是从头部到脚趾。

妊娠期间胎儿的平均大小

妊娠时间(周)	大 小	体 重
8	0.63 英寸(1.6 厘米)	0.04 盎司(1 克)
12	2.13 英寸(5.4 厘米)	0.49 盎司(14 克)
16	4.57 英寸(11.6 厘米)	3.53 盎司(100 克)
20	6.46 英寸(16.4 厘米)	10.58 盎司(300 克)
24	11.81 英寸(30 厘米)	1.32 磅(600 克)
28	14.8 英寸(37.6 厘米)	2.22 磅(1 千克)
32	16.69 英寸(42.4 厘米)	3.75 磅(1.7 千克)
36	18.66 英寸(47.5 厘米)	5.78 磅(2.62 千克)
40	20.16 英寸(51.2 厘米)	7.63 磅(3.46 千克)

什么时候胎儿就可以算是发育成熟了?

胎儿在妊娠第 37 周末的时候就可以算是发育成熟了。

早产儿的并发症有哪些?

在妊娠第37周之前出生的胎儿(早产儿)非常小,而且很脆弱。出生时体重通常低于0.9千克。很多器官系统都没有发育成熟,这会导致胎儿在争取生存的过程中出现很多并发症。并发症包括:

不能呼吸或者根据未发育完全的肺以自己的节律呼吸;

体温调节障碍,婴儿不能维持体温;

哺乳和生长出现问题,因为消化系统发育不成熟;

黄疸,由于胆红素积累;

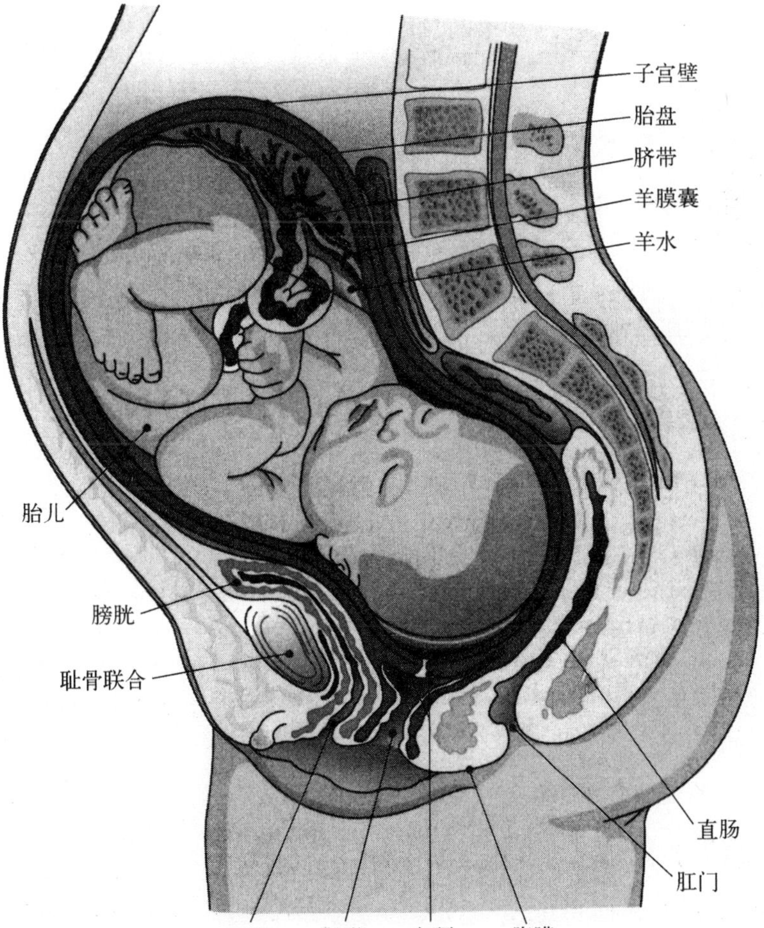

在妊娠第三个阶段时,胎儿已经发育完全了。(摘自 Cohen, B.J., Wood, D.L.《米勒氏人体的健康与疾病》第9版,Philadelphia: Lippincott, Williams & Wilkins, 2000)

贫血，由于没有足够的红细胞运输氧气到组织中；

大脑出血。

尽管1—2年后，新生儿会逐渐发育，与足月儿相同，但是有一些仍然会有呼吸困难，听力或者视力损伤及学习能力低下的问题。

分娩和哺乳

妊娠期间母体内发生了哪些变化？

妊娠期间，除了子宫的体积增大和乳腺内的变化以外，母体还会发生很多生理变化。母亲需要为自己和腹中发育的胎儿吃足够的东西，呼吸及排出废物，这些都依赖着母亲。母亲的呼吸速率会增加，这样母亲的肺可以呼入更多的氧气，并将胎儿产生的二氧化碳呼出。母亲的血流量在妊娠末期会增加约50%，因为流向胎盘的血液量使得母体内整个心血管系统中的血液量减少。因为母亲必须为胎儿提供营养物质，所以会经常感到饥饿，母亲的营养需求会增加10%—30%。母亲的肾小球率过滤增加了大约50%，为了将胎儿的废物排出体外。这样，增加的体重和增加在母亲膀胱上的压力，以及更多废物的排出，使母亲的排尿次数增加。

在妊娠期间乳腺发生了哪些变化？

乳腺由于受到胎盘分泌的激素和母体内内分泌激素的刺激，体积增大，乳晕颜色加深，清澈的分泌物，比如初乳，储存在乳腺中的导管系统内。分泌物会从乳头分泌。

分娩的过程分为哪几步？

分娩的目的是使婴儿降生。分娩可以分为3个步骤：1. 扩张；2. 降生；3. 胎盘娩出。胎儿出生发生在第二步。

如何确定开始分娩了？

在分娩开始时，不同的妇女会有不同的症状。有些妇女会感到腰部下方疼痛或者痉挛性疼痛，类似于月经期痉挛性疼痛。在有些妇女中，在分娩早期羊膜囊会破裂，她会感到有液体流出，可以是逐渐流出，也可以是一下子涌出。有些妇女在子宫颈处的黏液栓会脱落，流出棕色或者红色的黏液。随着分娩过程的进行，子宫收缩会越来越强，越来越频繁。

在扩张的过程中会发生哪些事情?

扩张的目的是为了使宫颈口扩张(张开)变细(宫颈管消失)，这样胎儿可以从子

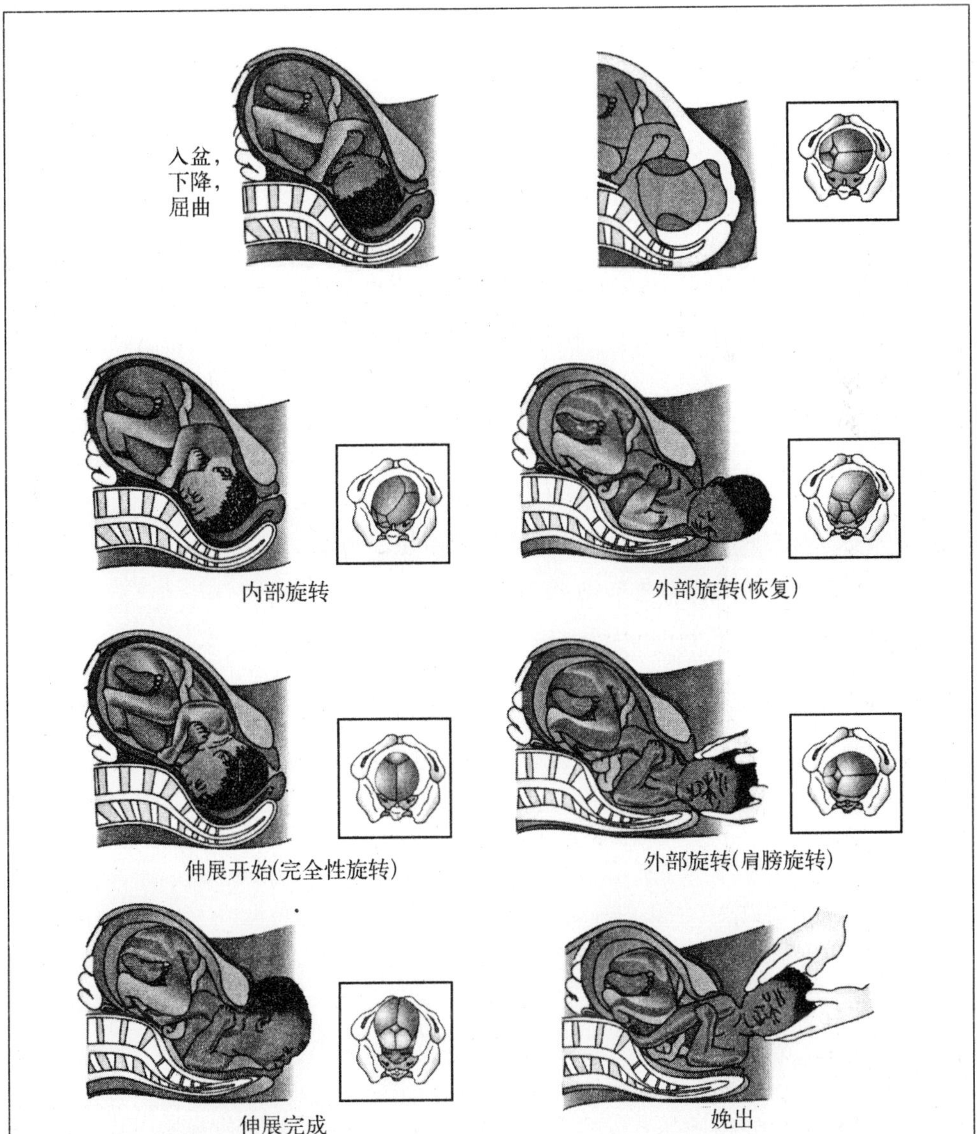

在正常的分娩过程中，婴儿的头部首先娩出，可以是偏向一侧的(右图)，也可以是垂直的弯曲的姿势(左图)。(摘自 Pilliterri, Adele《母婴护理》第 4 版，Philadelphia: Lippincott, Williams & Wilkins, 2003)

宫进入阴道。扩张分为3个不同的阶段：1. 分娩早期；2. 分娩活跃期；3. 转移。在早期内，每次收缩持续30—60秒，每次间隙是5—20分钟。随着分娩过程的进行，子宫收缩的频率会增加。宫颈在分娩早期从0厘米扩张到3厘米。在分娩活跃期，收缩开始越来越强，持续时间越来越长（每次45—60秒，甚至更长），间隙更短，频率更高（每2—4分钟一次）。宫颈由3厘米扩张到7厘米。扩张的最后阶段是转移。在转移阶段，宫颈从7厘米扩张到10厘米，宫颈完全扩张。转移时的收缩持续时间是每次60—90秒，又是在两次收缩之间会间歇1分钟。

为什么分娩时失血对母亲的影响不大？

在正常分娩时，会损失约0.473升血液——大多数是在胎盘娩出时期。因为母亲在妊娠时血量增加，所以这样的失血不会造成什么影响。

什么是分娩过程中的胎盘娩出阶段？

在分娩过程中，子宫收缩使得子宫内膜和胎盘分离。胎盘与胎膜和生育的子宫内的液体一起通过产道流出体外。

假性分娩与真性分娩如何区分？

子宫收缩不规则、不持续的是假性分娩。在假性分娩中，大多数情况下，当母亲走路或者甚至改变位置时宫缩就会停止。真性分娩中宫缩非常强，很频繁，而且不会停止。一旦真性分娩开始就会一直持续到胎儿娩出才会停止。

分娩持续多长时间？

不同女性的分娩持续时间是不同的。即使同一个妇女每次妊娠分娩持续时间也会有所不同。总的来说，扩张是分娩中持续时间最长的。可以持续数小时至数天，尤其是对于头一次分娩的母亲来说更长。分娩的早期是最长的。分娩活跃期会持续3—8个小时，有时候会延长或者缩短。转移是扩张过程中持续时间最短的，仅仅持续15分钟。胎儿分娩仅仅需要几分钟至几个小时。胎盘的娩出通常只需要5—10分钟，通常不超过30分钟。

异卵双生的双胞胎与同卵双生的双胞胎有什么区别?

异卵双生的双胞胎是指当一个妇女一次排出两个不同的卵母细胞并且分别与两个不同的精子受精后发生的情况。异卵双生的双胞胎互相之间不是那么相像，与同一对父母生下的几个兄弟姐妹之间的相似程度相当。可以是同性的也可以是异性的。

同卵双生的双胞胎,是发育于同一个受精卵的。卵裂球在分裂早期时分成两个独立的部分，或者内细胞层在形成原肠胚之前脱落。同卵双生的双胞胎有着相同的基因,因为它们是从同一对合子发育来的,看起来几乎是一样的,性别也一样。

医务人员是如何诱导分娩的?

当分娩自己没有开始的时候,医务人员可以进行诱导分娩。诱导分娩最常见的方法是给予催产素。催产素可以使子宫开始收缩,之后让收缩加强,有规律。当妊娠持续时间超过预产期两周时或者如果胎儿生长过大影响到安全分娩的时候可以考虑诱导分娩。如果母亲的健康受到威胁,也可以考虑诱导分娩。

双胞胎共用一个胎盘、脐带或者羊膜腔吗?

同卵双生的双胞胎通常共用一个胎盘,但是通常各自有独立的羊膜腔。每个胎儿都有自己独立的脐带。异卵双生的双胞胎各自有一个胎盘、羊膜囊和脐带。

怀多胞胎对母亲的健康有什么影响?

怀多胞胎(两个以上胎儿)对母亲来说增大了特别的危险,因为这样对母亲的压力就更大(比如,胎儿对氧气和其他营养物质的需求)。子痫前期(高血压和尿蛋白)和妊娠糖尿病是怀多胞胎的母亲常患的疾病。

怀多胞胎通常会有哪些危险和并发症?

怀多胞胎最常见的危险是分娩出早产儿。平均来说,大多数双胞胎妊娠都会持续35周,而三胞胎妊娠仅仅持续33周。四胞胎妊娠仅仅持续29周。早产儿低体重(低于5.5磅,或者2.5千克)或发育不良是多胞胎妊娠常见的疾病。出生时体重低于3.34磅(1.5千克)的婴儿更容易患持久性残疾,包括智力障碍、脑瘫以及听力和视力的疾病。肺部疾病和呼吸障碍也是不满34周出生的婴儿常见的疾病。

多胞胎的发生率有多大?

2004年,美国有132 219个双胞胎诞生。这占了所有出生婴儿的3.2%(出生率是每1 000个婴儿中有32个)。三胞胎或者多胞胎的婴儿只占所有出生婴儿的0.2%,出生率是100 000个新生儿中有176.9个。

Siamese twins这个词是从何而来的?

Siamese twins这个词来源于1811年,一对连体双胞胎出生在泰国的曼谷。这对双胞胎Eng和Chang(泰语中意思是"左"和"右")的胸骨末端互相连在一起。他们18岁时离开泰国,在美国和英国居住。他们在P.T.巴纳姆马戏团中十分出名。他们娶了一对姐妹,各自建立了家庭。Eng和Chang的父母都是中国人,泰国人称他们是"中国的双胞胎"。

什么是连体双胞胎?

连体双胞胎是指同卵双生的双胞胎,他们的胚盘没有彻底的分离。他们共用皮肤和器官,通常是肝脏,有时候是其他的内部器官。如果融合的部位较小,可以通过手术方法分离。在少数情况下,连体双胞胎的头部相连,或者共用过多的器官,这样他们就不可能被分开了。

在妊娠的妇女体内什么时候开始产生乳汁?

在妊娠6个月后,乳腺开始发育分泌乳汁。乳腺开始分泌初乳。一旦胎盘娩出,雌激素和孕酮的量就迅速下降,乳汁的分泌增加。

什么物质可以刺激乳汁分泌?

催乳素和催产素都可以刺激乳汁的产生和分泌。婴儿的吮吸可以刺激这两种激素的分泌。

人乳汁的成分是什么?

人乳汁中大部分成分是水(88%),此外还有糖(6.5%—8%)、脂类(3%—5%)、蛋白质(1%—2%)、氨基酸和盐。还含有大量的溶酶体——具有抗生素性质的酶。人乳汁是蓝白色的，很甜。蓝色来源于蛋白质，而白色来源于脂肪。每升母乳内含有大约750卡路里的热量。

初乳与乳汁有什么区别?

初乳是由母亲的乳房在分娩后的头几天里分泌的液体。初乳中富含蛋白质，但含有的脂肪较少。它还含有高浓度的抗体，可以保护婴儿不被感染，直到婴儿自身的免疫系统发育成熟。母亲在24小时内，可以产生大约3盎司(3升)的初乳。

一个母亲可以分泌多少乳汁?

哺乳期妇女每天可以分泌850—1 000毫升的乳汁。多胞胎的母亲自然要分泌更多的乳汁以保证每个宝宝都能够有足够的乳汁。

母乳喂养的益处是什么?

母乳喂养可以为母亲和婴儿都提供很多益处。对婴儿最大的益处是乳汁可以提供婴儿从小长到蹒跚学步的孩子时所需的足够营养。母乳中的营养还可以保护婴儿免受某些儿童常见疾病的影响。有研究表明，母乳中含有某些脂肪酸辅助婴儿大脑发育。

出生后的几天里，母体由于受到婴儿吮吸的刺激可以释放激素使子宫收缩，变小。母乳还可以提供很多情感上的益处，增近母亲与婴儿之间的感情。

产 后 发 育

产后发育可以分为哪几个步骤?

产后发育可以分为5个步骤：1. 新生儿期；2. 婴儿期；3. 儿童期；4. 青春期；5. 成熟期。新生儿期是从出生到出生后1个月。婴儿期开始于出生后1个月，一直到2岁。儿童期开始于2岁，持续到青春期。青春期开始于12岁或13岁，直到成年。成年或成熟期，包括18—25岁以上的时期。年龄增长的过程叫做衰老。

新生儿期发生的发育变化是什么?

从出生到新生儿期最大的变化是新生儿开始有很多功能，而这些功能之前是由母亲完成的，尤其是呼吸、消化和排泄。在出生后吸入头一口空气开始，肺部就被空气充满，新生儿开始自己呼吸。

心率和呼吸速率在新生儿和成人之间有什么不同?

新生儿平均心率是120—140次/分钟，成人的静息心率是60—80次/分钟。新生儿平均呼吸速率是30次/分钟，成人的呼吸是12—28次/分钟。

婴儿时期发育的里程碑是什么?

正常的婴儿在出生后5—6个月时体重会加倍，在出生1年后会增加3倍。下表详细列出了婴儿时期发育的里程碑。

婴儿时期发育的里程碑

年　龄	婴儿的主要发育情况
出生后第1个月末	用手摸脸；趴下时头可以由一侧晃到另一侧；听力很好，通常可以识别父母的声音
出生后第3个月末	趴下时可以抬头，抬胸；张开手，握拳；用手摸嘴；笑；识别出熟悉的事物和人
出生后第7个月末	会来回的滚；坐直；用手去抓物体；当有人扶着时可以将身体的重量放在双腿上；开始蹒跚学步
出生后第1年末	不需要扶就可以坐起来；可以用双手和双膝撑地；可以爬；可以在扶着的时候走路；有些孩子不需要保护能独自走几步；喜欢抓东西；使用简单的肢体语言，比如点头、招手再见
出生后第2年末	独自行走；开始跑；上下台阶；拉着玩具跑；说单个词(15—18个月)；使用单个的词汇或者两个词的句子(18—24个月)；拿着粉笔乱画；搭积木

发育是一直持续不断的吗?

在产前生长的速度更快。在婴儿和儿童期生长逐渐缓慢，直到青春期。

青春期在什么时候开始?

据统计，青春期开始的正常的范围是男孩子10—15岁，女孩子9—14岁。

什么激素可以刺激青春期开始?

三种不同的激素分泌可以刺激青春期(来源于拉丁文puber，意思是“成人”)的开始。下丘脑分泌促性腺激素释放激素(GnRH)增加。它会刺激垂体前叶的内分泌细胞,引起促卵泡形成素(FSH)和促黄体生成素(LH)快速增加。最终,对于促卵泡形成素和促黄体生成素量的增加,卵巢和睾丸分泌的雌激素和雄激素也会增多。第二性征开始显现,合子开始形成,生长速率开始突然增加,直到骨骺软骨闭合为止。

青春期时机体会发生哪些变化?

青春期除了在男性和女性中都会发生的一般机体变化外,在性器官、皮肤、毛发和声音上都会发生很大的变化,被称为第二性征。

男性和女性第二性征的变化

身体部位	男性	女性
一般身体变化	肩膀增宽,肌肉增厚,身高增加;腋下和生殖器的体味越来越明显; 大约到了21岁时骨骼生长停止	骨盆增宽;脂肪积累在臀部、乳房;骨骼生长大约在18岁时停止
外生殖器变化	阴茎增大;阴囊增大;阴茎和阴囊颜色加深	乳房增大;阴道增大,阴道壁增厚
内生殖器	睾丸增大;睾丸生成精子的量增多;精囊、前列腺、尿道球腺增大,而且开始分泌液体	子宫增大;卵巢分泌雌激素;卵巢内的卵细胞开始成熟;月经开始
皮肤	皮脂腺分泌物增厚,通常会引起痈;皮肤变厚	雌激素分泌维持皮脂腺分泌液体,抑制痈和黑头的发育
毛发生长	脸部、耻骨、腋窝、胸部、肛门周围开始出现毛发;额骨两侧的发迹开始减少	耻骨、腋窝开始出现毛发;头发增多,儿童时期发迹保留
声音	随着咽部增大,声带变长、变厚,声音开始变得低沉	由于咽部只有少量生长,所以声音相对音调较高

adolescence 指的青春期与 puberty 指的青春期有什么不同?

Adolescence(来源于拉丁文 adolescere,意思是“生长”)开始于青春期,截止于成人时生长发育停止。Puberty 是指一个人在生理上可以生育的时期。成人期开始于18—25岁之间。

衰老是如何定义的?

衰老(来源于拉丁文 senex,意思是“老的”)是年龄增长的过程。即使在成熟期生理发育完全成熟之后,生理上仍然会发生一系列变化。随着人不断变老,机体在适应环境改变的能力上逐渐减弱。维持内稳态越来越难，尤其是当人处于很大压力下。最终，在机体已有的内稳态机制不能克服多重压力的结合时就会死亡。

衰老对人体的一般影响是什么？

衰老会影响每一个人体的器官系统。有些变化起始于30—40岁。衰老的过程在55—60岁之间更快。

衰老的影响

器官系统	衰老的影响
表皮	皮肤组织失去弹性，产生皱纹，皮肤下陷；油性腺体和汗腺活性减退，引起皮肤干燥；毛发稀疏
骨骼	骨骼沉积的速率减低，引起骨质疏松，骨骼变脆；身高减低
肌肉	肌肉开始变弱；肌肉反射变慢
神经	大脑的大小和重量减少；皮质神经元减少；神经递质的分泌速率减低；短期记忆受到损伤；智力仍然正常，除非患有中风；反应变慢
感觉	视力受损，大多数人都变成了远视眼；听力、嗅觉和味觉功能减退
内分泌	循环激素的量减少；甲状腺减小；胰岛素分泌减少
心血管	心脏的有效输出量减少；血压通常会升高；外周血流减少；动脉逐渐变细
淋巴	免疫系统的敏感性和反应性减弱；感染和患癌症的可能性加大
呼吸系统	由于肺弹性减低呼吸能力和肺容量减少；肺内的肺泡被纤维组织替代
消化系统	蠕动和肌肉收缩减少；胃产生的氢氯酸减少；小肠分泌的消化酶减少；小肠壁吸收营养物质的能力减弱
排泄系统	肾小球率过滤减少；蠕动减少，肌肉收缩减少；肌肉收缩的减弱通常导致失禁
生殖系统	女性的卵巢重量减少并开始萎缩；停经后的女性丧失生殖能力；男性精子数量下降

译者感言

很荣幸作为本书的译者，将神秘的人体结构展现在读者眼前，为读者解答有关人体的各种疑问。大自然创造了如此神奇的人类，这就吸引着人们不断地去探索身体的奥秘。大到器官系统，小到组织细胞，本书都有所涉及。

在整个图书的翻译过程中，尤其要感谢我的姐姐王琼，她为我搜索了很多相关方面的知识，让我能对本书所讲到的内容做到更好、更全面的理解。

我的父母都是英语教师，他们在我的翻译过程中给予我很大的帮助，积极提出意见和建议，让我能够用最通俗易懂的语言将原作呈现给读者。

感谢曾经教过我的老师们，他们将我领入了神圣的医学殿堂，让我有幸在今日能够在惩治病魔的斗争中贡献我的微薄之力。

仅以此书献给所有帮助过我的人以及对人体之谜怀有极大兴趣的读者朋友！希望这本书能够作为一把钥匙，开启人们心中通向奇妙的人体世界的大门。也希望这本书能够激起更多人对人体的兴趣，为解开人体奥秘而不断地探索。

王　瑶

2008年底于北京大学